W0035601

Michael de Ridder

Wie wollen wir sterben?

Michael de Ridder

Wie wollen wir sterben?

Ein ärztliches Plädoyer für eine neue Sterbekultur
in Zeiten der Hochleistungsmedizin

Deutsche Verlags-Anstalt

Meiner Frau Margret
und meiner Tochter Cora
in Liebe zugeeignet.
Sie haben mich beim Schreiben
des Buches in wundervoller
Weise unterstützt.

Inhalt

Inhalt

Wer weiß schon,
ob das Sterben nicht eigentlich das Leben
und das Leben nicht eigentlich das Sterben ist.

Unbekannter attischer Tragödiendichter

Don't try to live for ever
You will not succeed.

G. B. Shaw

Vorwort

Es war in der Frühzeit meiner ärztlichen Ausbildung: Gerade hatte ich als junger Stationsarzt einer internistischen Station die Oberarztvisite beendet, als mir der Aufnahmearzt telefonisch einen alleinstehenden 64-jährigen Patienten im Endstadium einer Tumorerkrankung ankündigte:»Tu den am besten in ein Einzelzimmer, der stirbt sowieso bald.« Der Krankentransport übergab mir einen blassen, hüstelnden und vom Tode gezeichneten Mann, der mich aus großen Augen eines ausgezehrten Gesichts anschaute. Über ein freies Einzelzimmer jedoch verfügte ich nicht und auf eine andere Station auszuweichen, war wegen fehlender Betten nicht möglich. Aber war da nicht noch ein freies Bett im einzigen Sechsbettzimmer meiner Station? Ich zögerte. Konnte ich den fünf Patienten dieses Zimmers einen zu Tode Erkrankten wirklich zumuten? Ich erschrak vor meiner eigenen Frage und begriff in diesem Moment: Das Sterben gehört ins Leben – unter Menschen! Und nicht in die Verlassenheit eines Einzelzimmers.

Eine halbe Stunde lang sprach ich mit den anderen Patienten, deren anfängliche Beklommenheit und Bedenken ich schließlich zerstreuen konnte.»Stell dir vor, du hättest Krebs im Endstadium wie er«, sagte einer von ihnen in die Runde, und zu mir gewandt:»Wir nehmen den, Herr Doktor, er kriegt einen Fensterplatz!« Die anderen nickten zustimmend. Nie wieder habe ich Ähnliches erlebt: Die Patienten des Sechsbettzimmers organisierten untereinander für den Todkranken eine 24-Stunden-Sitzwache, sie saßen an seinem Bett, fütterten und wuschen ihn und lasen ihm aus der Zeitung vor. Fünf

Tage später starb er, in ihrer aller Anwesenheit. Einer seiner Mitpatienten sagte bei der Entlassung zu mir:»Diese fünf Tage meines Lebens waren wichtig, ich werde sie nie vergessen.«

Ich vergaß diese Episode bald und erinnerte mich an sie erst Jahre später wieder. Im Nachhinein will es mir scheinen, als spielte sie eine Schlüsselrolle in meinem ärztlichen Werdegang. Der war weniger davon geprägt, mir möglichst rasch eine klassische Medizinerkarriere als Internist zurechtzuzimmern, zügig die Beherrschung apparativer Verfahren, wie Gastroskopie oder Echokardiografie anzueignen, an wissenschaftlichen Studien teilzunehmen und mich nach Möglichkeit um eine Promotionsstelle bei einem ärztlichen»Meinungsbildner« mit der Aussicht zu bemühen, in Zukunft selbst auf den Bühnen der Medizin als Halbgott aufzutreten.

So wichtig es mir während meiner ersten Berufsjahre zweifellos war, die klinische Medizin sowie apparative diagnostische und therapeutische Fertigkeiten zu erlernen, so sah ich doch bald die für mich bedeutenderen und fesselnderen Herausforderungen des Arztberufs, von dem ich erst spät begriff, dass er tatsächlich zu meinem Traumberuf geworden war, im Unterholz der Medizin und auf ihren Brachflächen; mich zog es dorthin, wo die Ärzteschaft offenbar kapituliert hatte, ideenlos geblieben war und wirklicher Versorgungsmangel herrschte.

Wie konnte es sein, dass in einem zivilisierten und medizinisch hoch gerüsteten Land wie dem unsrigen, das sich gern das Etikett»Sozialstaat« anheftet, zahllose chronisch Kranke und Pflegebedürftige ärztlich und pflegerisch in einem Ausmaß unterversorgt waren (und sind), das schließlich den Menschenrechtsausschuss des Deutschen Bundestages auf den Plan rief? Wie war es möglich, dass gleichzeitig in der deutschen Kardiologie eine geradezu groteske, Milliardenbeträge verschlingende Überversorgung (Herzkatheter!) nachzuweisen war und immer noch ist?[1] Welches Selbstverständnis

hatte eine Ärzteschaft, die kranke Drogenabhängige in der
Vor-Methadon-Ära praktisch ohne jede medizinische Versorgung ließ, weil die Medizin das Ziel ihrer Behandlung, Dro-
genfreiheit nämlich, zur Voraussetzung für eine Behandlung
machte, ein ebenso absurdes wie inhumanes Vorgehen? Wie
konnte in dem Land, das den Entdecker des Morphiums zu
seinen Bürgern zählte, die Unterversorgung Schwerstkranker
mit Schmerzmitteln ein so beschämendes Ausmaß annehmen? Warum überließ man eine der heikelsten Herausforderungen, der sich die Intensivmedizin regelmäßig zu stellen hat,
das Gespräch mit den Angehörigen eines Hirntoten, um ihre
Zustimmung zu einer Organentnahme einzuholen, so überaus
häufig gerade den jüngsten und unerfahrensten Assistenten,
mit dem Erfolg, dass allzu oft die Zustimmung versagt wurde?
Kam es nicht einer Tortur gleich, dass die Medizin Patienten im zutreffend diagnostizierten permanenten vegetativen
Status (sogenanntes Wachkoma) zu einem unter Umständen
jahrzehntelangen Leben verurteilte, das sie von jeglicher Teilhabe ausschloss; ein Leben in der Verbannung? Schließlich,
in welcher Verfassung befinden sich Ärzteschaft und Medizin,
wenn die Zeitschrift LANCET, das international bedeutendste
und geachtetste Medizinjournal, vor wenigen Jahren anlässlich der Aufdeckung der Bestechlichkeit des Herausgebers
einer angesehenen medizinischen Fachzeitschrift einen Leit-
artikel mit den Worten überschreibt: »Just how tainted has
medicine become?« (Wie verdorben eigentlich ist die Medizin
geworden?)[2]

Hier taten sich die Fragen und Probleme auf, die mir nahe-
gingen und mich angesichts der Zugehörigkeit zu einer Profession, die wie keine zweite die Flagge der Ethik vor sich hertrug,
herausforderten. Ein Spektrum sehr unterschiedlicher Fragen
zwar, die jedoch eines miteinander verbindet: Sie alle verwei-
sen auf Grundsätzliches; sie berühren sozusagen das Mark der
ärztlichen Profession, die Prinzipien und das Koordinaten-

system ihres Handelns. Und eben dies, das Interesse an den ethischen Grundlagen ärztlichen Handelns war es, was ich mir neben meiner »Pflicht«, der praktischen Arbeit als Internist, Intensiv- und Notfallmediziner, zur »Kür« erkoren hatte.

Ins Fadenkreuz meines Interesses geriet mit der Zeit, unmerklich fast, das Lebensende. Sterben – in all seinen Formen und Extremen, in seiner ganzen Grausamkeit, Abgründigkeit und Unberechenbarkeit war und ist Teil meines seit Jahrzehnten zu bewältigenden Alltags. Mehr noch: Die langen Jahre, die ich als Arzt auf Intensivstationen verbrachte, die zahllosen Notarztwageneinsätze während 15 Jahren, die Leitung einer Rettungsstelle sowie die außerklinische Behandlung und Betreuung manch anderer Schwerstkranker hatten das Sterben im Lauf der Zeit zur zentralen Erfahrung meines ärztlichen Daseins werden lassen. Es schien mir eng und immer enger mit meinem Leben verbunden; ja auf gewisse Weise hatten wir, das Sterben und ich, wenn nicht Freundschaft geschlossen, so uns doch einander zugewandt, eine Erfahrung, die für mich zu einer tiefen Bereicherung dadurch wurde, dass ich am Sterben anderer teilhaben durfte.

Für diese Erfahrung bin ich sehr dankbar. Sie ist Herzstück und roter Faden dieses Buches.

»Wir tun, was wir können« –
Vom Auftrag der Medizin am Lebensende

Wiederbelebung –
»Sie sollen das Herz massieren, nicht streicheln!«

Nackt und reglos, mit ausgebreiteten Armen und gespreizten
Beinen, das Haar unter einer hellgrünen Papierhaube, liegt sie da,
in einem hydraulisch angehobenen Bett der Intensivstation, wie
angerichtet auf einem Tablett, einer Gekreuzigten gleich: Eine
86-jährige Greisin aus einem Seniorenheim, ohne Bewusstsein
und mit nicht mehr ausreichender Atmung. Zwei Tage schon
hatte Gerda L. in ihrer Wohnung gelegen, doch erst vor wenigen
Stunden war sie von ihrer Enkelin gefunden worden.

Aus ihrem rechten Nasenloch sickert Blut. Vergeblich hatte
ein junger Assistenzarzt unter Anleitung eines erfahrenen
Intensivmediziners versucht, ihr Nasenloch mit dem Finger
zu weiten, um einem durch die Nase zu legenden, an der
Rachenhinterwand entlang zu führenden Beatmungstubus
seinen Weg in die Luftröhre der alten Frau zu bahnen. Resigniert und mit Schweißperlen auf der Oberlippe steht der junge
Arzt nun da, den blutverschmierten Tubus in der Hand, in
Erwartung einer ungnädigen Bemerkung des an seiner Seite
stehenden Älteren:

»Pech gehabt! Die hat sicher eine Abweichung des Nasen-
septums zur rechten Seite. Nimm das andere Nasenloch! Und
vorher richtig rein mit dem Finger! So ist das in der Medizin,
manchmal muss man die Patienten quälen!«

Der Ältere ist genervt. Man sieht ihm an, dass er dem zöger-
lichen jüngeren Kollegen am liebsten den Schlauch aus der

Hand nähme, um die Intubation rasch selbst zu erledigen: »Nun mach schon, die Alte wird sonst blau und nippelt uns ab!« Während der Jüngere nun beginnt, sich an ihrem linken Nasenloch zu schaffen zu machen, versucht ein dritter Arzt, in die rechte Handgelenksarterie eine kleine Kanüle einzubringen, um eine »invasive Blutdruckmessung« vorzubereiten. Kurz zuvor hatte er unterhalb des rechten Schlüsselbeins einen Venenkatheter in die unter diesem Knochen verlaufende großvolumige Vene gelegt, um eine Infusion in den Körper der Patientin einlaufen zu lassen. Den Erfolg seiner Aktion kommentierte er mit einem leise vor sich hin gemurmelten »Getroffen!«.

Unterdessen hat ein Pfleger am Brustkorb Klebeelektroden befestigt und den Herzschlag der alten Frau auf einem Monitor hör- und sichtbar gemacht. Die Oberschwester der Intensivstation hat eigenhändig einen Katheter zur künstlichen Harnableitung platziert und die Studentin des Praktischen Jahres darf jetzt unter den Augen des mit verschränkten Armen am Fußende des Bettes stehenden und die gesamte Aktion in Feldwebelmanier dirigierenden Oberarztes versuchen, in der Leiste der Greisin die Schenkelarterie zwecks Gewinnung arteriellen Blutes für eine Gasanalyse zu punktieren.

»Und denken Sie immer an IVAN, Frau Kollegin, den Schrecklichen, wenn Sie sich in der Leiste orientieren müssen. Umso höher ist Ihre Trefferquote!«, sagt er übertrieben freundlich zu der hübschen angehenden Ärztin, die jetzt sehr konzentriert die Nadel mit aufgesetzter Spritze senkrecht über der Leiste ansetzt und dabei eine krause Stirn zieht.

»Sie kennen IVAN nicht, Frau Doktor? Na, so was! Die Lage des Gefäßnervenbündels in der Leiste folgt I-V-A-N: Innen, Vene, Arterie, Nerv.« Der Stolz des Erfahrenen, der Geheimwissen an ausgesuchte Jünger gönnerhaft weitergibt, ist nicht zu überhören: »Sehr schön haben Sie das gemacht!«

In mir schrie alles auf, doch ich blieb stumm, mir stockte der Atem. Ich spürte und sah, ohne etwas von der Patientin zu wissen, dass mit ihr etwas Absurdes geschah, in jedem Fall etwas Grausames. Fast hatte ich meinen Patienten, den ich als junger Stationsarzt auf der Gastroenterologie der hiesigen Universitätsklinik wegen eines entgleisten Diabetes hier auf der Inneren Intensivstation zur Weiterbehandlung übergeben wollte, vergessen.

War das praktizierte *Heilkunde?* Sah so die Erfüllung des Auftrags der Medizin aus? Oder wurde dieser Auftrag hier gerade in sein Gegenteil verkehrt? War ich Zeuge von Experimenten am Menschen? Erlebte ich soeben den leibhaftigen Stand der ärztlichen Kunst in der Rettung menschlichen Lebens? Oder beobachtete ich Menschen, die nicht wissen, was sie tun, Kindern gleich, die ungerührt Frösche zu Tode quälen?

»Achtung! Herzfrequenz und Blutdruck fallen! Die Frau fängt an, uns echte Probleme zu machen! Wiederbelebung vorbereiten!«

An der Verlangsamung des Monitor-Signaltons und an den auf dem Bildschirm sichtbaren flacher werdenden Pulswellen hat der Oberarzt erkannt, dass der ohnehin daniederliegende Kreislauf der alten Frau jetzt völlig zusammenzubrechen droht. Eine halbe Minute später steht ihr Herz still und die Wiederbelebung der Greisin mittels Beatmung und Herzmassage ist in vollem Gange: »Sie machen das immer noch falsch, Herr Kollege! Viel zu zaghaft! Arme durchstrecken bei der Herzmassage! Rechtwinklig das Handgelenk aufsetzen! Und dann runter mit dem Brustbein in Richtung Wirbelsäule! Sie sollen das Herz massieren – dong! dong! dong! – und nicht streicheln! Man muss das Knacken der Rippen hören, verstanden? Hier geht's um was, Leben oder Sterben nämlich! Kapiert?«

Leben oder Sterben? Stellte sich diese Frage hier tatsächlich noch?

»Warum tun Sie das?«, fragte ich den neben mir stehenden Oberarzt wie betäubt. Er sah mich an, als wäre ich ein Außerirdischer. »Das sehen Sie doch! Die hat einen ausgedehnten Schlaganfall mit Ateminsuffizienz und obendrein noch ein Linksherzversagen. Reicht Ihnen das nicht?«

»Aber... sie ist doch... nicht mehr zu retten... oder?«

»Nicht mehr zu retten ist sie, lieber Herr Kollege, wenn Sie auf dem Monitor anhaltend eine Nulllinie registrieren und die Pupillen lichtstarr sind. Nehmen Sie noch mal Ihr Pathologielehrbuch zur Hand!«

Er wandte sich wieder der Reanimation zu. Schweigend und emsig taten nun alle das, was sie zu tun hatten: Die beiden Ärzte am Kopfende besorgten die Beatmung; zwei Pfleger im Wechsel miteinander die Herzmassage; die Studentin injizierte nach Anweisung des Oberarztes Kreislauf stabilisierende Medikamente; mehrere Pflegekräfte bereiteten Infusionen und Perfusoren vor, die Oberschwester protokollierte akribisch alle Einzelheiten des Geschehens.

»Kammerflimmern! Defibrillation vorbereiten!«, rief der Oberarzt unvermittelt. »Beginn mit 50 Watt, alle vom Bett wegtreten!«

Er selbst nahm die Elektrodengriffe in die Hand und löste im Wechsel mit der Herzmassage der beiden Pfleger unter steigenden Wattzahlen über und seitlich der Brust der Patientin zahlreiche Elektroschocks aus. Stille. Gespanntes Warten. Vergeblich. Nulllinie im EKG. Geruch von verbrannter Haut stieg über der alten Frau auf und dort, wo die Elektroschocks in ihren Körper eingedrungen waren, zeigten sich rötliche Brandmale auf ihrer Brust. Ein letztes reflektorisches Heben des Unterkiefers, dann lag Gerda L. da, gespickt mit Kanülen, Schläuchen und Kathetern, mit weit geöffneten Augen und starren Pupillen, auf ihrem Gesicht ein Ausdruck friedlicher Entrücktheit.

Tief griff der Oberarzt jetzt in die Leiste der Toten, um sicher zu sein, dass sie keinen Puls mehr hatte. Noch einmal hielten die Anwesenden einen Augenblick inne.

»Kein Leistenpuls – Abbruch der Reanimation!«, verkündete er, streifte seine Latex-Handschuhe ab und ließ sie auf den Bauch der Toten fallen.

Eine ältere Schwester öffnete ein Fenster.

Das, was hier geschah, wurde oftmals schon angeprangert. Seit vielen Jahren steht eine Behandlung wie die oben beschriebene für eine Medizin, der Patientenwohl, Menschlichkeit und Mitgefühl, ja selbst ihre ureigene Professionalität abhandengekommen ist. Als unbefangener Leser sollte man annehmen dürfen, dass ärztliches Handeln dieser Art, weil unangemessen und unheilvoll, eben deswegen seit Langem der Vergangenheit angehört.

Doch eher das Gegenteil scheint der Fall zu sein. Der Radius des »Machbaren« in der Medizin weitet sich nicht allein am Lebensende unablässig aus. Sein Nutzen für viele Kranke dagegen ist häufig nicht nur gering, sondern obendrein auch noch risikoreich und kostspielig, wie beispielsweise auch die steigende Zahl der ungerechtfertigten Herzkatheteruntersuchungen und Stentimplantationen an den Herzkranzgefäßen in unserem Land seit Jahren immer aufs Neue belegt.

Behandlungen, die auch nur die geringste Aussicht bieten, das Leben um eine noch so kurze Frist zu verlängern, gehören nach wie vor zum Alltag einer medizinischen Praxis, die unter Berufung auf kleinste Chancen oftmals gewaltiges Unheil anrichtet. Mit anderen Worten: Das Machbare und das Patientenwohl, an dem Ersteres sich immer hat messen zu lassen, driften allzu oft auseinander, weil immer noch und immer wieder eine janusköpfige und vermeintlich unabänderliche Maxime ärztliches Handeln am Lebensende dominiert: »Wir tun alles, was wir können!«

Vom »technologischen Imperativ« in der Medizin

Wann begann diese so vielversprechende, sich allerdings oftmals gerade im hohen Alter und in aussichtsloser Krankheit so unheilvoll auswirkende Entwicklung, die das Sterben ungezählter Patienten zur Tragödie machte und macht? Eine Tragödie nicht allein für sie selbst, sondern auch für ihre Angehörigen, von denen nur wenige den Mut, die Kraft und die Mittel aufzubringen in der Lage waren und sind, das unabsehbare Leiden eines ihnen nahestehenden Menschen zu ertragen oder schließlich über den Rechtsweg beenden zu lassen. Wo liegen die Wurzeln dieser ebenso naiven wie hybriden Maxime, der immer noch zahllose Ärzte hörig sind? Warum kann es also nicht ausbleiben, dass ärztliches Handeln immer noch und allzu oft im Sumpf des sogenannten »technologischen Imperativs« stecken bleibt zum Schaden oder Nachteil des Patienten?

Bis in die 50er Jahre des 20. Jahrhunderts war die Medizin weitgehend hilflos und billig, jedoch dem Kranken zugewandt. Sie hatte fast ausschließlich lindernden Charakter und begleitete den Patienten in seiner Krankheit eher, als dass sie ihn, jedenfalls nach heutigen Maßstäben, wirklich behandeln konnte. Ein Patient, der 1960 einen Herzinfarkt erlitt, wurde ins Krankenhaus aufgenommen, der Arzt verordnete ihm körperliche Schonung, Ruhe und leichte Kost und entließ ihn mit mehr oder weniger »erholtem« Herzen nach drei Wochen. Vielleicht hatte der Patient ein Rezept für den gerade zur Marktreife gelangten ersten Betablocker in der Tasche.

Möglicherweise aber erlitt der Patient während seines Klinikaufenthaltes eine bedrohliche Rhythmusstörung, wie zum Beispiel das gefürchtete Herzflimmern, eine Komplikation des Herzinfarktes, der die Medizin ebenso machtlos gegenüberstand wie einem ausgedehnten Infarkt mit nachfolgendem, noch in der Klinik zum Tode führenden Herzversagen.

Auch Patienten mit einer Erkrankung der Nieren, die nicht mehr in der Lage waren, die Endprodukte des Stoffwechsels aus dem Körper zu entfernen, starben mangels verfügbarer Eingriffsmöglichkeiten unter den Augen ohnmächtiger Ärzte im sogenannten urämischen Koma einen allmählichen und schmerzlosen »gnädigen« Tod. Arzt und Medizin verfügten also damals über ein noch äußerst begrenztes und kaum entwickeltes diagnostisches und therapeutisches Instrumentarium.

Erst mit Beginn der zweiten Hälfte des vorigen Jahrhunderts begann eine neue medizinische Epoche, die ein Feuerwerk geradezu revolutionärer hoch effektiver technischer Neuerungen entfachte und in die Therapie einführte. Seitdem verfügt die Medizin über Mittel und Möglichkeiten, den akuten Tod zu verhindern, das Leben zu verlängern und die Qualität des Lebens zahlloser Kranker entscheidend zu verbessern: Ende der 40er Jahre überlebte erstmals ein Patient mit akutem Nierenversagen dank eines von dem niederländischen Arzt Willem Kolff entwickelten funktionstüchtigen *Dialyseverfahrens;* 1949 entstand mithilfe der Bildröhre eines Nachtjagd-Sichtgeräts der erste *Herzmonitor;* anlässlich einer Polioepidemie gelang einem dänischen Arzt 1952 bei einem Kind die *Intubationsbeatmung* mittels eines in die Luftröhre eingebrachten Schlauchs; fußend auf der schon 1928 von den Amerikanern Philip Drinker und Charles McKhann erfundenen »*Eisernen Lunge*« entwickelte eine Hamburger Ärztegruppe in Zusammenarbeit mit Ingenieuren der Deutschen Werft Hamburg-Finkenwerder auf der Basis von Torpedoröhren um 1950 die ersten »Eisernen Lungen« in Deutschland, die zahlreiche dem Tode geweihte Poliopatienten mit Atemlähmung zu retten vermochten;[1] die während der großen Polioepidemien zu Anfang der 50er Jahre entstandenen Poliomyelitisbehandlungsstationen wandelten sich zu den ersten *Intensivstationen;* 1954 gelang in den Vereinigten Staaten bei eineiigen Zwillingen zum ersten Mal eine *Organtransplantation;* 1957 führte der Amerikaner Lown die elektrische *Defibrillation* zur Behebung des Herzstillstands in die Medizin ein; ein Jahr später wurde einem Patienten in Schweden ein *Herzschrittmacher* eingesetzt, mit dem er elf Jahre überlebte; in den 6oer Jahren folgten die *Blutersatzinfusion* und die *künstliche Ernährung* über eine Sonde.[2]

Diese Errungenschaften waren es, die die Medizin wie niemals zuvor in ihren Fundamenten veränderten, hatte sie doch bis dahin einen nahezu ausschließlich pflegerisch-palliativen Charakter. Nun aber war innerhalb weniger Jahre ein Fortschritt erzielt worden, der einen gewaltigen qualitativen Sprung bedeutete, weil der Arzt in die Lage versetzt war, in schwerste Krankheit, ja in den Sterbeprozess wirksam einzugreifen. Der seit Beginn der zweiten Hälfte des letzten Jahrhunderts sich vollziehende Zuwachs an technischen und pharmakologischen Handlungsmöglichkeiten nährte ärztliche Allmachtsfantasien ebenso wie die weit verbreitete und fragwürdige Vorstellung vom Arzt als »Herr über Leben und Tod«, »hinter dem allein der Herrgott steht«. Klischees, die unbedarften Zeitgenossen immer noch Schauder über den Rücken jagen.

Gerade in Ländern wie den Vereinigten Staaten, in denen die finanzielle Seite der Bewältigung von Krankheit auch heute noch weitgehend Privatsache ist, hatten diese Errungenschaften dramatische Auswirkungen: Die Behandlung von Nierenkranken im Endstadium begann in den USA im größeren Stil 1960 und sie war zunächst nur an einem Krankenhaus in Seattle möglich. Hunderte von Patienten warteten damals auf die lebensrettende Blutwäsche. Unter denen, die für die jährlichen Behandlungskosten von 30000 Dollar nicht selbst aufkommen konnten, sonderte ein Ärztekomitee zunächst diejenigen aus, die nach medizinischen Kriterien eine schlechte Prognose hatten. Ein zweites, aus Bürgern bestehendes Komitee, dessen Mitglieder der Öffentlichkeit unbekannt waren und welches geheim tagte, entschied über Leben und Tod der Verbliebenen nach Kriterien wie diesen: Sollte ein nierenkanker Vater von sechs oder einer von vier Kindern vorrangig in den Genuss der Behandlung kommen? War der Kandidat nach Ausbildung, Charakter, Moralvorstellungen und Religionszugehörigkeit ein wertvolles Mitglied der Gesellschaft? Erst 1972 wurde ein gesetzlicher Anspruch festgeschrieben, der die Dialyse in den Vereinigten Staaten allen Bürgern unabhängig von ihrem Einkommen zugänglich machte.[3]

Es ist nicht übertrieben, die Einführung der neuen Techniken der Wiederbelebung, der Lebensverlängerung und Organtransplantation in die Medizin als einen Epochenwechsel zu bezeichnen. Er konfrontierte insbesondere die Ärzteschaft mit bis dahin nie gestellten und schwerwiegenden Fragen, die kaum absehbare Auswirkungen auf ihr professionelles Selbstverständnis und ihr ethisches Koordinatensystem hatten. Ganz in den Vordergrund trat nunmehr die *Notwendigkeit, Entscheidungen treffen zu müssen,* die sich zuvor weder dem Arzt noch dem Patienten, gerade am Lebensende, gestellt hatten, da Alternativen, zwischen denen hätte entschieden werden können oder müssen, gar nicht existiert hatten. Viele der einschneidenden und folgenreichen Entscheidungen, von denen Leben und Tod eines Kranken, ein unter Umständen quälendes oder friedliches Sterben abhingen, war vormals eben weniger im professionellen und ethischen Ermessen des Arztes als im Schicksal des Kranken selbst begründet: in der Art und Schwere seiner Erkrankung, in seiner Konstitution sowie seinen natürlichen körperlichen und seelischen Widerstandskräften und den ihn umgebenden sozialen Bedingungen.

Eine weitere Folge der Einführung neuer Technologien, der Ärzte sich nun zunehmend ausgesetzt sahen, bildete die *Erfah-*

rung der therapeutischen Aussichtslosigkeit und Niederlage. Sie wohnte zwar auch zuvor schon jeder Behandlung eines Patienten und seiner Krankheit inne, doch wegen der vergleichsweise bescheidenen Mittel, über die die Medizin bis weit ins 20. Jahrhundert verfügte, blieb diese Erfahrung über lange Zeit für den Arzt eine sehr begrenzte. Erst die Bereitstellung aussichtsreicher, um nicht zu sagen aggressiver Therapien eröffnete auch die Möglichkeit des therapeutischen Scheiterns und der Niederlage. So konnte es nicht ausbleiben, dass sich in der Medizin der zweiten Hälfte des 20. Jahrhunderts ein Paradox auftat: Mit ihrem sich beständig erweiternden therapeutischen Arsenal wuchs zugleich das Risiko des Misserfolgs oder Fehlschlags, zumal dann, wenn Ärzte unangemessene Entscheidungen trafen, weil sie den *ganzen* Patienten und sein *Gesamtwohl* aus den Augen verloren hatten.

So war die Wiederbelebung von Herz und Kreislauf einschließlich der Elektroschockbehandlung ursprünglich für Patienten mit akutem Herzinfarkt oder schwerer Angina pectoris entwickelt worden, die sonst gesund waren, in der Klinik oftmals aber eine tödliche Herzrhythmusstörung erlitten. Durch die Schockbehandlung war sie beherrschbar geworden: Zahlreichen Patienten rettete sie das Leben und ermöglichte ihnen ein normales Weiterleben. Ähnliches gilt für die Einführung der maschinellen Beatmung, die die für größere Operationen unverzichtbare Entspannung der Muskulatur bei gleichzeitiger Aufrechterhaltung der Atemfunktion gewährleistete und obendrein zu mehr Narkosesicherheit führte. Zudem war es möglich geworden, Patienten mit Atemlähmung bei Vergiftungen überbrückend zu beatmen.

Diese wenigen Beispiele machen deutlich, dass die moderne Medizintechnologie ursprünglich also für höchst sinnvolle Behandlungsindikationen entwickelt worden war, die sich besonders im Rahmen der Behandlung von Akuterkrankungen schon bald als sehr wertvoll erwies. Doch erfuhren die neuen Behandlungsmethoden innerhalb weniger Jahre eine unkritische, zum Teil uferlose Ausweitung. Die Folge war, dass zum Beispiel der Anteil der nach Wiederbelebung das Krankenhaus gesund verlassenden Patienten von 50 % in den 60er Jahren auf derzeit wenige Prozent zurückging.[4] Diese Ergebnisse kommen zustande, weil heute zum Beispiel auch betagte Patienten mit schwersten chronischen Erkrankungen, wie Gerda L., Wiederbelebungsmaßnahmen unterworfen werden, die praktisch nie erfolgreich enden. Auch Patienten mit Herz-Kreislaufstillstand, dessen Dauer die Wiederbelebungszeit des Gehirns (von maximal etwa acht Minuten) überschritten hat, werden sehr oft mit dem tragischen Resultat dauerhafter Bewusstlosigkeit wiederbelebt.

Wie ausgeprägt die Angst und Unsicherheit mancher Ärzte ist, das »Machbare«, selbst wenn es voraussehbar aussichtslos ist und das Lebensende des Kranken unmittelbar bevorsteht, zu unterlassen und dafür Verantwortung zu übernehmen, soll ein Beispiel verdeutlichen.

Ein 77-jähriger Mann wird in schlechtem Allgemeinzustand in die Notaufnahme eines Krankenhauses eingewiesen: Nach Auskunft des Hausarztes hatte alles schon vor Tagen mit plötzlichen linksseitigen Unterbauchschmerzen begonnen, doch der alte Herr, schwer zucker-, herz- und gefäßkranker Bewohner eines Seniorenheims, weigerte sich, eine Krankenhauseinweisung zu akzeptieren. Blass, schweißig und teilnahmslos liegt der nun Schwerstkranke auf der Trage, sein Blutdruck ist abnormal niedrig, die Haut bereits marmoriert. Nach körperlicher Untersuchung, einer Sonografie des Bauchraumes und Erhalt der Laborbefunde kommt Dr. T., der diensthabende Internist, nicht nur zu einer Diagnose, sondern er weiß auch den Schweregrad der Erkrankung richtig einzuschätzen: Sepsis bei »Hohlorganperforation« mit Nierenversagen. Vermutlich war ein Divertikel (eine Aussackung) des Dickdarms durchgebrochen. Dieser Prozess hatte, weil bisher unbehandelt, zu dem erfahrungsgemäß jetzt kaum mehr erfolgreich zu behandelnden schweren Krankheitsbild geführt, dessen Prognose sich durch die Begleiterkrankungen des Patienten noch einmal verschlechterte. Dennoch erwägt Dr. T. eine Verlegung des Patienten auf die Intensivstation, lässt aber vorher noch rasch ein Röntgenbild seiner Lunge anfertigen.

Während der Röntgenaufnahme wird der Patient plötzlich bewusstlos, sein Blutdruck ist nicht mehr messbar. Sofort erscheint Dr. T. bei seinem Patienten. Soll er bei diesem aussichtslos Erkrankten Wiederbelebungsmaßnahmen einleiten? Soll er das Reanimationsteam der Intensivstation anfordern? Alles in ihm sträubt sich dagegen, doch er glaubt, die Entscheidung nicht allein tragen zu können. Er bittet eine Ärztin der Intensivstation hinzu. Gemeinsam verständigen sie sich darauf, auf eine Wiederbelebung zu verzichten und den Patienten sterben zu lassen.

»Forensisch müssen wir das aber absichern..., man weiß ja nie, sicher ist sicher«, sagte Dr. T. wenig später zu seiner Kollegin. Entgegen den Tatsachen vereinbaren sie, in der Krankenakte des Patienten einen über eine Viertelstunde sich erstreckenden, jedoch erfolglosen Wiederbelebungsversuch zu dokumentieren. Und so geschah es.

Eine indizierte und für den Patienten gute Entscheidung war getroffen, doch eine, zu der zu stehen und sie potenziell zu rechtfertigen zwei Ärzte den Mut nicht aufbrachten, weil allein die nackte Angst, nicht alles getan zu haben, was möglich gewesen wäre, um den Patienten am Leben zu erhalten, ihnen ein schlechtes Gewissen machte: ein imaginäres Damoklesschwert, dessen Schrecken, so glaubten die beiden Ärzte, nur durch Fälschung der Krankenakte genommen werden konnte.

Aussichtslose Medizin –
Sag niemals nie! Sag niemals immer!

Die Aussage, eine medizinische Behandlung sei aussichtslos, ist freilich mit vielen Fragen behaftet, weil die Aussichtslosigkeit oder Nutzlosigkeit medizinischer Maßnahmen grundsätzlich schwer bestimmbar und voraussehbar ist. Deswegen plädieren manche Kritiker des Konzepts der »medizinischen Aussichtslosigkeit«, das im angloamerikanischen Raum unter dem Schlagwort »Medical Futility«[5] verhandelt wird, dafür, diesen Begriff und die mit ihm verbundene Debatte aufzugeben. Gleichwohl haben sie nichts anzubieten, was an seine Stelle treten könnte, vielmehr verteidigen sie eine Vorgehensweise, die medizinische Behandlungsentscheidungen letztlich undurchsichtigen und subjektiven Vorgaben überlässt.

Es ist jedoch offensichtlich, fast möchte ich sagen, es entspricht einer Binsenweisheit, dass jedes menschliche Individuum auf einen Zeitpunkt hinlebt, an dem die Übermacht des Sterbeprozesses jede noch so wirksame und gezielte Behandlung zunichtemacht. Und dies bedeutet, dass der Zeitpunkt der Entscheidung, die dem Patienten, im Falle seiner Nicht-Einsichtsfähigkeit dem Arzt und den Angehörigen ein »genug ist genug« signalisiert, in irgendeiner Weise zu operationalisieren ist.

Ganz allgemein gilt eine Behandlung als aussichtslos, wenn sie dem Bemühen der Medizin und ihren Zielen der Wiederherstellung der Gesundheit, der Linderung von Symptomen, der Lebensverlängerung, der Aufrechterhaltung von Organfunktionen und der Vermeidung von Schaden während einer Behandlung zuwiderläuft. Als nicht aussichtslos darf umgekehrt also eine Behandlung gelten, die mit einem Höchstmaß medizinisch begründbarer Wahrscheinlichkeit heilen, bessern, lindern oder dem Patienten zumindest ein nach seinem eigenen Urteil annehmbares Weiterleben ermöglichen kann.

Schon im Corpus hippocraticum, einer vorchristlichen Sammlung antiker medizinischer Texte, heißt es deswegen: »Wann immer sich die Krankheit für die verfügbaren Heilmittel als zu stark erweist, darf der Arzt nicht erwarten, sie mit Mitteln der Medizin niederringen zu können ... eine aussichtslose Behandlung zu beginnen ist der Beschränktheit gleichzusetzen, die dem Wahnsinn verwandt ist.«[6]

Versucht man eine Annäherung an das, was »Medizinische Aussichtslosigkeit« bedeutet, so erscheint mir besonders das von Lawrence J. Schneiderman, einem an der Universität von San Diego lehrenden und international hochgeachteten Medizinethiker, erarbeitete Konzept von hohem Wert. Es bietet dem Arzt, der allzu oft einer Situation ausgesetzt ist, die von Unsicherheit, mangelnder Kompetenz, unstrukturierten Entscheidungsabläufen und nicht zuletzt von fehlenden Vorbildern gekennzeichnet ist, einen Orientierungsrahmen medizinischen Handelns, der ihn entlastet und dazu beiträgt, zu guten Entscheidungen im Sinne des *Wohls des ganzen Patienten* zu finden. Keineswegs presst dieses Konzept, wie zuweilen eingewandt, ärztliche Entscheidungen in kritischen Lebens- oder Sterbesituationen in ein Prokrustesbett.

Nach Schneiderman lassen sich in der Behandlung Schwerstkranker und Sterbender drei Varianten aussichtsloser ärztlicher Vorgehensweisen unterscheiden[7]:

Physiologisch aussichtslos ist beispielsweise der Versuch, einen Patienten im kardiogenen Schock, etwa nach einem ausgedehnten Herzinfarkt, oder einen Kranken im septischen Schock, etwa im Verlauf einer den Körper überbordenden Infektion, wiederzubeleben. Vollkommen sinnlos und ohne jede Aussicht wäre stets auch der Versuch, einen Patienten zu beatmen, dessen Herz, Kreislauf sowie andere Organe und Körperfunktionen zwar noch intakt sind, dessen Hirntod jedoch eindeutig diagnostiziert ist. In den genannten Fällen fehlen dem Körper aufgrund der Schwere der Erkrankung dauerhaft die physiologischen Voraussetzungen, das gewünschte Therapieziel zu erreichen.

Eine zweite Variante unnützer ärztlicher Vorgehensweisen lässt sich als *quantitativ aussichtslos* beschreiben. Der Praxis der Medizin wohnt eine grundsätzliche Unsicherheit inne, da sie es mit dem *lebenden* »System Mensch« und nicht mit einem mathematischen oder ausschließlich physikalisch-chemischen System zu tun hat. Jeder Medizinstudent prägt sich frühzeitig die Maxime »sag niemals nie« ein und man muss nicht die Philosophie bemühen, um darzulegen, dass, wenn in tausend Fällen B auf A folgt, man dennoch nie sicher sein kann, dass B auch im tausendundersten Fall wieder auf A folgen wird. Und umgekehrt gilt: Wenn B nach vielen beobachteten Ereignissen niemals auf A folgte, beginnen wir am Sinn von A zu zweifeln, wenn B mit A erreicht werden soll. Zu Recht schlussfolgern wir: Das Vorgehen A ist aussichtslos, um B zu erreichen. Diese Weise, aus unseren Erfahrungen Folgerungen zu ziehen, bestimmt weite Bereiche unserer Alltagsaktivitäten. Sie bildet auch das Fundament der klinischen Medizin, was ein Beispiel verdeutlichen soll: Die Beobachtung, dass die Verordnung und Einnahme von Penicillin bei einer eitrigen Hals- oder Mandelentzündung der Entstehung eines rheumatischen Fiebers vorbeugen kann, gründet auf der Erfahrung vieler Tausend solcher Verläufe, die diesen Zusammenhang bestätigen. Und trotzdem: Wenn mich heute ein Patient fragt: »Sind Sie *absolut* sicher, dass Penicillin auch bei mir in der gleichen Weise wirkt?«, hätte ich zu antworten: »Nein.« Und wenn diese Frage und ihre zugehörige Antwort zur Grundlage einer therapeutischen Entscheidung gemacht würden, müsste die Entscheidung absurderweise gegen die Verordnung von Penicillin ausfallen. Rasch leuchtet ein, dass die Frage falsch gestellt ist. Richtig müsste sie lauten: Wie oft und in welchem Ausmaß muss eine Therapie fehlschlagen, um sie als aussichtslos charakterisieren zu dürfen?

Wie die Lebenspraxis der Menschen, so sind auch die Vorgehensweisen der Medizin nach den Kriterien der empirischen Evidenz organisiert. Und um die diffizilen Entscheidungen, mit denen Ärzte oftmals konfrontiert sind, zu treffen – etwa: soll eine im höchsten Maße aussichtslose Therapie *entgegen dieser Evidenz* begonnen oder fortgeführt werden? –, schlagen Schneiderman und andere Medizinethiker vor, der empirischen Evidenz, die man durchaus auch als »gesunden Menschenverstand« bezeichnen darf, eine Leitlinienfunktion zuzubilligen. Vermutlich würden die meisten Leser der Auffassung zustimmen, dass, wenn eine Behandlung während der letzten einhundert Male nicht zielführend war, sie beim einhundertundersten Mal nicht mehr eingesetzt werden sollte. Dieses Vorgehen beansprucht keineswegs »Objektivität« oder »Wertfreiheit«, um bestimmte therapeutische Entscheidungen rechtfertigen zu können. Aber es ebnet den Weg zum Konsens da, wo die völlige Sicherheit einer Entscheidung illusionär und das Wohl des Patienten das Therapieziel ist. Wenn also Einigkeit darüber zu erzielen wäre, dass ein Vorgehen, das einhundert Mal scheitert, als aussichtslos zu klassifizieren ist, dann bedeutete dies, dass der Arzt nicht verpflichtet wäre, es anzubieten.

Noch eine weitere Perspektive erweist sich für die Akzeptanz dieses Konzepts als hilfreich. Das oberste ärztliche Bekenntnis und Behandlungsgebot lautet: »Zu allererst nicht schaden.« Wenn es aber in der Behandlung einer bestimmten Erkrankung empirisch wahrscheinlich ist, dass ein Arzt in Anlehnung an das soeben Gesagte einhundert Patienten, die letztlich doch sterben, Qualen und Leid zufügt, um vielleicht *einen* Patienten überleben zu lassen, wie wollte ein Arzt sein Vorgehen gegenüber all denen rechtfertigen, die nicht überleben?

»Sag niemals *immer*« wäre also eine Maxime, die Medizinstudenten ebenso »einzutrichtern« wäre, wie das so sattsam bekannte »Sag niemals *nie*«, das schon so viel Unheil nach sich gezogen hat.

Eine letzte Variante aussichtsloser ärztlicher Therapie lässt sich als *qualitativ aussichtslos* umschreiben. Es sollte zu den Grundsätzen ärztlicher Behandlung gehören, dass ihr Ziel nicht darin besteht, *allein körperliche Effekte* auszulösen, vielmehr haben diese Effekte zum *Patientenwohl* in dem Sinne beizutragen, dass sie Teil eines ganzheitlichen und dem Patienten erfahrbaren Genesungs- oder Heilungsprozesses sind. So sind nach Schneidermans wie auch meinem Dafürhalten alle lebensverlängernden Maßnahmen bei Patienten im Zustand gesicherter und unumkehrbarer Bewusstlosigkeit aussichtslos, weil diese hoffnungslos Kranken unwiderruflich der Fähigkeit beraubt sind, sich dieser Effekte überhaupt bewusst zu werden. Auch eine »Therapie«, deren Erfolg allein darin besteht, den Patienten als dauerhaft »Gefangenen« an eine Intensivstation zu ketten, die die Verwirklichung anderer Lebensziele des Kranken vollkommen ausschließt, darf und sollte als aussichtslos klassifiziert werden. Zahlreiche Autoren großer Untersuchungen zu Therapien am Lebensende sprechen sich dafür aus, dass dann, wenn eine lebenserhaltende Therapie wie beispielsweise die Anwendung von Cortison bei Hirnblutungen, die Wiederbelebung von Frühgeborenen oder von Patienten mit metastasierenden Tumoren nach mehrfachen Versuchen oder Bemühen nicht zu einer Krankenhausentlassung des Patienten führt, eine solche Behandlung aussichtlos genannt werden darf. In diesem Sinne war auch die Wiederbelebung von Gerda L. ein von vorneherein aussichtsloses Unterfangen.

Warum stehen viele Ärzte dennoch einem Konzept, das die Aussichtslosigkeit ihres Handelns in manchen Situationen am Lebensende jenseits ihrer eigenen subjektiven Einschätzung gewissen »gesetzmäßig« wiederkehrenden unheilvollen Behandlungsresultaten zuordnet, um damit einen Orientierungsrahmen für ärztliche Entscheidungen bereitzustellen, so ablehnend gegenüber?

In einer Zeit, in der Medizin und Öffentlichkeit nahezu täglich mit neuen diagnostischen und therapeutischen Errungenschaften beglückt werden, von den Medien oftmals gar als Wunder deklariert, scheint es vielen Ärzten störend und deplatziert, manchem sogar als ein Zeichen von Schwäche oder Inkompetenz, Scheitern und Aussichtslosigkeit ärztlichen Handelns überhaupt zu thematisieren. Höchst ungern spricht ein Arzt davon, einen Patienten *aufgegeben* zu haben. Aber was umfasst die Bedeutung all dieser Begriffe? Die Heilung *(cure)* einer Krankheit mag dem Arzt ab einem gewissen Krankheitsstadium versagt sein, ärztliche Zuwendung, Sorge und Pflege *(care)* aber sind es nie!

Manche Ärzte glauben zudem einen Widerspruch zwischen der gerade erst in Deutschland durch das neue »Patientenverfügungsgesetz« gestärkten Selbstbestimmung des Patienten und der sehr einseitig allein von der Ärzteschaft festzusetzenden und zu verantwortenden Aussichtslosigkeit einer Therapie zu erkennen. Zwar können Patienten, wie später noch näher zu erläutern sein wird, ausnahmslos jede medizinische Behandlung im Zustand der Einsichtsfähigkeit *ablehnen,* doch können sie keineswegs jede medizinische Behandlung *fordern* (was manche Ärzte nun befürchten!). Fordern können sie vom Arzt nur das, was mit seinen professionellen Standards übereinstimmt! Niemand kann einen Arzt dazu nötigen, einen Patienten einer Bauchoperation zu unterziehen, die er begründet für »inoperabel« hält, und niemand, der in einem Sportstudio Bodybuilding betreibt, kann ein Recht auf ein ärztliches Rezept für Hormone, die den Muskelaufbau beschleunigen, einfordern. In beiden Fällen würde sich der Arzt eines Vergehens gegen seine professionellen Standards schuldig machen. Und so ist auch die Forderung von Angehörigen eines todkranken Patienten, ihn wiederzubeleben, wenn dies nach ärztlicher Einschätzung aussichtslos ist, nicht zu rechtfertigen.

Gerade bei der Wiederbelebung aussichtslos kranker Patienten ist einseitiges ärztliches Entscheiden oftmals unumgänglich. Ein Beispiel: In einer Situation, in der eine Wiederbelebung voraussagbar aussichtslos ist, etwa bei einem 86-jährigen Patienten mit einem metastasierenden Tumorleiden, besteht der Arzt darauf, sie zu unterlassen. Die Angehörigen akzeptieren diese *einseitige* Entscheidung nicht und fordern vom Arzt, die Wiederbelebung zu *beginnen,* weil seine Entscheidung, die Wiederbelebung zu unterlassen, in ihren Augen auch eine Wertentscheidung darstellt, mit der sie nicht übereinstimmen. Der Arzt folgt der Auffassung der Angehörigen und beginnt die Wiederbelebung. Über eine halbe Stunde hält er sie aufrecht, dann bricht er sie ab, ohne dass einer der Angehörigen widerspricht. Er hätte sie auch schon nach 15 Minuten oder erst nach drei oder zwölf Stunden aufgeben können. Die Angehörigen akzeptierten also die Entscheidung des Arztes, die Wiederbelebung nach eigenem Gutdünken abzubrechen, nicht aber seine einseitige Entscheidung, sie nicht zu beginnen! Logischerweise können sie aber nicht den Beginn einer Wiederbelebung fordern und sich der Entscheidung, wann diese abzubrechen sei, enthalten. Denn der Beginn einer Wiederbelebung beinhaltet ebenso eine Wertentscheidung wie ihr Abbruch, der also auch nicht einseitig vom Arzt getroffen werde dürfte. Ganz anders die Realität in der Notfallmedizin: Der einseitigen ärztlichen Entscheidung, eine Wiederbelebung abzubrechen, ist niemals widersprochen worden und Konflikte über ein solches Vorgehen sind nie bekannt geworden.

Das zuletzt genannte Beispiel bietet Anlass zu einem weiteren Missverständnis, weswegen manche Ärzte dem Konzept aussichtsloser medizinischer Vorgehensweisen nicht folgen mögen. Denn in einer Zeit, in der längst auch Ärzte in die Gefahr geraten sind, medizinische Entscheidungen selten offen, zumeist verdeckt auch unter Kostengesichtspunkten zu treffen, liegt das Argument nicht fern, dass hinter dem, was Aussichtslosigkeit meint, sich tatsächlich etwas anderes verbirgt, die heimliche *Rationierung* medizinischer Leistungen nämlich. Eine aussichtslose ärztliche Vorgehensweise, die ebenso teuer wie billig sein kann, ist jedoch von Rationierungsentscheidungen klar und unmissverständlich abzugrenzen: Es wäre ein schwerer Verstoß gegen die Ethik ärztlichen Handelns, wenn eine *medizinisch* zielführende oder sinnvoll erscheinende Maßnahme aus Rationierungsgründen für aussichtslos erklärt werden und dem Patienten vorenthalten würde. Keineswegs aber will ich in Abrede stellen, dass aufgrund der zunehmenden Ressourcenknappheit in der Medizin die Gefahr gegeben ist, dass künftig Rationierung auch unter dem betrügerischen Vorwand der Aussichtslosigkeit einer Behandlung in ärztliche Therapieentscheidungen mit einfließt.

Zerlegte Medizin – Zerlegter Patient

Vielleicht aber liegt die eigentliche Ursache dafür, dass sich die Ärzteschaft gegen das Konzept der Aussichtslosigkeit medizinischen Handelns sperrt, im professionellen ärztlichen Selbstverständnis selbst begründet. In der Ausbildung der Medizinstudenten sowie in der alltäglichen Medizin des niedergelassenen Arztes und der Kliniken liegt der Schwerpunkt der Aufmerksamkeit darauf, *einzelne Organe oder Organsysteme* in ihrer Funktion wiederherzustellen: Es geht um die Implantation eines Herzschrittmachers, die Lungenfunktion, die Nierendialyse, die Gallensteine und so fort. Das *Wohl des »ganzen« Patienten* ist nachgeordnet, wenn nicht gar gänzlich dem ärztlichen Blick entrückt. Selbst wenn der Patient permanent bewusstlos ist, bilden Beatmung, künstliche Ernährung und Infektionsprophylaxe das Zentrum ärztlicher Aufmerksamkeit, nicht aber die Frage nach dem Schicksal des Patienten. Dieses wird vielmehr in Umkehrung der wirklichen Prioritäten von zweitrangigen Entscheidungen, wie die zur Beatmung und künstlichen Ernährung es sind, abhängig gemacht. Kurz gefasst: Nicht der Patient steht im Zentrum des ärztlichen Interesses, sondern die *Technologie*, die für die Behandlung seiner Organe und Körperfunktionen geeignet erscheint. Und weil das so ist, lehnen manche Ärzte es ab, über so etwas wie Aussichtslosigkeit auch nur zu sprechen, solange wertneutral und vorurteilsfrei der Herzschlag erhalten, die Niere dialysiert und die Lunge beatmet werden kann selbst im Sterbeprozess oder im Zustand andauernder Bewusstlosigkeit.

Wertneutral und vorurteilsfrei? Bei genauem Hinsehen trifft nach meiner Auffassung das Gegenteil zu. Denn die Ziele ärztlichen Handelns sind keineswegs wertneutral; sie unterliegen vielmehr einer Wertentscheidung, die den ganzen Patienten und sein Gesamtwohl immer im Blick zu haben hat. Doch die Medizin, die heute an manchem Intensivpatienten experimentelle Physiologie betreibt, hat sich selbst in Spezialitäten (z. B. Kardiologe) und Subspezialitäten (z. B. Rhythmologie als Subspezialität der Kardiologie) zerlegt, wie sie auch den Patienten in Organe und Funktionssysteme zerlegt hat. Doch kaum ein Arzt ist in der Lage, ihn wieder zusammenzusetzen! So konnte es nicht ausbleiben, dass der starre Blick auf Organe und Teilsysteme des Körpers den ärztlichen Auftrag, auch für ein friedliches Lebensende zu sorgen, in sein Gegenteil verkehrte: ein für viele Patienten grausames und qualvolles Sterben.

Das wird noch dadurch vertieft, dass ohne Zweifel auch Erlöskriterien der Klinik heute eine beachtliche Rolle spielen dürften, auch wenn dies nur schwer nachzuweisen ist. Im Klartext heißt dies: Kliniken erhalten heute nicht mehr, wie noch vor einigen Jahren, für ihre Patienten Tagespflegesätze, sondern sie werden nach Fallpauschalen vergütet. Für eine komplikationslose Blinddarmoperation beispielsweise erhält sie 1780 Euro, unabhängig davon, wie lange der Patient im

Krankenhaus bleibt. Damit geraten die Kliniken unter hohen Druck, denn je früher sie ihre Patienten entlassen, desto mehr Patienten können sie behandeln und desto höher ist ihr Gewinn. Unangemessen frühe Entlassungen aus dem Krankenhaus, klinikintern nicht selten »englische Entlassung« (ist ein Steak »englisch« zubereitet, so ist es noch blutig) genannt, häufen sich deshalb. Für Intensivpatienten – es liegt im ärztlichen Ermessen zu entscheiden, wer als solcher zu klassifizieren ist – erhalten die Kliniken zusätzlich noch einmal eine aufwandsabhängige Vergütung, die beispielsweise auch die Dauer der notwendigen Beatmung eines Patienten mit einbezieht. Zurückhaltend formuliert, besteht hier zumindest die Gefahr, dass nicht allein streng medizinische Kriterien die Intensität und Dauer der Behandlung eines Patienten festlegen, sondern, zum Beispiel in Zeiten schlechter Auslastung einer Intensivstation, auch die Erlössituation der Klinik oder Abteilung zu einem Kriterium für die Übernahme auf die Intensivstation werden kann. Was dies für einen Intensivpatienten bedeutet, mag der Leser selbst ermessen.

Sterben zulassen

Seit ich Zeuge des qualvollen und letztlich aussichtslosen Wiederbelebungsversuchs Gerda L.s geworden bin, sind 15 Jahre vergangen. Wir befinden uns im Schockraum der Notaufnahme eines großstädtischen Krankenhauses. Eine junge Notärztin, die ihren Beruf als klinisch tätige Internistin seit einigen Jahren ausübt, bringt aus einem Pflegeheim einen 88-jährigen Patienten, der seit vier Jahren bettlägerig ist und mit dem man seit sechs Monaten kaum mehr Kontakt aufnehmen kann. Der alte Herr reagiert nicht auf Ansprache, hat Fieber und stöhnt leise vor sich hin. Er hat kaum noch Muskeln, am Kreuzbein findet sich ein großes Druckgeschwür, er wiegt allenfalls noch 40 Kilogramm. Die Notärztin hat den Patienten wegen seines schlechten Blutdrucks an beiden Armen mit zwei Infusionen versorgt, in der Nase liegt eine Sauerstoffsonde, in seiner Blase ein Katheter, die Brust ist mit Elektroden beklebt und ein Herzmonitor, den sie in der Hand hält, signalisiert, dass sein Herz noch schlägt.

Freundlich besorgt fragt sie mich, den zuständigen Arzt der Rettungsstation: »Soll ich ihn gleich auf die Intensivstation bringen oder wollen Sie hier erst noch eine Blutgasanalyse abnehmen, den Thorax röntgen und ein EKG schreiben?«

Ich übergehe ihre Frage, bedanke mich für die Übergabe des Patienten und will sie gerade verabschieden, als der alte Mann aufhört zu atmen. Der Herzmonitor zeigt eine Nulllinie.

»Schnell, einen Tubus oder eine Maske mit Beutel, bitte, der schnauft nicht mehr«, sagt die Notärztin zu einer der anwesenden Schwestern.

»Sachte bitte, Frau Kollegin, sachte«, unterbreche ich sie. Langsam, aber bestimmt – sie will dem Patienten gerade die Beatmungsmaske aufs Gesicht drücken – schiebe ich ihre Hand beiseite. »Der alte Herr stirbt gerade, und das gestatten wir ihm jetzt, einverstanden?«

Verstört blickt sie mich an: »Aber deswegen hab ich ihn doch nicht hierhergebracht! Doch vielleicht... wenn ich ihn mir so anschaue... vielleicht haben Sie ja recht!«

»Nehmen wir an, er wäre Ihr Vater, würden Sie ihn jetzt beatmen und in die Intensivstation einweisen?«

Sie kommt nicht mehr dazu, mir zu antworten, denn über Funk erhält sie einen neuen Notfalleinsatz. Irritiert und überstürzt verlässt sie die Notaufnahme.

Wenige Wochen später besucht mein Kollege und Freund, der schon erwähnte amerikanische Medizinethiker Lawrence Schneiderman, Deutschland und Berlin. Er ist deutsch-jüdischer Herkunft und hat ein Forschungsfreisemester, das er hier verbringen will. Ich schlage ihm vor, vor Intensivmedizinern

einen Vortrag mit Diskussion über »Ethische Fragen der Beendigung lebenserhaltender Maßnahmen in der Intensivmedizin« zu halten. Begeistert stimmt er zu. Ich nehme Kontakt
zum Leitenden Arzt der Klinik für Innere Medizin auf, der
auch eine große Intensivstation führt, und trage ihm mein
Anliegen vor. Er schaut vor sich hin, wiegt seinen Kopf, dann
antwortet er mir:»Schön, dass Sie eine Idee für einen Vortrag
haben; aber ich halte ihn für entbehrlich. Ethik? Lieber Herr
Kollege! Da kennen wir uns schließlich aus, das machen wir
doch jeden Tag hier!«

Eine überforderte Notärztin und ein an der Erörterung ethischer Fragen desinteressierter Leitender Intensivmediziner.
Beide Episoden werfen ein charakteristisches, wenig schmei-
chelhaftes Schlaglicht auf ärztliches Handeln am Lebensende.
Es in der Anschauung von Fallgeschichten und sie begleitenden Reflexionen weiter auszuleuchten und dem Leser die
Möglichkeit zu eröffnen, sein eigenes unausweichliches Sterben zu ihm in Beziehung zu setzen, wollen die nun folgenden
Kapitel versuchen.

Zwischen Herztod und Hirntod –
Wann endet das menschliche Leben?

»Tot ist, wer nicht mehr atmet und kalt ist«

Meine Großmutter starb an einem heißen Tag im Spätsommer 1956. Nur wenige Schritte von der Wohnung unserer Familie entfernt hatte sie über viele Jahre in einer eigenen kleinen Wohnung selbstständig und bei guter Gesundheit verbracht, bis sie in eben jenem Jahr, ihrem 79., einen Schlaganfall erlitt. An ihrem Todestag stand ich im Kreise unserer Familie an der Hand meiner Mutter an ihrem Bett, in dem sie mit geöffnetem Haar, gekleidet in eins ihrer bestickten weißen Nachtkleider und von Kissen gestützt, halb aufrecht lag, um besser atmen zu können. Ein Flügel des Zimmerfensters war geöffnet, der schwere Samtvorhang wölbte sich sacht im hereinströmenden Wind und brachte meiner Großmutter ein wenig Kühlung. Mein Vater hatte ihr um die gefalteten Hände einen Rosenkranz gelegt, seitlich neben dem Kopfende des Bettes brannte eine Kerze. Meine Tante und mein Onkel, die Geschwister meiner Mutter, murmelten leise Gebete, die Cousins und Cousinen saßen auf dem Sofa, aßen Kuchen und flüsterten miteinander. Gerade hatte der mit unserer Familie befreundete Franziskanerpater K. die Wohnung verlassen. Er hatte meiner Großmutter die Sterbesakramente gespendet.

Pua – so nannten wir Enkelkinder sie – hatte schon seit 14 Tagen das Bett nach einem Sturz nicht mehr verlassen können. Zu einem Krankenhausaufenthalt war sie trotz guten Zuredens nicht zu bewegen. Der Hausarzt zuckte mit den Schultern und meinte, vielleicht würde sie auch ohne Behandlung wieder gesunden. Anfangs konnte sie sich trotz verwaschener Sprache noch verständlich machen und bewegen. Auch war es ihr mit Hilfe möglich, noch etwas zu sich nehmen. Mir war aufgefallen, dass sie das linke Auge nicht mehr schließen konnte, und aus ihrem hängenden linken Mundwinkel rann ständig Speichel über ihr Kinn, den ich meine Mutter, die sie im Wechsel mit ihren Geschwistern versorgte, regelmäßig wegtupfen sah. Dann jedoch schien sie nur noch schlafen zu wollen, und schließlich war es nicht mehr möglich gewesen, sie zu wecken. Seit gestern nun war sie offenbar tief bewusstlos, Schweißperlen standen auf der jetzt wächsern wirkenden Haut ihrer Stirn. Sie atmete schwer und ein leises Rasseln und Schnarchen mischte sich in ihre zusehends unregelmäßiger werdenden Atemzüge, die manchmal für mehrere Sekunden ganz aussetzten, was mich jedes Mal erschrecken ließ. Unruhe und Angst ergriffen mich. Irgendjemand musste jetzt etwas tun, dachte ich, sie durfte doch nicht ganz aufhören zu atmen. Sorgenvoll blickte ich zu meine Mutter auf, die ihre Augen von der Sterbenden jedoch nicht abwandte, mir vielmehr wie in einer Art ehrfürchtiger Trance mit dem Druck ihrer Hand und ihrem zum Mund geführten Zeigefinger bedeutete, jetzt ganz still zu sein. Dann strich sie ihr ein letztes Mal über das Haar.

»Jetzt stirbt sie«, flüsterte meine Mutter.

Dann war es still. Nach einem letzten tiefen Atemzug, wie nach langem Weinen, lag meine Großmutter reglos und friedlich da. Wir verharrten eine ganze Weile still an ihrem Bett, bis schließlich meine Mutter langsam meine Hand, die sie bis jetzt umschlossen gehalten hatte, aus der ihren löste.

»Jetzt ist sie eingeschlafen – für immer.«

Ich mochte es nicht glauben. Mein Herz pochte. Mit leichtem Schauder bewegte ich mich ganz nah an ihr Gesicht heran und hielt mein Ohr an ihren Mund: Nein, nicht das geringste Geräusch, nicht der leiseste Luftzug. Am liebsten hätte ich sie geschüttelt, um mich davon zu überzeugen, dass ich sie nicht mehr erwecken konnte, doch irgendetwas hielt mich zurück.

»Wird sie nie wieder aufwachen? Wird sie nie mehr Atem holen, so wie eben noch?«

»Nein, sie ist tot.« Und dabei legte meine Mutter ihren Arm um meine Schultern: »Wer nicht mehr atmet und nicht mehr aufwacht, ist tot, mein Kind. Das hast du jetzt zum ersten Mal erlebt.«

Später am Abend erschien unser Hausarzt. Ich stand neben ihm, als er mit den Fingerkuppen des Mittel- und Ringfingers seiner linken Hand die seitliche Halsgegend meiner toten Großmutter abtastete, währenddessen er konzentriert zur Zimmerdecke schaute. Dann beugte er sich zu mir: »Ihr Herz schlägt jetzt nicht mehr. Und wenn das Herz nicht mehr schlägt, ist der Mensch tot, mein Junge.«

»Aber das Herz ist in der Brust und nicht im Hals!«, protestierte ich kleinlaut.

»Da hast du recht, aber die Schlagadern zum Kopf, rechts und links im Hals, die leiten den Herzschlag weiter, verstehst du? Die kann man besser fühlen, als das Herz hören.« Ich nickte ungläubig.

Dann zog er einen kleinen Spiegel aus der Tasche, hielt ihn meiner Großmutter vor den Mund und wartete. »Siehst du, er beschlägt nicht, das ist ein Zeichen dafür, dass sie nicht mehr atmet, denn die Atemluft ist immer ein wenig feucht.«

Das verblüffte mich. Und dann tat er etwas, was mir schlagartig klarmachte, dass meine Großmutter tatsächlich und unwiderruflich tot war. Er schlug die Decke über ihren Füßen zurück. Zum Vorschein kam ein weißer Fuß, an dessen Oberfläche die Adern, wie die Flüsse in meinem Schulatlas, bläulich schimmerten. Er berührte den Fuß meiner Großmutter mit seinem Handrücken.

»Komm, fass ihn einmal an. Nur zu, fass ihn richtig an, mit der ganzen Hand.«

Ich folgte und erschrak: Ihr Fuß war trotz der Wärme im Raum eiskalt. Reflexhaft zog ich meine Hand zurück. Meine Großmutter war ganz kalt. Sie, die immer die Wärme schlechthin gewesen war, die uns, wenn meine Schwestern und ich sonntagmorgens in ihr großes Bett gekrabbelt waren, in die Arme geschlossen und uns mit ihrem fülligen Körper wohlige Geborgenheit gespendet hatte.

Ich war wie benommen. Sie war kalt. Sie war tot.

Dieter T.: Wiederbelebt und doch tot

Jahrzehnte später stehe ich, ein junger Arzt mit eineinhalbjähriger klinischer Erfahrung, in einer eiskalten und verschneiten Januarnacht mit der Besatzung des Notarztwagens unserer Klinik in einem Hinterhof. Zwischen Sträuchern und Mülltonnen liegt vor uns ein lebloses Bündel Mensch.»Fentersturz; Reanimation« war das Alarmierungsstichwort der Feuerwehrzentrale gewesen. Als Assistent der internistischen Intensivstation einer großen Klinik fühle ich mich meinem Beruf und meinen Aufgaben zwar durchaus schon gewachsen. Auch habe ich bereits einige Erfahrung in der Behandlung von Notfällen. Dennoch klopft mein Herz bis zum Hals und mir ist nicht wohl angesichts meiner ersten Wiederbelebung, die ich außerhalb der Klinik ohne Unterstützung eines erfahrenen Kollegen durchstehen muss.

Aus dem dritten Stock eines Wohnhauses war der 56-jährige allein lebende Dieter T., ein arbeitsloser und vorbestrafter Lastkraftwagenfahrer, in die Tiefe gestürzt. Die Kriminalpolizei ist bereits im Haus und ermittelt. Suizid? Unfall? Fremdeinwirkung? Die Szene ist durch mehrere Scheinwerfer eines zusammen mit dem Notarztwagen alarmierten technischen Hilfsfahrzeuges der Feuerwehr hell erleuchtet. Obwohl offensichtlich die Wucht des Sturzes durch das Geäst eines nahe dem Haus stehenden Baumes und auch durch die frische und dicke Schneedecke ein wenig gemildert wurde, hat Dieter T. sich einen Schädelbruch zugezogen: Blut sickert aus dem rechten Ohr und über dem rechten Schädelknochen zeigt sich zwischen den Haaren ein bis zum Nacken reichender Bruchspalt. Der Verletzte ist bewusstlos und atmet nicht. Unverzüglich ordne ich Maskenbeatmung an, lasse die Halswirbelsäule unter Zug stabilisieren, um zu verhindern, dass ein möglicher Wirbelbruch das Rückenmark verletzt und eine Querschnittslähmung nach sich zieht, und lege dann dicht unterhalb des linken Schlüsselbeins einen Katheter in eine herznahe große Vene, über die Medikamente und Infusionen zugeführt werden. An Brust und Bauch kann ich bis auf oberflächliche Hautschürfungen und einige Prellungen keine weiteren Verletzungen ausmachen, jedoch stehen rechter Oberschenkel und Hüfte in Fehlstellung und sind somit sicher gebrochen. Ebenso das rechte Handgelenk, das abnorm überstreckt ist.

Eilig bereiten die Rettungssanitäter den Herzmonitor vor und richten das Beatmungsgerät her. Gleichzeitig versuche ich mit allen Mitteln, neben Dieter T. kniend, ihn zu einer Reaktion zu bewegen, um Klarheit darüber zu gewinnen, ob er noch lebt: Lautes Ansprechen, Kneifen oder Reflexprüfungen bleiben ohne Reaktion. Auch als ich seinen Leistenpuls zu tasten versuche, bin ich keineswegs sicher, ob der vorhanden ist oder nicht, zumal der Mann beleibt ist und sich Kälte und Gummihandschuhe auf die Sensibilität meiner Finger nicht eben günstig auswirken. Seine Pupillen sind mittelweit und ohne Lichtreaktion; ich bin nicht sicher, ob er atmet. Wenn ja, dann auf keinen Fall ausreichend.

Der Herzmonitor soll mehr Klarheit bringen: Angespannt starre ich nach Anlage der Elektroden über seiner Brust auf den sich von links nach rechts über den Schirm bewegenden grünen Elektronenstrahl: 32 Ausschläge pro Minute. Ich drücke meine vor Kälte klamme Hand nochmals in seine Leiste: Kann ich wirklich keinen Puls tasten? Zeigen die Ausschläge auf dem Monitor allein elektrische Herzaktivität und sind schon nicht mehr Ausdruck blutdruckwirksamer Kontraktionen?

Nein, kein tastbarer Puls. Zudem lichtstarre Pupillen, Atemstillstand und elektrische Herzaktionen, die ich nicht sicher deuten kann. Trotz der Kälte spüre ich Schweiß auf meiner Stirn: Ist Dieter T. schon unwiderruflich tot oder noch wiederbelebungsfähig? Leichenschauschein oder Herzmassage?

Ich beschließe, ihn zu reanimieren, und gebe die nötigen Anweisungen. Mittels einer sogenannten Schaufeltrage wird der Verletzte unter Schonung seiner fraglich gebrochenen Wirbelsäule vorsichtig in den Notarztwagen gehoben. Während ich ihm einen Schlauch in die Luftröhre lege und ihn an die Beatmungsmaschine anschließe, beginnt einer der Rettungssanitäter mit der Verabreichung Kreislauf stützender Medikamente, ein anderer mit Herzmassage.

Die Herzmassage, das schnelle und rhythmische Niederdrücken des unteren Brustbeins über dem Herzen mit dem Handballen bei gekreuzten Händen und gestreckten Armen, ist die zentrale Maßnahme jeder Wiederbelebung. Häufig wird sie, im wahrsten Wortsinn, zu »halbherzig« durchgeführt, was mit dazu beiträgt, dass die Anzahl erfolgreicher Wiederbelebungen so gering ist. Wirksam kann sie nur sein, wenn durch hohen mechanischen Druck das Brustbein der Wirbelsäule so weit angenähert wird, dass das zwischen ihnen liegende stillstehende Herz eine ausreichende Blutmenge in den Körper, insbesondere zum Gehirn hin, befördert. Das ist ein brutaler Akt: Seitlich neben dem Leblosen kniend oder rittlings auf ihm sitzend, bewirkt jeder Stoß auf den Brustkorb ein passives Aufbäumen des Kopfes, so als würde man erbarmungslos auf ein wehrloses Opfer einschlagen. Lungenverletzungen und Rippenbrüche, zumal bei älteren Patienten mit porösen Knochen, sind daher bei einer wirksamen Reanimation kaum zu vermeiden. Nicht wenige erfahrene Notärzte gehen sogar so weit zu behaupten, ein Wiederbelebungsversuch, der nicht zu inneren Verletzungen führe, könne gar nicht erfolgreich verlaufen. Tatsächlich haftet kaum einer Heilbehandlung so viel Gewalttätiges an, keine Therapie vermittelt den Eindruck, das Leben so sehr erzwingen zu wollen wie eine Wiederbelebung. Sie erinnert mich an die sogenannten heroischen Therapien des Mittelalters, an Aderlass und Brechmittel, an das Setzen von Brandblasen und Einflößen von Quecksilber: Das Unheil dieser Behandlungen erwies sich als größeres Übel als die mit ihrer Hilfe zu heilenden Krankheiten. Und auch heute verläuft allenfalls jede 20. Wiederbelebung erfolgreich, selbst unter den Bedingungen des Einsatzes modernster medizinischer Techniken, jedenfalls in dem Sinne, dass der Wiederbelebte zu einer wenigstens erträglichen Lebensqualität zurückfindet. Die weitaus meisten Reanimierten überleben, wenn sie überhaupt die ersten Wochen nach der Reanimation überstehen, mit mehr oder weniger schweren geistigen Behinderungen und Lähmungen sowie lebenslanger Pflegebedürftigkeit. Viele unter ihnen enden im vegetativen Status (»Wachkoma«).

Je umfangreicher meine Erfahrungen als Intensivmediziner und Notarzt mit den Jahren wurden und je häufiger ich erleben musste, wie viel Unglück wir manchen Menschen und ihren Angehörigen zufügten, weil wir einem missverstandenen, der Unbedingtheit des Lebensschutzes verpflichteten ärztlichen Auftrag folgten, und ich zudem immer wieder erlebte, dass auch solche Wiederbelebungen misslangen, die junge Menschen betrafen und bei besten Bedingungen stattfanden, desto zurückhaltender fiel mein Entschluss aus, eine Wiederbelebung zu beginnen.

Nach 15 Minuten zeigt der konzertierte Einsatz von Herz-massage, maschineller Beatmung mit konzentriertem Sauer-stoff und der Zufuhr von Adrenalin und anderen Kreislauf-medikamenten bei Dieter T. eine erste entscheidende Wirkung: Die Leistenpulsationen der Oberschenkelarterie sind jetzt gut zu tasten, das heißt, sein Herz zeigt nicht nur elektrische Aktio-nen auf dem Monitor, sondern schlägt wieder spontan und versorgt die Organe mit Blut und Sauerstoff. Doch bleibt er tief bewusstlos und atmet nicht selbstständig. Seine Pupillen zeigen jetzt einen Weitenunterschied, ein ungünstiges Zei-chen, das eine Hirnblutung so gut wie sicher macht. Eine schnellstmögliche Öffnung des Schädels zur Druckentlastung des Gehirns durch die Blutung ist geboten. Unverzüglich gebe ich das Signal zur Abfahrt in das nächstgelegene Krankenhaus mit einer neurochirurgischen Abteilung, nicht ohne dessen Intensivstation vorher zu informieren.

Meine Verdachtsdiagnose bestätigt sich. Die Computer-tomografie des Kopfes, des Brust- und Bauchraumes offenbart rasch das Ausmaß der Sturzfolgen: Rechtsseitig besteht eine ausgedehnte Hirnblutung mit Einbruch in die Hirnkammern sowie eine Quetschung des oberen Rückenmarks, bedingt durch Brüche zweier Halswirbel. Angesichts der Schwere der Kopfverletzungen fallen der Oberschenkel- und Handge-lenksbruch sowie die drei bei der Herzmassage gebrochenen Rippen vorläufig nicht ins Gewicht. Noch in der Nacht wird Dieter T. operiert: Die Hirnblutung wird ausgeräumt und die Halswirbelsäule stabilisiert.

Die weitere intensivmedizinische Behandlung besteht nun vorwiegend darin, den Hirndruck zu kontrollieren, die wieder gewonnene Herz- und Kreislauftätigkeit stabil zu halten, den Patienten künstlich zu ernähren und ihn vor Komplikationen, wie Entzündungen der Lunge oder der Harnwege, Throm-bosen oder Entgleisungen des Stoffwechsels, zu bewahren. Im Übrigen ist der Patient ebenso wie das Team der Intensivstation von nun an dazu verurteilt, zu warten und darauf zu hoffen, dass ein neurologischer Erholungsprozess einsetzt, der in diesem Stadium weder beschleunigt noch auf andere Weise beeinflusst werden kann, und das Bewusstsein wiederkehrt. Dieter T. schwebt jetzt zwischen Leben und Tod.

Nach 14 Tagen im beatmeten Koma werden alle Medikamente, die Bewusstsein und Atmung beeinträchtigen, abgesetzt, um zu klären, welche Funktionen des Gehirns sich wie weit regeneriert haben. Erst jetzt lässt sich der eigentliche Erfolg der Wiederbelebung und der Operation annähernd beurteilen: Schlägt der Patient die Augen auf? Atmet er spontan? Kann man mit ihm Kontakt aufnehmen, reagiert er zumindest? Bringt er also die Voraussetzungen dafür mit, ins bewusste Leben zurückzukehren? Oder verharrt er mit offenen Augen und selbstständig atmend im Koma und wird letztlich zu einem »Wachkomapatienten« oder Schwerstbehinderten? Wird er gar bei künstlich aufrechterhaltener Atmungs- und Kreislauffunktion, jedoch nachweislich vollkommen erloschener Hirntätigkeit zu einem Hirntoten? Besteht das Resultat meines Wiederbelebungsversuchs letztlich vielleicht darin, dass ich Dieter T. zum Organspender gemacht habe?

Der Eintritt des Todes ist kein Moment, sondern ein Prozess

Es war die um die Mitte des 20. Jahrhunderts einsetzende, im ersten Kapitel dargestellte stürmische Entwicklung der Medizin und der von ihr bereitgestellten Techniken des Organersatzes und der Lebensverlängerung, die auch den bis dahin allseits akzeptierten, heute »klassisch« genannten Todesbegriff, der auf dem Stillstand des Herzens und der Atmung beruhte, erheblich ins Wanken brachte.

Entscheidend hierfür war, dass um diese Zeit im Gefolge der sich aus der Anästhesiologie herauslösenden Intensivmedizin geradezu revolutionäre Techniken der Aufrechterhaltung lebenswichtiger Körperfunktionen in die Medizin Eingang fanden, unter anderem auch die Behandlung des flimmernden Herzens mit einem elektrischen Schock und die Einführung des Überdruckbeatmungsgeräts im Jahr 1952 durch den dänischen Anästhesisten Björn Ibsen. Schwerst hirngeschädigte Patienten in tiefster Bewusstlosigkeit starben bis zu dieser Zeit ausnahmslos und in kürzester Zeit an versagender Atmung, Patienten mit Herzinfarkt nicht selten an einer tödlichen Herzrhythmusstörung. Nun aber konnte man die Herz-Kreislauftätigkeit dank der neuen Verfahren der Defibrillation und der maschinellen Beatmung zumindest über einen gewissen Zeitraum aufrechterhalten und es war durch diese Techniken möglich geworden, die Atem- und Herzfunktion von der Hirnfunktion vollkommen zu trennen. Offensichtlich war, dass der klassische Herztod (»kardiozentrische Todesdefinition«) als Abgrenzungskriterium des Lebens vom Tode untauglich geworden war, weil er sich als manipulierbar erwiesen hatte.

An seine Stelle rückte im Jahr 1968 ein neues, den veränderten Möglichkeiten der Intensivmedizin Rechnung tragendes Todeskonzept, das von einer Kommission der Harvard University erarbeitet worden war. Es identifizierte den Tod des Menschen mit seinem *Hirntod,* der im Wesentlichen auf vier Befunden basierte: unumkehrbares Koma, Ausfall aller Hirnstammreflexe, fehlende Eigenatmung und Stillstand der Blutzirkulation im Gehirn (»neurozentrische Todesdefinition«). Dabei handelt es sich nicht um eine Vorverlegung des Todeszeitpunktes zum Zweck der Organentnahme, wie Kritiker des Hirntodkonzepts immer wieder glauben machen wollen, sondern um die zweifelsfreie wissenschaftlich gesicherte Feststellung eines bereits eingetretenen Zustands, die durch das Kriterium des Hirntodes allerdings zu einem früheren Zeitpunkt erfolgen kann.

Dem liegt die Beobachtung zugrunde, dass der Todeszeitpunkt nicht exakt bestimmbar ist. Einem unbefangenen Betrachter erscheint immer noch der Stillstand von Herz und Kreislauf als *der* Todeszeitpunkt, wohingegen ein Hirntoter, dessen Herz noch schlägt, der noch durchblutet ist und »lebendig« aussieht, nur schwerlich als tot zu begreifen ist. Hier gilt der Spruch vom Schein, der trügt, in besonderer Weise, wie ja auch andererseits niemand einen reglos, bleich und »wie tot« daliegenden bewusstlosen Menschen, beispielsweise im Zustand der Unterzuckerung, tatsächlich für tot erklären kann und darf.

Zweierlei wird hier deutlich: Der Tod ist, zum einen, wie auch das Sterben, kein Moment, sondern ein Prozess, der Stunden und Tage andauern kann. Wo man auf dieser Zeitskala die Zäsur »Tod« festlegt, hat der Gesetzgeber zu entscheiden, der dabei den jeweils besten und sichersten medizinisch-wissenschaftlichen Erkenntnissen und Kriterien zu folgen hat, die zur Verfügung stehen. Lange Zeit war dieses Kriterium der Stillstand von Herz und Kreislauf. Denkbar ist auch, das Auftreten von Leichenstarre oder von Totenflecken oder das Absterben aller Organe an seine Stelle zu setzen oder eben den klar und eindeutig zu bestimmenden Tod des gesamten Gehirns.

Diese Kriterien sind, zum anderen, im Interesse dessen, was als Leben zu verstehen ist, so zu wählen, dass dem Lebensschutz maximal Rechnung getragen wird, das heißt, der Tod kann gar nicht anders als vom Leben(den) her bestimmt werden. Gleichzeitig sollen diese Kriterien aber auch zum frühest möglichen Zeitpunkt Auskunft darüber geben können, wann ein Mensch definitiv für tot erklärt werden kann.

Geschichtlich betrachtet, gab es per se nie *das eine* Konzept des Todes, vielmehr war es immer zeitgebunden und eine Frage der Perspektive: Dies nimmt schon da seinen Anfang, wo oftmals das *Ereignis* des Todes mit dem *Prozess* des Sterbens gleichgesetzt wurde und wird, wenn man zum Beispiel davon spricht, jemand sei einen qualvollen Tod gestorben oder der Tod im Kreise der Familie sei würdevoller als der in einem Krankenhaus. Schon der altgriechische Philosoph Epikur war der Ansicht, der Tod sei ein »Nichts« und deshalb belanglos. Er meinte damit aber nicht das Ereignis des Todes und auch nicht das Sterben, sondern das *Totsein,* einen Zustand, in dem sich jemand befindet, *der nicht mehr am Leben ist.*

Dass *nicht mehr am Leben sein* gleichbedeutend damit ist, dass die Hirnfunktionen unumkehrbar erloschen sind, vermutete als Erster wahrscheinlich der jüdische Arzt und Philosoph Moses Maimonides im 12. Jahrhundert bei der Beobachtung von Enthaupteten. Deren krampfhafte Zuckungen seien nicht als Lebenszeichen zu werten, da nichts daran auf das Vorliegen einer zentralen Kontrolle hinweise.

Der Hirntod ist der Tod des Menschen

Warum nun ist das Hirntodkriterium für den »Gesamttod« des Menschen ein besonders geeignetes Kriterium? Um dies zu untermauern, muss man den Begriff des Todes genauer ausleuchten und fragen, worin der Tod des Menschen eigentlich besteht. Die hierzu folgenden Ausführungen lehnen sich an ein Positionspapier an, das 1993 im Deutschen Ärzteblatt erschien.[1]

1. Der Mensch, dessen Tod festzustellen ist, ist das menschliche Subjekt als Einheit von Leib und Seele und als Wesen, dem (in der Regel) Bewusstsein und Selbstbewusstsein zukommen. Diese eigentlich nicht weiter bemerkenswerte, weil allgemein akzeptierte Zuschreibung, offenbart ihre ganze Bedeutung jedoch dann, wenn sie mit zwei anderen Zuschreibungen

konfrontiert wird, nämlich der, das Subjekt des Todes sei der *Körper*, und derjenigen, die die *Person* zum Subjekt des Todes erklärt.

Beide Antworten erklären allerdings nur Teilaspekte des menschlichen Subjekts zum Gegenstand des Todes. Denn tot oder lebendig zu sein ist immer eine Eigenschaft des *ganzen* Menschen. Und der ganze Mensch ist niemals nur Körper, sondern eine körperlich-seelisch-geistige Einheit. Als solche lebt er, empfindet und arbeitet er, pflanzt er sich fort, altert und stirbt er schließlich.

Der Begriff der Person ist – soweit er über seine Bedeutung der Individualität hinausgeht – mehrdeutig, je nachdem, ob er in philosophischen, juristischen oder theologischen Zusammenhängen gebraucht wird. Im platonischen Denken beispielsweise überlebt die Person, ähnlich wie die Seele in der christlichen Theologie, den materiellen Körper. Für bestimmte heutige Philosophen ist das Personsein gebunden an das Vorhandensein von Selbstbewusstsein und die Formulierung von Interessen. Das heißt, dass eine so verstandene Person lange vor ihrem physischen Tod aufhören kann zu existieren, etwa im Zustand permanenter Bewusstlosigkeit oder schwerster Demenz. Doch keiner dieser zweckgerichteten Begriffe der Person kann hinsichtlich der Frage, wer da »Gegenstand« des Todes ist, den Begriff des menschlichen Subjekts ersetzen, das ein einheitlich in der Zeit existierendes leiblich-seelisches Wesen darstellt und kein immaterielles oder zeitgebundenes Etwas.

2. Für den Menschen als leiblich-geistig-seelische Einheit gibt es nur *einen* Tod. Der Begriff Hirntod scheint jedoch den *einen* Tod infrage zu stellen, legt er doch nahe, dass es andere Tode, etwa den »Herz-Kreislauf-Tod«, den »klinischen Tod« usw., gibt. Dem aber liegt ein Missverständnis zugrunde. *Der vollständige und unumkehrbare Ausfall des Gehirns ist allein ein weiteres Kri-*

terium für denselben Sachverhalt Tod. Da, wo die Möglichkeiten der Hirntodfeststellung nicht gegeben sind, wie zum Beispiel in Notfallsituationen außerhalb des Krankenhauses, wird er wie bisher durch den unumkehrbaren Stillstand des Herzens, des Kreislaufs und der Atmung festgestellt.

3. Der Tod eines Menschen muss zwei Bedingungen erfüllen: den unumkehrbaren Ausfall seiner Bewusst- und Selbstbewusstseinsfähigkeit *und* den Verlust seiner zentral gesteuerten Körperfunktionen. Der Verlust eines dieser beiden Systeme kann nicht ausreichen, einen Menschen für tot zu erklären. Ein Mensch im permanenten vegetativen Status (»Wachkoma«) ist nicht tot, weil bei ihm bestimmte *zentral gesteuerte* Körperfunktionen erhalten sind. Auch der Verlust des Zusammenwirkens der Körperfunktionen zur Einheit des Organismus (Integration) reichte nicht aus, um einen Menschen für tot zu erklären, wäre da noch bewusstes Erleben vorhanden, das, entgegen den Realitäten, beispielsweise von der Funktion des Herzens oder der Lungen abhinge. Auch unter diesen spekulativen Bedingungen wäre jeweils nur *eine* Bedingung des Todes erfüllt.

4. Nach naturwissenschaftlich gesicherter Erkenntnis ist ein Mensch nicht erst dann tot, wenn sein Gewebe und seine Organe nicht mehr funktionieren oder bereits zu zerfallen beginnen. *Die Grenze zwischen Leben und Tod liegt dort, wo die Fähigkeit zur Steuerung des Gesamtorganismus und die des einheitlichen Zusammenwirkens aller Funktionen zum Ganzen des menschlichen Subjekts unwiderruflich verloren gegangen sind.* Hier nun liegt der Unterschied zwischen Herztod und Hirntod: Mit dem Funktionsausfall des gesamten Gehirns (Großhirn, Stammhirn, Kleinhirn) fällt nicht nur ein spezielles Organ für den Menschen aus, sondern darüber hinaus zerfällt *das* kritische System, nämlich die vom Gehirn sichergestellte

Einheit aller Körper- und Gehirnfunktionen zum Ganzen des menschlichen Subjekts, ohne die der Organismus nicht überleben kann. Hierzu gehören zum Beispiel die Regulation von Atmung, Herztätigkeit, Blutdruck, Salz- und Wasserhaushalt des Körpers sowie die Steuerung des Hormonhaushalts. Fallen alle diese Systeme aus, ist die Grundlage für die Existenz eines menschlichen Individuums endgültig nicht mehr vorhanden. Der Hirntod ist somit weit definitiver als der Herztod. Zeitlich kann er vor oder nach dem Herztod liegen. Bei fehlender Sauerstoffversorgung des Gehirns wegen Herz-Kreislaufstillstands überlebt das Gehirn maximal acht Minuten, wenn nicht durch künstliche Beatmung eingegriffen wird. Umgekehrt folgt bei fehlender Beatmung der Herztod in Kürze dem Hirntod.

Tod bedeutet also Zerfall des *Ganzen* zu Teilen oder Bruchstücken, was allerdings nicht ausschließt, dass diesen Teilen auch nach ihrer Herauslösung aus dem Ganzen eine gewisse Autonomie zufallen kann: Das zeitliche Intervall zwischen Hirntoddiagnose und Herztoddiagnose entkräftet also das Hirntodkonzept in keiner Weise. Die Herzfunktion kann als isolierte Teilfunktion eines Hirntoten mittels Beatmung erhalten werden, unter Umständen sogar über Monate, wie die Aufrechterhaltung des Kreislaufs einer hirntoten Schwangeren durch Beatmung und andere Intensivmaßnahmen über 15 Wochen deutlich macht.[2]

Zusammenfassend lässt sich sagen, dass der Todesbegriff durch das Hirntodkonzept nicht verändert worden oder gar neu definiert worden ist. Weder Herztod noch Hirntod geben Auskunft darüber, *was* der Tod ist. Vielmehr sind Herztod und Hirntod zwei unterschiedliche, doch gleichrangige *Kriterien desselben Todes.* Der Hirntod bestimmt ihn allein nach neurologischen Kriterien, der Herz-Kreislauftod allein nach den Kriterien des Herzstillstands und denen eines nicht mehr vorhandenen Blutdrucks.

Das Konzept des Hirntodes konnte sich zwar in der Medizin durchsetzen und ist heute weltweit anerkannt. Transplantationen von Organen sind ausnahmslos nur dann ethisch zu rechtfertigen, wenn zuvor nach einem einheitlichen und bestimmten Verfahren der Hirntod festgestellt worden ist. Doch so wissenschaftlich fundiert und einleuchtend das Hirntodkonzept auch sein mag, eine Minderheit von Philosophen, Ärzten und anderen Fachleuten zieht es dennoch in Zweifel oder diskreditiert es mit dem Argument, es sei allein aus Gründen der Beschaffung von Organen zu Transplantationszwecken eingeführt worden.

Es kann sicher nicht bezweifelt werden, dass die ersten spektakulären Erfolge der Organverpflanzung, die erste Nierentransplantation gelang 1954, an der Popularisierung und schließlichen Legalisierung des Hirntodkonzepts einen gewissen Anteil hatten. Nicht den Tatsachen aber entspricht die Behauptung mancher Kritiker des Hirntodkonzepts, dass allein die Bedürfnisse der Transplantationsmedizin dem Hirntodkonzept den Weg bereitet hätten, zumal in Deutschland ihre Anfänge erst in den 70er Jahren, also geraume Zeit nach der Einführung des Hirntodkonzepts lagen. Maßgeblich für seine Einführung war vielmehr, dass aufgrund des Fortschritts der Medizin die Ärzteschaft in Fragen der Therapiebegrenzung, durchaus auch auf dem Hintergrund ökonomischer Aspekte, eine rechtlich abgesicherte Basis ihres Entscheidens und Handelns benötigte.

Manche Kritiker bezweifeln die Sonderstellung des Gehirns bei der Todesfeststellung. Das Hirntodkonzept *greife zu kurz*. Das Gehirn sei nur eines unter mehreren gleich wichtigen Organen, da sich seine integrativen Leistungen nicht von denen des Rückenmarks unterschieden (was objektiv falsch ist, da ein Mensch zwar ohne funktionsfähiges Rückenmark, nicht aber ohne funktionsfähiges Gehirn lebensfähig ist). Im Übrigen laufe das neurozentrische Todeskonzept der Intuition

zuwider, denn wie sollte ein toter Körper Funktionen innerer Organe über längere Zeit unterhalten können oder gar in
seinem Innern ein Kind heranreifen lassen? Hier lautet die
Antwort: Intuition steht an der Seite des Scheins und eben
nicht an der Seite der Wissenschaft. Partielle, vom lebendigen
Subjekt Mensch abgekoppelte Lebensprozesse sind eben kein
Indiz für das Weiterleben des Gesamtorganismus Mensch.

Das Konzept des Ganzhirntodes *sei zu weitreichend*, behaupten wiederum andere mit dem Argument, die moderne Hirn-
forschung habe gezeigt, dass für unser Mensch- und Personsein
(insbesondere für Bewusstsein und Kommunikationsfähigkeit)
allein die Aktivität der Großhirnrinde ausschlaggebend sei,
und der unumkehrbare Ausfall dieses Hirnteils, etwa im permanenten vegetativen Status (»Wachkoma«) reiche aus, um
jemanden für tot zu erklären. Dem Konzept des »Teilhirn-
todes« ist entgegenzuhalten, dass im Gegensatz zum Ganz-
hirntod mit seinen gut etablierten anatomischen und physiologischen Grundlagen sich menschliches Bewusstsein bisher
nur an Reaktionen auf die Umgebung erschließen, nicht aber
mit wissenschaftlich klarer und aussagekräftiger Methodik
feststellen lässt.

Wenige Jahre nach der Einführung des Konzepts des Ganzhirntodes konnte nachgewiesen werden, dass für ihn ein Ausfall der Funktion des Stammhirns entscheidend ist. Es handelt
sich um den Hirnanteil, der den Übergang vom Großhirn zum
Rückenmark bildet, in dem das Atemzentrum und die Steuerung der Herz-Kreislauftätigkeit lokalisiert ist und durch den
alle Nervenbahnen des Körpers zum Großhirn verlaufen. Dies
hatte zur Folge, dass das Kriterium des »Stammhirntodes« in
Großbritannien als alleiniges Todeskriterium gültig ist.

Nicht oder nur unter bestimmten Bedingungen anerkannt
wird das Hirntodkonzept von manchen Religionsgemein-
schaften. In Deutschland erkennen die katholische und evan-
gelische Kirche den Hirntod als Tod des Menschen zwar an,

betonen aber, dass das Hirntodkonzept keine umfassende Todesdefinition liefert. Innerhalb der jüdischen Glaubenslehre gibt es keine einheitliche Auffassung. Die Halacha, das überlieferte jüdische Recht, erfährt durch verschiedene religiöse Autoritäten eine unterschiedliche Auslegung. Nach streng orthodoxer Sicht ist der Hirntod als Todeskriterium nicht akzeptiert. Auch im Islam und Buddhismus sind die Auffassungen über die Gültigkeit des Hirntodkonzepts uneinheitlich. Gänzlich ablehnend steht die japanische Gesellschaft dem Hirntodkonzept (und der Transplantationsmedizin) gegenüber, obwohl es offiziell anerkannt ist: 1968 waren im Rahmen der ersten japanischen Herztransplantation erhebliche Zweifel daran aufgekommen, dass der Spender tatsächlich hirntod war und der kurz nach der Transplantation verstorbene Empfänger ein neues Herz wirklich benötigt hatte.

Dieter T. – (k)ein Leben nach dem Tod

Dieter T. erwacht nicht mehr aus dem Koma. Auch von der Beatmungsmaschine bleibt er abhängig. 16 Tage nach seinem Sturz aus dem Fenster erweist sich mein Versuch, ihn wiederzubeleben, als endgültig gescheitert: Unabhängig voneinander bestätigen zwei Neurologen, dass Dieter T. hirntot ist.

Ein nachträglich in seiner Wohnung gefundenes, von ihm verfasstes Schreiben, mehr ohnmächtiges Stammeln als Abschiedsbrief, mutet nicht weniger grausam an als sein verhängnisvolles physisches Ende. Es gibt eine Ahnung seiner zerrütteten Existenz und eröffnet die Ursache seines Todes:

»An alle. Vor allem an Uschi, die jetzt auch noch weg ist. Entschuldige, Uschi. Entschuldige, Elke. Nichts geht mehr, nicht mal mehr trinken. Erzählt nichts der Mama, bitte. Ich hab's satt. Es tut mir leid. Ein Ende muss her. Versteht ihr das? Dieter. T.«

Uschi, offenbar seine letzte Lebensgefährtin, verlässt ihn wenige Wochen vor seinem Suizid, weil er sie, nach Aussagen der Nachbarn, ständig schlug. Über ihren vollen Namen und ihren Aufenthaltsort kann niemand Auskunft geben. Seine hoch betagte Mutter leidet unter schwerer Demenz und lebt in einem Pflegeheim in Westfalen. Die Schwester, Elke T., wird von der Polizei in Süddeutschland ausfindig gemacht. Die Ärzte der Intensivstation hatten sie, die einzige Angehörige außer der Mutter, unmittelbar nach der Operation ihres Bruders über seinen Zustand telefonisch informiert. Sie lehnt strikt ab, zu ihrem Bruder ins Krankenhaus zu kommen. Elke T. zeigt sich nicht nur wenig berührt vom Schicksal ihres Bruders, sie scheint ihn zu hassen: »Auch wenn er mein Bruder ist – der hat's nicht anders verdient.« So ihre letzten Worte im Gespräch mit Dr. R., dem Oberarzt der Intensivstation.

Ein Gespräch mit Angehörigen eines Hirntoten zu führen mit dem Ziel, die Zustimmung zur Organentnahme zu erhalten, ist für einen Arzt immer ein heikles Unterfangen. Dr. R. weiß, dass das nun vor ihm liegende Gespräch mit Elke T. von ihm ganz besonderes Einfühlungsvermögen verlangt, zumal es nicht als persönliche Begegnung stattfinden kann.

»Frau T., wir haben alles getan, doch wir konnten ihren Bruder nicht retten; er hat von all dem nichts mitbekommen. Nun ist er tot, verstorben vor wenigen Stunden, das heißt, wir haben seinen Hirntod festgestellt.«

»Ja, was denn? Ist er nun tot, oder was?«

Dr. R. zögert einen Moment, dann entschließt er sich, sie ohne Umwege um ihre Einwilligung zu bitten: »Er ist ganz sicher tot, sein Gehirn ist vollständig abgestorben, aber er wird noch beatmet und sein Herz schlägt auch noch. Wir hätten deswegen gern Ihre Einwilligung zur Organentnahme bei ihrem Bruder für eine Transplantation.«

»Nichts da! Lassen Sie mich zufrieden! Der hat nie was für mich getan, außer mich auszunehmen und niederzumachen, und jetzt tu ich auch nichts für ihn. Ich will den vergessen, verstehen Sie das?«

»Das versteh ich. Aber Sie tun mit ihrer Zustimmung weniger etwas für Ihren Bruder als für einen oder gar mehrere zu Tode erkrankte Patienten. Die können nämlich ohne ein Organ Ihres Bruders nicht überleben.«

»Aber der Dieter hatte doch einen Spenderausweis; hat er mir vor Jahren wenigstens erzählt. Reicht das nicht?«

»Leider liegt uns ein Organspendeausweis Ihres Bruders nicht vor. Die Polizei hat nichts in seiner Wohnung gefunden. Könnten Sie uns nicht ein Fax mit Ihrem Einverständnis schicken?«

Eine Weile schweigt sie. »Sie haben mich überzeugt. Ich schicke Ihnen ein Fax – dann war sein verpfuschtes Leben wenigstens zu etwas nütze und ich kann ihn endgültig aus meinem Gedächtnis streichen!«

Wann ein Mensch tot ist? Wirklich tot ist, wer jenseits des physischen Todes ein zweites Verschwinden erleidet: dem Vergessen anheimfällt oder, beklemmender noch, aus dem Gedächtnis seiner Nächsten gelöscht wird, weil ihnen die Erinnerung an den Toten aus welchen Gründen auch immer unerträglich ist.

Noch am Abend desselben Tages werden in einer mehrstündigen Operation Herz, Lungen, Gehörknöchelchen, die Hornhaut des Auges und Knochengewebe aus dem Leichnam Dieter T.s explantiert. Leber und Bauchspeicheldrüse sind wegen seines langjährigen Alkoholproblems für eine Transplantation ungeeignet. Zwei Menschen überleben mithilfe seines Herzens und seiner Lunge, einem wird die Sehkraft wiedergegeben, das übrige Gewebe geht in der Anonymität einer Organbank auf.

Künstliche Ernährung am Lebensende –
Die Legende vom Verhungern und Verdursten

»Wollen Sie, dass Ihr Vater verhungert?«

Seit einem ausgedehnten, 14 Monate zurückliegenden Schlaganfall lebt der 84-jährige Franz K. in einem Pflegeheim im Südwesten Berlins. Nach einem langen Klinikaufenthalt waren alle Versuche, durch Rehabilitationsmaßnahmen Mobilität, Sprachvermögen und ein wenig Lebensfreude zurückzugewinnen, gescheitert: Schwerstpflegebedürftigkeit stand am Ende aller ärztlichen und pflegerischen Bemühungen. Vor drei Monaten hatte Herr K. erneut aufgrund einer Lungenentzündung 16 Tage im Krankenhaus verbracht. »Seitdem hat er rapide abgebaut, sein Lebensmut ist hin, er will nicht mehr«, sagt, tief deprimiert, seine Tochter. Mehrere Male in der Woche besucht sie ihn, oftmals verbringt sie ganze Nachmittage an seinem Bett. Sie hält seine Hand, versucht ihn aufzumuntern oder liest ihm vor. »Immer häufiger ist er wie abwesend, er spricht kaum noch und isst zusehends weniger. 56 Kilo wiegt er noch.«

Schon Monate zuvor hatte die Heimleitung von der Notwendigkeit der Anlage einer Ernährungssonde (PEG-Sonde) bei Herrn K. gesprochen, weil seine Kalorienaufnahme nicht zufriedenstellend sei: »Der Medizinische Dienst der Krankenkassen schreibt vor, dass der Body-Mass-Index nicht unter einen bestimmten Wert absinken darf, das ist für uns verbindlich. Wir müssen dieser Vorgabe folgen, und dies zu erreichen ist im Falle ihres Vaters nur über die Anlage einer PEG-Sonde möglich.«

Doch Frau K. sprach sich gegen ein solches Vorgehen aus, da es nicht dem Willen ihres Vaters entspreche. Geduldig und liebevoll fütterte sie ihn während ihrer Besuche mit selbst zubereiteten Speisen, die er zunächst auch bereitwillig annahm. Aber immer häufiger lehnte er ab. Auch der Pepsinwein, von dessen appetitanregender Wirkung Frau K. gelesen hatte, blieb ohne Wirkung. Schließlich gelang es ihr kaum mehr, ihn zum Öffnen des Mundes zu bewegen. Wie ein trotziges Kind kniff er die Lippen zusammen, schaute sie nicht einmal mehr an. Verzweifelt und ratlos zwang sie schließlich während eines halbstündigen Fütterversuchs wenige Löffel Haferschleim und eine halbe Schnabeltasse Tee geradezu in ihn hinein. Nun insistierte die Pflegedienstleitung: »Ich bitte Sie, Frau K., wir müssen dringend mit dem Hausarzt über die Anlage einer PEG-Sonde bei Ihrem Vater sprechen, Sie sehen ja selbst, dass er freiwillig nichts mehr zu sich nimmt. Und außerdem, bei unserem Personalschlüssel, Sie wissen, was ich meine – oder wollen Sie, dass Ihr Vater verhungert?«

Die künstliche Ernährung über eine Sonde ist ursprünglich eine intensivmedizinische Maßnahme, die die Versorgung des Körpers mit notwendigen Nährstoffen und Flüssigkeit aufrechterhält, wenn infolge einer schweren Erkrankung oder einer Operation die natürliche Nahrungsaufnahme nicht möglich oder nicht ausreichend ist. Grundsätzlich kann eine Ernährungssonde als dünner Silikonschlauch durch den Mund, die Nase oder direkt durch die Bauchdecke in den Magen gelegt werden. Im letzteren Falle spricht man von einer PEG-Sonde, weil sie perkutan (durch die Haut), endoskopisch (über eine Magenspiegelung) und über eine Gastrostomie (Schnitt durch die Magenwand) angelegt wird. 1980 kam sie erstmals zur Anwendung. Im Unterschied beispielsweise zu einer Nasensonde, die nur für eine kurzfristige künstliche Nahrungszufuhr geeignet ist, wird eine PEG-Sonde gelegt, wenn absehbar ist, dass die künstliche Ernährung über einen mindestens mehrmonatigen Zeitraum durchgeführt werden muss.

Vor allem diejenigen Patienten haben einen Gewinn von einer Ernährung über eine Sonde, bei denen sie einen *absehbar vorübergehenden* therapeutischen Eingriff darstellt, um zum Beispiel bei Kranken mit einem Schlaganfall eine vorübergehende Schluckstörung zu überbrücken. Auch bei Patienten, häufig Intensivpatienten, die wegen einer schweren Erkrankung, etwa einer Schädel-Hirnverletzung, längere Zeit in ein künstliches Koma versetzt worden sind und beatmet werden, ist die Anlage einer Ernährungssonde sinnvoll. Auch solche Kranke, die trotz natürlicher, jedoch krankheitsbedingt nicht ausreichender Nahrungsaufnahme über Hungergefühl klagen, profitieren von einer Sondenernährung ebenso wie Patienten, die wegen einer schweren neurologischen Erkrankung, beispielsweise der amyotrophen Lateralsklerose (ALS), dauerhaft schluckunfähig sind.

Bei Menschen im Endstadium einer schweren Erkrankung oder im Sterbeprozess jedoch ist die künstliche Nahrungszufuhr gänzlich anders einzuschätzen und zu bewerten. Darum geht es auf den folgenden Seiten.

Der Aufnahme von Nahrung und Flüssigkeit kommt nicht nur eine zentrale biologische Funktion zu, sie erfüllt darüber hinaus in allen Gesellschaften bedeutsame soziale, religiöse und symbolische Funktionen. Wenn wir miteinander essen und trinken, wenn eine Mutter ihren Säugling stillt oder wenn wir eine Mahlzeit zubereiten für einen alten oder kranken Menschen, so bringen wir dadurch immer auch eine tief in uns verwurzelte soziale und familiäre Verbundenheit, Zuneigung und Verantwortung zum Ausdruck. Es verwundert daher keineswegs, dass ein Mensch, der unfähig wird, Nahrung zu sich zu nehmen, der sie unter bestimmten Umständen willentlich oder unwillentlich verweigert, seine Umgebung auf äußerste Weise beunruhigt, ja erschreckt, zumal dann, wenn die terminale Lebensphase begonnen oder der Sterbeprozess eingesetzt hat. Sowohl die Angehörigen eines solchen Menschen als auch die Mediziner reagieren in einer solchen Situation meist reflexhaft. Man hat das Bedürfnis, dem Patienten das, was er nicht mehr selbstständig zu sich nehmen kann oder will, auf anderem Wege zuzuführen. Meist geschieht diese künstliche Nahrungs- und Flüssigkeitszufuhr heute mittels einer durch die Bauchdecke gelegten Sonde. Nicht zu diesem Mittel zu greifen, scheint, selbst bei einem terminal kranken oder sterbenden Menschen, mit unserem Wertesystem nicht vereinbar. Viele Zeitgenossen halten es für juristisch anfechtbar und medizin-ethisch nicht vertretbar. Selbst wenn andere lebenserhaltende Maßnahmen bei aussichtsloser Erkrankung oder im Sterbeprozess eingestellt oder gar nicht erst begonnen werden – die Zufuhr von Nahrung und Flüssigkeit ist hiervon weitestgehend ausgenommen. Schließlich, so die gängige Auffassung, lässt man einen Menschen unter keinen Umständen verhungern oder verdursten.

Die Begriffe »verhungern« und »verdursten« empören besonders, wenn wir den Eindruck haben, die Schutzbedürftigsten in unserer Gesellschaft, Kranke und Alte, bekommen nicht mehr das, was sie zum Leben brauchen. Die Bilder, die in uns wach werden, sind mächtige und schreckliche. Schwerste mentale und körperliche Auszehrung erscheint vor unserem inneren Auge: rissige Haut, Hungerödeme, Infektionen, Geschwürsbildung. Bilder von Hungernden, die uns aus den Konzentrationslagern der Nationalsozialisten und den Dürregebieten der Erde so gut bekannt sind. Solche Bilder stören unsere satte, übergewichtige Gesellschaft zu Recht zutiefst auf – und doch: Sie sind bedeutungslos für die Diskussion darüber, ob und wie Schwerstkranke und Sterbende, insbesondere im hohen Alter, mit Nahrung und Flüssigkeit zu versorgen sind. Ja, sie führen in diesem Zusammenhang in die Irre. Denn die Minderung der Aufnahme von Nahrung und Flüssigkeit ist Teil des natürlichen Sterbeprozesses. Man muss kein Arzt sein, um zu wissen, dass dieser Prozess Wochen oder gar Monate vor dem Tod mit nachlassendem Appetit, allmählicher Gewichtsabnahme, der Einnahme kleinerer Mahlzeiten und Flüssigkeitsmengen, geringerer Aktivität und größerem Schlafbedürfnis einsetzt und fortschreitet, bis der Kranke schließlich in einen Dämmerzustand verfällt und zumeist rasch einer Infektion erliegt. Dieses Endstadium des Lebens ist weitgehend unabhängig von der Art der zugrunde liegenden Erkrankung: Bei dementen Patienten mag im Finalstadium ihrer Erkrankung die Unfähigkeit zu schlucken ganz in den Vordergrund rücken; das Leiden von Patienten mit schwerer Herzinsuffizienz oder Lungenemphysem mag geprägt sein von Kraftlosigkeit oder Widerwillen gegen Speisen, die mit einer Blutstauung im Bereich der Darmgefäße zusammenhängen; bei Tumorpatienten mag die Bildung appetithemmender Stoffe (sogenannter Anorexine) eine Rolle spielen. Gemeinsam ist dem Verlauf dieser Erkrankungen am Ende immer ein Nachlassen der Nahrungsaufnahme und die Entwicklung einer Flüssigkeitsverarmung des Körpers (Dehydratation).

Die weitaus meisten Patienten, die eines natürlichen Todes sterben, leiden im Endstadium ihrer Erkrankung nicht unter Schmerzen. Flüssigkeitsverarmung ist weder schmerzhaft noch ein Zustand, der mit Unruhe oder anderen unangenehmen Empfindungen einhergeht. Im Gegenteil: Vieles spricht dafür, dass die Natur auf diese Weise lindernd in den Sterbeprozess eingreift. Beispielsweise gibt es Hinweise darauf, dass bestimmte beim Abbau des Körperfetts anfallende Stoffe, die Ketone, sowie andere Stoffwechseländerungen, die mit veminderter Kalorienaufnahme einhergehen, einen willkommenen schmerzlindernden Effekt haben. Flüssigkeitsverarmung dämpft zudem die Bewusstseinslage. Sie trägt vermutlich auch dazu bei, Angstzustände in der Sterbephase zu mildern.

Der künstlichen Ernährung terminal Kranker über eine Sonde oder Vene liegt dagegen die intuitive Annahme zugrunde, auf diese Weise ihr körperliches und emotionales Wohlbefinden zu erhalten oder zu heben und ihre Lebenserwartung zu erhöhen. Zahlreiche Untersuchungen in Großbritannien, den skandinavischen Ländern und den USA prüften diese These unter verschiedenen Aspekten. Sie kommen zu Ergebnissen, die ein Umdenken dringend erforderlich macht – bei Laien, vor allem aber auch bei Ärzten.

Künstliche Ernährung am Lebensende – Was sagt die Wissenschaft?

Schon 1994 untersuchte ein amerikanisches Ärzteteam in einer Langzeitpflegeeinrichtung ein Jahr lang bei 32 zumeist tumorkranken Patienten mit einer Lebenserwartung von weniger als drei Monaten, inwieweit die Symptome Hunger und Durst unter Verzicht auf eine künstliche Nahrungszufuhr in einer für die Patienten befriedigenden Weise zu lindern waren. Die Studie kam zu dem Ergebnis, dass mehr als zwei Drittel der Patienten zu keinem Zeitpunkt Hunger oder Durst verspürten, während ein Drittel nur zu Anfang unter Hungergefühlen litt. Entscheidend war der Befund, dass sich bei ausnahmslos allen Patienten die Symptome Hunger, Durst und trockener Mund mit kleinen Mengen auf natürlichem Wege zugeführter Nahrung und Flüssigkeit, Eisstückchen oder der Befeuchtung des Mundraumes beseitigen ließen.[1]

Eine 1997 im US-amerikanischen Bundesstaat Washington in einer Pflegeeinrichtung an 1386 Patienten durchgeführte Studie untersuchte die Überlebenszeiten von Patienten mit schwerer Demenz, die entweder über eine Ernährungssonde (PEG) oder auf natürlichem Wege ernährt wurden. Es stellte sich heraus, dass sich die Überlebenszeiten beider Gruppen nicht unterschieden. Zu gleichen Ergebnissen führten entsprechende Untersuchungen in Italien an AIDS- und Tumorpatienten im Endstadium ihres Leidens.[2] Als entscheidend für die Lebenserwartung erwies sich eben nicht das Quantum zugeführter Flüssigkeit, Kalorien und anderer Nährstoffe, sondern die zum Tode führende Erkrankung selbst.[3]

Eine schon 1988 an geriatrischen Patienten durchgeführte Untersuchung erfasste über einen Zeitraum von elf Monaten bei 70 Patienten die Risiken und Komplikationen der Sondenernährung. Die Autoren folgerten aus ihren Ergebnissen, dass die Ernährung über eine Sonde mit erheblichen Risiken belastet ist beziehungsweise mit unerwünschten Nebenwirkungen einhergeht, wie beispielsweise schweren Unruhezuständen, die bei mehr als 50 % der Kranken auftraten und häufig zu ihrer Fixierung führten; außerdem hatten sie in mehr als der Hälfte der Fälle die Selbstentfernung der Sonde durch den Kranken zur Folge. Bei knapp der Hälfte der Patienten trat eine Lungenentzündung auf, verursacht durch Sondennahrung, die vom Magen aus in die Luftröhre zurückgeflossen war.[4]

Ob mithilfe einer Sondenernährung eine Besserung der Körperfunktionen und des Ernährungszustands zu erreichen sei, erforschte eine Ärztegruppe 1996 an 46 Kranken, die entweder an schwerer Demenz oder anderen hochgradigen Einschränkungen ihrer Körperfunktionen litten.[5]

Das Ergebnis war ernüchternd: Bei keinem Patienten kam es auch nur zu einer geringen Gewichtszunahme; bei keinem Patienten verbesserte sich beispielsweise die Hirnfunktion oder die Darm- und Blaseninkontinenz.

Eine große Analyse aller bis zum Jahr 2000 erschienenen wissenschaftlichen Arbeiten, die bei Patienten mit fortgeschrittener Demenz die Auswirkungen der Sondenernährung auf die Verlängerung der Überlebenszeit, die Vorbeugung von Lungenentzündungen, die Häufigkeit von Druckgeschwüren und andere Folgeprobleme zum Gegenstand hatte, musste feststellen, dass keine einzige Untersuchung existierte, die zeigen konnte, dass Sondenernährung auch nur irgendeinen Gewinn für diese Schwerstkranken mit sich brachte. Das Ergebnis der Analyse lautete:»Durch die Anlage einer Ernährungssonde lässt sich weder das Allgemeinbefinden von Patienten mit fortgeschrittener Demenz bessern noch ihre Überlebenszeit verlängern.« Im Gegenteil: Die Autoren konstatierten erheblich weniger Infektionen und andere schwerwiegende Komplikationen sowie einen Trend zu längeren Überlebenszeiten bei Patienten, die von Hand gefüttert wurden. Ihre Schlussfolgerung ist auch ein Appell an all diejenigen, die an der Entscheidung zur Anlage einer Ernährungssonde beteiligt sind:

»Wir glauben, dass allein gewissenhaftes und motivierendes Füttern die geeignete Behandlung darstellt. Wenn dennoch eine Ernährungssonde gelegt wird, sollten alle, die am Zustandekommen einer solchen Entscheidung beteiligt sind, wissen, dass die Evidenz eindeutig besagt, dass die Anlage einer Sonde für diese Patienten keinen Gewinn darstellt.«[6]

Was sagen Betroffene selbst? 1997 befragte ein Team um den amerikanischen Geriater L. A. O'Brien 421 zufällig ausgewählte urteilsfähige Patienten aus 49 Pflegeheimen in den Vereinigten Staaten, ob sie im Falle einer schweren, dauerhaften zentralnervösen Erkrankung und der Unfähigkeit natürlicher Nahrungs- und Flüssigkeitsaufnahme über eine Sonde ernährt werden wollten. Nur ein Drittel beantwortete die Frage positiv. Weitere 25 % der Befragten, die zu Beginn einer Sondenernährung zugestimmt hatten, widerriefen ihre anfängliche Meinung, als man ihnen mitteilte, dass sie unter Umständen bei Unruhezuständen an Armen und Beinen fixiert werden müssten. Ihr Anteil hätte sich vermutlich noch weiter erhöht, wenn sie darüber informiert worden wären, dass sie bezüglich ihrer Lebenserwartung von einer Sondenernährung nicht profitieren würden, so die Autoren.[7]

Die PEG – Vom unterschätzten Unheil
einer medizinischen Innovation

Frau K. gab schließlich dem Drängen des Hausarztes nach und stimmte der Anlage einer Sonde bei ihrem Vater zu. Eine gut gemeinte Entscheidung, die zwar ihr Gewissen und das des Arztes und des Heimpersonals beruhigte, jedoch weder ärztlich angezeigt war noch, was ebenso gravierend weil rechtswidrig war, dem Willen des Kranken entsprach. Dreimal täglich erhielt der alte Herr nun einen halben Liter flüssigbreiige Nahrung über die durch die Bauchdecke in den Magen führende Sonde gespritzt. Zusehends verfiel er in einen unruhigen Dämmerzustand, aus dem er schließlich nicht mehr aufzuwecken war. Oft hustete er und lief blau an; manchmal musste die Sondennahrung aus Mund und Nase abgesaugt werden, einmal wurde Herr K. mit verstopfter Sonde in eine Klinik eingeliefert. Und immer wieder versuchte er, sich selbst die Sonde zu entfernen.

Zuletzt waren starke Beruhigungsmittel unumgänglich. Seine Tochter, die den Anblick ihres Vaters immer weniger ertragen konnte, besuchte ihn seltener und seltener, bis sie irgendwann ihr Kommen ganz einstellte. Viereinhalb Monate nach Beginn der künstlichen Ernährung starb Herr K., allein, seit Wochen ohne Bewusstsein, mit einem tiefen Druckgeschwür am Rücken und spastisch gekrümmten Armen und Beinen, lebendig begraben in seinem Bett wie in einem Höckergrab. Doch einem Ritual am Lebensende war genüge getan: Herr K. starb unter Zufuhr von Kalorien und Flüssigkeit.

Die anfangs so vorbildliche Fürsorge einer Tochter für ihren sterbenden Vater endete in einer Katastrophe – für den Vater, der elend starb, und für die Tochter, die sich vermutlich für den Rest ihres Lebens mit Schuldgefühlen wird plagen müssen.

Das traurige Sterben von Herrn K. ist nur ein Beispiel von vielen Tausenden. In gleicher oder ähnlicher Weise beenden

Tag für Tag und Jahr für Jahr unzählige Menschen in unserem Land ihr Leben. Besonders Alte und Pflegebedürftige, die verständlicherweise an ihrem Lebensende nicht mehr in der Lage sind zu sagen, was sie wollen, geschweige denn, dass sie sich wehren können, sind von diesem Schicksal betroffen. Die Art und Weise, wie viele dieser Menschen sterben, fast möchte man sagen, verenden, zeigt überraschende Gemeinsamkeiten.

Bemerkenswert ist zunächst, dass die Angehörigen von Schwerstkranken und Sterbenden das, was sinnvollerweise getan und was unterlassen werden sollte, sehr häufig viel sicherer und entschiedener zu beurteilen vermögen als die Vertreter der Helferzunft, seien sie nun Arzt oder Ärztin, Krankenschwester oder Altenpfleger. Letztere haben eher den professionellen Blick des *Tuns,* des Möglichen und Machbaren, zudem müssen sie in Zeiten, in denen Kliniken und Heime um Patienten konkurrieren, Betten belegen (ein Aspekt, der nicht zu unterschätzen ist!). Den Angehörigen hingegen ist, wie sollte es auch anders sein, viel eher eine empathische Haltung eigen, die zumeist ganz auf *Lassen* und Leidensminderung ausgerichtet ist: »Bitte, Herr Doktor, verlegen Sie meine Mutter nicht mehr auf die Intensivstation, sie hat schon so viel gelitten.« Meist, so meine eigene umfängliche Erfahrung, trägt das Ansinnen der Angehörigen, geprägt von Mitgefühl und einem gewissen natürlichen Instinkt, dem Patientenwohl mehr Rechnung als das ärztliche oder pflegerische Angebot. Dieses Wohl des Patienten sehen Angehörige in aussichtslosen Situationen daher erfüllt, wenn dieser sterben darf und wenn dieses Sterben ein friedliches ist. Hinzu kommt die schon oftmals beklagte Asymmetrie der Ebenen im Gesundheitswesen, die am Lebensende besonders unerträglich erscheint: Hier die Institution in Gestalt des gewährenden oder fordernden Arztes oder Heimleiters, dort der Sterbende und seine Angehörigen in der Rolle der Bittsteller, die in verzweifelter Lage um Hilfe

ersuchen. Frau K., die zu Beginn der nachlassenden Nahrungsaufnahme ihres Vaters das Richtige für ihn tut, nämlich sich
ihm persönlich zuwendet und ihn füttert, gibt angesichts der
faktischen Übermacht ärztlicher und pflegerischer Autorität,
der sie weder rhetorisch noch fachlich-medizinisch gewachsen ist, auf, zumal sie allein dasteht und auf rechtlichen Beistand verzichtet, getreu der immer noch vorherrschenden
Auffassung: »Gegen *die* kommt man ja doch nicht an.«
    Damit kommt der letztlich entscheidende, nämlich der
ethische und rechtliche Aspekt ins Spiel. Allein die Mitteilung
von Frau K. an die Heimleiterin, dass die Anlage einer Sonde
nicht dem Willen ihres Vaters entspreche, hätte keinesfalls
ignoriert werden dürfen, sondern zwingend ein Gesprächsan-
gebot vonseiten der Heimleitung an Frau K. zur Folge haben
müssen. Das hätte keinesfalls die Frage der Sondenanlage
zur Grundlage haben dürfen, sondern den Patientenwillen
und die sich aus ihm ergebenden Möglichkeiten. Das gilt in
noch stärkerem Maße für den Hausarzt. Unverzeihlich, jedoch
kennzeichnend für den Umgang klinischer und pflegerischer
Einrichtungen mit dem Sterben, dass beide, der Hausarzt und
die Heimleitung, das unvoreingenommene Gespräch mit der
Tochter unterließen.
    Rein rechtlich gesehen hätte die Sondenanlage eindeutig
unterbleiben müssen, da der Wille des Patienten – dabei spielt
keine Rolle, dass er allein in mündlicher Form vorlag – von
der Tochter glaubwürdig vorgetragen wurde und Hinweise
für eine Willensänderung des Patienten offensichtlich nicht
vorlagen. Im Falle des Herrn K. ignorierten Arzt und Heimleitung rechtswidrig das Selbstbestimmungsrecht des Patienten,
das, zumal im Sterbeprozess, schwerer wiegt als die Pflicht
zur Lebenserhaltung.
    So können, als Quintessenz aus diesem tragischen und den-
noch vermeidbaren Verlauf der letzten Lebensmonate von
Herrn K. alle Angehörigen von aussichtslos Erkrankten und

Sterbenden nur ermutigt werden, angstfrei und nachdrücklich das Gespräch mit Ärzten und Pflegenden zu suchen und
darauf zu bestehen, dem Willen der ihnen Anvertrauten, so
er denn zu belegen ist und auf die Situation zutrifft, zu folgen. Die verständliche Scheu, gegen Vertreter eines helfenden
Berufes notfalls auch mit anwaltlicher Hilfe zu klagen, sollte
angesichts der Aussicht auf ein Sterben, das Herr K. zu ertragen hatte, nicht schwer zu überwinden sein.

Es unterliegt keinem Zweifel, dass die ärztliche Anordnung
zur Anlage einer Ernährungssonde bei Pflegebedürftigen,
zumal bei Pflegeheimbewohnern, in Deutschland – 140 000
Pflegebedürftige sind hierzulande mit einer Ernährungssonde
versorgt, jedes Jahr werden etwa 80 000 neue Ernährungsson-
den gelegt[8] – in der übergroßen Anzahl der Fälle nicht dem
Patientenwohl dient, sondern der Entlastung des Pflegeheims,
des zuständigen Arztes oder der Angehörigen: Die hinlänglich
bekannte Personalknappheit in Heimen, eine an der Versorgung von Pflegeheimbewohnern, nicht zuletzt auch mangelnder Vergütung wegen, wenig interessierte Ärzteschaft sowie
nicht durchdachte Ernährungsrichtlinien des Medizinischen
Dienstes der Krankenkassen für Heimbewohner bilden nicht
selten ein Amalgam von »Indikationen«, das in der Frage des
Arztes oder der Heimleitung an die Angehörigen gipfelt: »Wir
müssen eine PEG-Sonde legen oder wollen Sie, dass Ihr Vater
verhungert und verdurstet?« Den Angehörigen bleibt zumeist
scheinbar keine Wahl: Sie stimmen unter dem Druck der Verhältnisse und der oftmals unausgesprochenen Unterstellung,
am Tode ihres Angehörigen mitschuldig zu werden, in fast
allen Fällen der Anlage einer Sonde zu.

Die Anlage einer Ernährungssonde ist kein pflegerischer,
vielmehr ein therapeutischer Eingriff, der als solcher – wie
jede andere Behandlung auch – der Zustimmung des Patienten bedarf und von einem Arzt angeordnet werden muss.
Deswegen ist neben der medizinisch zu begründenden Indi-

kationsstellung, die immer dem Patientenwohl zu dienen hat, die Ermittlung des tatsächlichen oder mutmaßlichen Patientenwillens unerlässlich. Ganz besonders darf die künstliche Ernährung am Lebensende nicht zu einer Ersatzhandlung anstelle mangelnder authentischer Zuwendung verkommen. Ersatzhandlungen, besser bekannt unter dem Begriff »Placebo«, sind in der Medizin weit verbreitet, werden aber vom Patienten und seinen Angehörigen zumeist nicht durchschaut. Das ist ärztlicherseits beabsichtigt. Placebos gehorchen immer dem »therapeutischen« Prinzip des »ut aliquid fiat«, einem oftmals auch am Krankenbett des Patienten benutzter ärztlicher Code, der ihn in Unwissenheit halten soll und so viel bedeutet wie »damit überhaupt etwas geschieht«.

Es leuchtet ein, dass die Verordnung von Placebos sich immer dann aufdrängt, wenn der Arzt davon überzeugt ist, es bei einem Patienten mit »hypochondrischen« Beschwerden zu tun zu haben, oder alle kurativen Möglichkeiten, das heißt auf Heilung zielenden Behandlungen ausgeschöpft sind, wie dies am Lebensende der Fall ist.

Die klassische ärztlich angeordnete Ersatzhandlung bei Sterbenden besteht in der Anlage einer Infusion, ohne die kaum ein Schwerstkranker, sei es im Krankenhaus, im Pflegeheim oder zuhause stirbt. Nur selten ist sie wirklich notwendig, etwa dann, wenn ein Schmerzmittel in hoher Dosierung unverzichtbar ist und auf anderem Wege nicht gegeben werden kann oder es sich um einen der seltenen Sterbenden handelt, dessen Durstgefühl anders nicht gestillt werden kann. Tatsächlich aber wird die übergroße Mehrheit der Infusionen am Lebensende angelegt, damit der Patient, seine Angehörigen und auch der Arzt selbst das Gefühl behalten, dass sich trotz aussichtsloser Erkrankung nicht therapeutischer Nihilismus breitmacht, das heißt, der Kranke aufgegeben wird, sondern ärztlich und medizinisch »agiert« wird: therapeutischer Aktionismus also. Und der bringt für den Arzt wie auch die

Angehörigen immerhin den Gewinn der Gewissensberuhigung. Sie gestattet den Beteiligten einen gewissen Rückzug von der Verantwortung für den Sterbenden, obwohl Nähe und Zuwendung gerade jetzt für ihn einen so hohen Wert hätten. In diesem Sinne ein Placebo ist auch der Aufklärungsbogen, der vor einem bedrohlichen operativen Eingriff oder zu Beginn einer Chemotherapie vom Patienten auszufüllen ist. Denn die heute vor eingreifenden Behandlungen juristisch vorgeschriebene Aufklärung hat den für den Arzt nicht selten willkommenen Nebeneffekt der zeitlichen Entlastung wie auch den der Distanzierung von besonders »schwierigen« oder aussichtslos kranken Patienten: »Wenn Sie den Aufklärungsbogen gelesen haben und dann noch eine Frage haben sollten, bin ich gern für Sie da.« Vielfach verbirgt sich hinter solch einer freundlich klingenden Aufforderung eine Täuschung, denn dieser so konziliant erscheinende Satz signalisiert tatsächlich: »Eigentlich enthält der Aufklärungsbogen alle für Sie nötigen Informationen; ich habe viel zu tun und es wäre schön, wenn Sie mich mit Fragen verschonen würden …«

Zuweilen geraten wir Ärzte aber auch in Konflikt mit den Ansprüchen und Forderungen der Angehörigen eines Sterbenskranken. Auch in einem solchen Fall darf nie vergessen werden, dass das Wohl des Patienten stets im Fokus unserer Arbeit stehen muss. Verunsicherten Anverwandten gegenüber, die auf eine künstliche Ernährung auch dann drängen, wenn das Lebensende des Kranken absehbar ist oder der Sterbeprozess schon eingesetzt hat, sollte der behandelnde Arzt von seinem Recht zur direktiven Beratung Gebrauch machen, indem er der Familie gegenüber eine Empfehlung *gegen* eine Sondenanlage ausspricht. Er hat die Aufgabe, ihr zu vermitteln, dass, soweit der Sterbende überhaupt Hunger- und Durstgefühle äußert, diese auf natürlichem Wege gestillt werden können und dass es zum natürlichen Sterbeprozess gehört, dass der Sterbende die Nahrungs- und Flüssigkeitsaufnahme aufgibt und jetzt vielmehr Gegenwart und Nähe der Angehörigen vorrangig sind.

Wenn ein behandelnder Arzt die Anlage einer Sonde anordnet, führt er diese in der Regel nicht selbst durch, sondern überweist den Patienten an einen Gastroenterologen. Der sollte sich in jedem Falle, besonders aber dann, wenn es sich um aussichtslos erkrankte Patienten oder Sterbende handelt, ein eigenes Bild davon machen, ob die von ihm vorzunehmende Sondenanlage für den Patienten gerechtfertigt ist und, falls er zu einer anderen Auffassung gelangt als der überweisende Kollege, mit ihm und den Angehörigen das Gespräch suchen.

Ebenfalls ist die Anlage einer Ernährungssonde, wie es in Heimen vielfach an der Tagesordnung ist, nicht mit Beweggründen, wie Personal- oder Zeitmangel, die mit dem individuellen Patienten und seinen Bedürfnissen nichts zu tun haben, zu rechtfertigen. Das Füttern von Pflegeheimbewohnern und Hunger und Durst bei Sterbenden zu stillen mag zeitaufwendig und für die Pflegeperson belastend sein. Dennoch, das Stillen von Hunger und Durst als personale und nicht als technische Leistung den Schwächsten unserer Gesellschaft zukommen zu lassen ist auch ein Lackmustest für eine Gesellschaft, die den Anspruch erhebt, eine humane und zivile sein zu wollen.

Jede medizinische Innovation, jedes neue Arzneimittel und jedes neue Heilverfahren ist zunächst einmal weder gut noch schlecht, oftmals allerdings überflüssig und damit verzichtbar, weil ein gleich gutes bereits verfügbar ist. Viele davon sind also Pseudo-Innovationen, die allein den Interessen ihrer Hersteller dienen und unser Gesundheitswesen verteuern. Die Pharmaindustrie führt dies immer wieder aufs Neue vor, wenn sie Arzneimittel auf den Markt bringt, die keinen Vorteil gegenüber schon existierenden bieten. Für eine Bewertung entscheidend ist immer die Beantwortung der Frage, ob ein neues Mittel für den Kranken – gemessen an den existierenden Möglichkeiten – gewinnbringend ist und ob seine Einführung mögliche Risiken und Nebenwirkungen rechtfertigt. Auch die Frage der Kosten muss in einem System, an das bei zunehmender Ressourcenknappheit immer höhere Ansprüche gestellt werden, bedacht werden. Ähnlich verhält es sich auch bei der PEG-Sonde. Sie stellt eine medizinische Behandlungsweise dar, von der, wie oben dargestellt, Menschen mit bestimmten Erkrankungen eindeutig profitieren. Weil sie jedoch in der weit überwiegenden Mehrzahl der Fälle bei Patienten zur Anwendung kommt – zumeist Pflegeheimbewohnern –, bei denen die Anordnung einer Ernährungssonde nicht nur keinen Sinn macht, weil das Füttern von Hand ebenso gut möglich wäre, vielmehr sogar eine Belastung für den Kranken, ja vielfach sogar einen Verstoß gegen seine Menschenwürde darstellt, gehört die PEG-Sonde wie kaum eine andere Innovation in der Geschichte der Medizin zu denjenigen, die faktisch bedeutend mehr Unheil als Segen für die Patienten zur Folge hatten und haben.

Dies wird auch daran deutlich, dass in den zahlreichen Gerichtsverfahren, die strittige Fragen des Abbruchs lebensverlängernder Maßnahmen am Lebensende zum Gegenstand haben, es nahezu immer um die Entscheidung geht, ob die künstliche Ernährung über eine PEG-Sonde abgebrochen werden darf oder nicht, insbesondere dann, wenn der Patient hinsichtlich einer künstlichen Ernährung bei schwerster Krankheit zuvor seinen Willen schriftlich oder mündlich bekundet hat. Die in Deutschland der Rechtsprechung auf der höchstrichterlichen Ebene zur Entscheidung vorgelegten strittigen Fälle waren bisher nahezu ausnahmslos so gelagert, dass der Bundesgerichtshof die Einstellung der künstlichen Ernährung verfügte.[9]

Gepflegt und doch verendet –
Vom Sterben der Alten und Gebrechlichen

»Fahle, schrundige Haut, Nissenbefall des Kopfhaars, altbluti-
ger Schorf am Hinterkopf, Eiterschlieren zwischen den Wim-
pern, Soor der Mundschleimhaut, gebrochene Zahnprothese.
Handtellergroße Blutergüsse an der rechten Schulter, floride
superinfizierte Gürtelrose in der linken Leiste, ausgedehnte
Pilzbesiedlung des äußeren Genitales. Erhebliches Flüssig-
keitsdefizit. Schwere Atrophie der gesamten Muskulatur.
Kontrakturen an allen Extremitäten. Blutdruck systolisch 60.
Kontaktaufnahme nicht möglich.«

Routiniert und doch fassungslos dokumentiert die diensthabende Ärztin Dr. L. in der Erste-Hilfe-Stelle eines großstädtischen Krankenhauses den klinischen Zustand einer gerade
über einen Rettungsdienst eingewiesenen, reglos auf einer
Trage liegenden Patientin, der 79-jährigen Alma S. Der ent-
setzlichste Befund tritt erst zutage, als zwei Schwestern sie auf
der Trage behutsam zur Seite drehen: eine von den Lenden-
wirbeln bis zu den Kniekehlen reichende geschwürige Krater-
landschaft, an deren Grund mehrere Wirbelkörper sichtbar
sind. Diagnose: ausgedehntes, verjauchendes Druckgeschwür.
Sepsis im Finalstadium. Therapie: M.

M. wie Morphin. Denn ein Morphintropf ist das Einzige
und Letzte, was jetzt noch für Alma S. getan werden kann.
Erleichterung bei Dr. L., dass die Anlage der Infusion trotz
der pergamentdünnen Haut und der fragilen Blutgefäße bei
Frau S. komplikationslos möglich ist. Schon nicht mehr bei
Bewusstsein und kaum hörbar wimmernd wird sie auf die
übervolle Aufnahmestation verlegt. Zwei Stunden später ist

ihr Blutdruck nicht mehr messbar. Alma S. stirbt noch am Abend des Aufnahmetages in einem fensterlosen Raum bei geschlossener Tür. Niemand ist zugegen.

»Ein Ex in der 27 – möglichst bald abholen«, bittet die Stationsschwester den Transportpfleger, »wir brauchen den Raum dringend für aufgenommene Patienten.« Ein halbe Stunde später liegt Alma S. in einem Kühlfach des hauseigenen Instituts für Pathologie.

Acht Monate zuvor hatte die Rentnerin einen ausgedehnten Schlaganfall mit einer Lähmung der rechten Körperhälfte erlitten, die sich auch unter Rehabilitationsmaßnahmen nicht zurückgebildet hatten. Ihr im gleichen Haushalt lebender arbeitsloser Sohn mit einem Alkoholproblem kassierte für die Pflege seiner Mutter 800 Euro monatlich von der Pflegeversicherung. Weder diese noch sonst jemand hat seine Leistungen je überprüft, geschweige denn sich vom Pflegezustand seiner Mutter überzeugt. Ihr Hausarzt, offenbar nur begrenzt interessiert an seiner Patientin, berichtete auf telefonische Nachfrage, bei seinem Hausbesuch vor vier Monaten sei »alles noch in Ordnung gewesen«, aber seitdem habe er sie nicht mehr gesehen, weil der Sohn sich nicht mehr gemeldet habe: »Sie verstehen doch, Frau Kollegin«, hatte er Dr. L. mitgeteilt, »14 Euro zahlt die Kasse für den Hausbesuch! Allein die Zeit für die Parkplatzsuche ... mehr war da einfach nicht drin.«

Der vom Arzt der Aufnahmestation ausgestellte Leichenschauschein weist eine »natürliche Todesursache« aus: »A 41.9: Sepsis« (Blutvergiftung infolge einer Infektion). Ein natürlicher Tod? Zweifellos litt Alma S. an einer schweren, natürlich zustande gekommenen Gefäßerkrankung, die zu ihrem Schlaganfall geführt hatte. Doch *Ursache* ihres Todes war sie mitnichten. Todesursache war ein unbehandeltes Druckgeschwür, entstanden durch mangelhafte Pflege, das zum Ausgangspunkt einer alle Organe überflutenden Blutvergiftung wurde. Deshalb war die Todesursache eindeutig eine »nicht natürliche«. Nach der Internationalen Klassifikation der Krankheiten (ICD 10), die jedes nur denkbare Leiden und Gebrechen definiert und mit einem Zahlencode versieht, hätte die zum Tode von Alma S. führende Diagnose daher lauten müssen: »T 74.0: Vernachlässigen oder Imstichlassen.« »T 74« steht dabei für den Diagnosenkomplex »Misshandlungssyndrome«.

Mag auch das Ende von Alma S. ein extrem krasses und für unsere Gesellschaft besonders beschämendes sein; mit den erbarmungswürdigen Folgen von Gleichgültigkeit und Vernachlässigung pflegebedürftiger Menschen durch Angehörige, Pflegedienste und Ärzteschaft konfrontiert zu werden, gehört in bundesdeutschen Krankenhäusern zum Alltag.

Pflegenotstand ist zwar kein Tabuthema mehr, aber eines, das unsere Gesellschaft nach wie vor tief beschämen muss. Die Situation in nicht wenigen Pflegeheimen ist gespenstisch. Erst wenige Jahre ist es her, dass in einer deutschen Großstadt – 28 000 Menschen leben hier in 336 Pflegeeinrichtungen – 18 Heime geschlossen wurden, denen der Medizinische Dienst der Krankenkassen gravierende Missstände bescheinigen musste: mangelhafte Patientenbetreuung, inkompetentes Personal, nicht tragbare hygienische Zustände.

Schon 2004 hatte die Überprüfung zahlreicher Pflegeheime zutage gefördert, dass drei Viertel ihrer Bewohner keinerlei Ansprache hatten, bei nahezu der Hälfte die Trinkmengen nicht ausreichten und Brei auch dann auf dem Speiseplan stand, wenn das Essen trotz fester Kost noch möglich war, von Unterhaltungsangeboten ganz zu schweigen.[1]

Niemand kennt die Zahl der Krankenhausaufnahmen, die allein schweren Pflegemängeln geschuldet sind. Niemand will es wissen, obwohl das Ergebnis einer solchen Untersuchung die Krankenkassen brennend interessieren sollte, sind sie doch die Treuhänder der Beiträge ihrer Versicherten. Doch mit bornierter Ignoranz leben Gesundheitspolitik und Pflegeversicherungsbürokratie allemal bequemer als mit harten Zahlen zur gesundheitlichen und seelischen Verfassung der Alten unseres Gemeinwesens, würden doch solche Zahlen die Schlagseite unseres chronisch schlingernden Gesundheitswesens nur noch deutlicher werden lassen. Denn die Krankenkassen honorieren mit Milliardenbeträgen eher eine Unzahl unnötiger Herzkatheteruntersuchungen, Röntgenleistungen und fragwürdiger Arzneimittel als die personal- und zuwendungsintensive Versorgung von Alzheimerpatienten oder Hausarztbesuche bei hilflosen Parkinson-Kranken.

Hilflosigkeit – eine Diagnose, die nach den Leistungskatalogen deutscher Krankenkassen keine Krankenhausbehandlung rechtfertigt. Aber wohin mit einem »anhanglosen« 82-Jährigen, der nachts im Schlafanzug verwirrt von einer Polizeistreife aufgegriffen wird und nicht mehr weiß, wohin? Der am nächsten Morgen in seinem Klinikbett frühstückt und von Verwirrtheit keine Spur mehr zeigt, weil Menschen zugegen sind und er Ansprache hat? Hilflosigkeit – ein äußerst ernster und gefährlicher Zustand, der für das renommierte *New England Journal of Medicine* eindeutig einen medizinischen Notfall darstellt: »Helplessness is a true medical emergency.« (»Hilflosigkeit ist ein ernst zu nehmender medizinischer Notfall.«)

Für immer mehr Alte bedingen sich Krankheit und soziale Situation wechselseitig: Armut, Isolation, Partnerverlust, Depression, Mangelernährung, Kräfteverfall und nachlassende Hygiene verschränken sich mit diversen physischen Leiden zu stummer, aussichtsloser Verzweiflung, die irgendwann nur noch erschöpft danach verlangt, ein Ende zu finden.

»Geben Sie mir doch die Spritze!« Die matten Worte des 74-jährigen Kurt W. gelten mir, dem von einer Nachbarin alarmierten Notarzt. Röchelnd sitzt der sieche alte Mann, kaum mehr als 40 Kilo schwer, auf der Bettkante im Schlafzimmer seiner Wohnung. Blut trieft aus seinem linken Mundwinkel, eine Blutspur zieht sich bis vor das Spülbecken seiner Küche, in der der Müll vor sich hin rottet. Die Luft riecht säuerlich, die Vorhänge sind zugezogen, der Strom ist abgeschaltet. »Der will schon lange nicht mehr. Die Töchter leben im Ausland und die Kiezpflege hat er nicht mehr reingelassen«, erklärt, auf einen Stock gestützt und schwer atmend, die greise Nachbarin im Treppenhaus. Am liebsten würde ich sie gleich mit in die Klinik einweisen. Nur widerwillig lässt sich der Alte dazu bewegen, seine Wohnung zu verlassen. Aber er ist zu geschwächt, um einen Transport ins Krankenhaus abzulehnen. Im Wagen versuche ich ihn vorsichtig durch die Nase abzusaugen und setze ihm eine Sauerstoffbrille auf.

»Meine Wohnungsschlüssel …« Seine letzten Worte. Ein plötzlicher, doch kraftloser Hustenanfall schüttelt ihn, sein Gesicht läuft dunkelblau an, schwallartig spuckt er Blut. Während des Transportes verstirbt er. Sektionsergebnis: Lungentuberkulose – Krankheit der Armut und des Elends.

Nach drei vergeblichen Versuchen der Mitarbeiter des Pflegedienstes, sich Einlass in seine Wohnung zu verschaffen, der letzte vor einem halben Jahr, hatten sie aufgegeben und den Hausarzt informiert. Der empfahl, ohne den Kranken je gesehen zu haben, Krankenhauseinweisung, doch der Alte hatte abgelehnt. Über den Sozialpsychiatrischen Dienst und das Vormundschaftsgericht einen Betreuer zu bestellen, unterblieb mit vagen Begründungen des Arztes.

Manche Alte erklären, dass sie »nicht mehr wollen«. Ihr Zorn ist stumm. Sie weigern sich zu essen, spülen ihre Medikamente in die Toilette, werden aggressiv oder apathisch: passiver Widerstand als vorletztes Mittel der Selbstbehauptung und des Appells an eine Welt, die sie ausgegrenzt hat. Manche greifen zum Äußersten, wenn sie noch können und wenn man sie lässt. Sie horten ihre Tabletten und schlucken sie irgendwann. Einige schaffen es. Die meisten werden gefunden. Intensivstation: Magenspülung, Beatmung, Dialyse, Psychopharmaka. Endstation: Gerontopsychiatrie. Gescheiterte, dazu verurteilt, dahinzudämmern.

Niemand aber soll den Vorwurf erheben dürfen, es sei nicht alles versucht und getan worden, um auch dieses Leben zu retten und zu erhalten. Wir, die Ärzte der Intensivstation, stellvertretend für eine Gesellschaft, die sich selbst eine zivile nennt, haben ein reines Gewissen und waschen unsere Hände in Unschuld.

Auch im Falle des schwerst pflegebedürftigen Kurt F. hatten alle, die für ihn Verantwortung trugen, ein reines Gewissen, das zudem noch ein richterliches Gütesiegel erhielt.

Aus einem Pflegeheim hatte der Rettungsdienst einen Mann in die Klinik eingeliefert, der eher aus einem der chronischen Dürregebiete der Erde zu kommen schien als aus einer stationären Berliner Pflegeeinrichtung. Das Bild der Auszehrung und Verwahrlosung, das er den keineswegs dünnhäutigen Schwestern und Pflegern der Aufnahme bot, war so erbärmlich, dass einigen von ihnen Tränen in den Augen standen.

Mit dem 64-jährigen untergewichtigen Patienten Kontakt aufzunehmen war nicht möglich. Dass auch dieser ausgemergelte Körper einmal Muskeln gehabt hatte, ließ sich nur noch ahnen: Am oberen Beckensporn spannte die Haut so sehr über dem Knochen, dass er sie zu durchspießen drohte. Seine Zunge glich einem seit Jahren ausgetrockneten Flussbett: Risse, Borken, Geschwüre als Zeichen eines ausgeprägten Flüssigkeitsmangels und fehlender Mundpflege. Zwischen Daumen und Zeigefinger der linken Hand fand sich ein tiefes Geschwür, an dessen Grund die Strecksehnen der Finger sichtbar waren. Über dem Steißbein bestand ein handtellergroßes Druckgeschwür, im linksseitigen Leisten- und Hodenbereich entleerte sich aus einem faustgroßen durchgebrochenen Abszess spontan Eiter. Der Blutdruck war kaum messbar. Die Laborwerte stützten die Verdachtsdiagnose eines Kreislaufversagens infolge des Hodenabszesses, der den ganzen Körper in Mitleidenschaft gezogen hatte.

Kurt F. wurde auf eine der Inneren Stationen der Klinik verlegt, wo er trotz der Behandlung mit Antibiotika und Flüssigkeitsersatz nach wenigen Tagen verstarb. Weder erschienen Angehörige noch Freunde oder Bekannte. Auch telefonische Nachfragen gab es keine, weder vom Personal des ihn versorgenden Pflegeheims, noch von seinem Betreuer oder der Hausärztin. Niemand vermisste ihn. Im Gegenteil, es drängte sich der Eindruck auf, dass diejenigen, die für sein Wohlergehen zuständig waren, froh darüber waren, ihn als einen »schwierigen« Patienten endlich in einem Krankenhaus entsorgt zu haben. Ein Mensch, dem zwar die Leistungen unseres Sozialstaates zuteilwurden, der aber dennoch seiner Krankheit wegen aus der Gemeinschaft seiner Mitmenschen ausgeschlossen war.

Zwar war Kurt F. durchaus ein schwieriger Pflegling. Er litt infolge langjährigen exzessiven Alkoholkonsums an einem »hirnorganischen Psychosyndrom«, der sogenannten Korsakow'schen Erkrankung, und zeigte sich infolgedessen bei seiner Pflege und Behandlung »wenig kooperativ«, wie Nachfragen vonseiten der Klinik in seinem Pflegeheim ergaben. Doch konnte dies nach Auffassung der ihn behandelnden Ärzte wegen der stark eingeschränkten Urteilsfähigkeit des Patienten keinesfalls als Rechtfertigung dafür herhalten, seine Behandlung und Pflege in einem Ausmaß, das allein das Prädikat »lebensbedrohlich« verdient, zu unterlassen. Vielmehr war sein Sterben die Folge eines offenkundigen ärztlichen und pflegerischen Behandlungsversagens. Das Krankenhaus erstattete daher unmittelbar nach seinem Tod Strafanzeige gegen Unbekannt wegen des hochgradigen Verdachts auf Körperverletzung mit Todesfolge aufgrund unterlassener Hilfeleistung.

Nahezu zweieinhalb Jahre gingen ins Land, während derer sich vier Staatsanwälte mit dem »Vorgang Kurt F.« befassten, bevor sich im Herbst 2005 eine junge Staatsanwältin erbarmte und im Januar 2006 der Prozess gegen die Verantwortlichen des Pflegeheims, den Betreuer und die Hausärztin unter nicht geringer Beteiligung der Medien eröffnet wurde. Nach mehreren Verhandlungstagen lautete das Urteil: Freispruch für die Hausärztin und Freispruch für die Pflegedienstleitung des Heims. Allein die Wohnbereichsleiterin, das schwächste Glied in der Versorgungskette, erhielt eine Geldstrafe von 20 Tagessätzen à 40 Euro, allein deshalb, weil sie bei Kurt F. nicht auf ausreichende Flüssigkeitszufuhr geachtet hatte.[2]

Obwohl die Anzeige nicht primär das Ziel verfolgte, die für Kurt F. Verantwortlichen persönlich zur Rechenschaft zu ziehen, vielmehr die schwerwiegenden strukturellen Defizite bei der Versorgung von Heimbewohnern zur Sprache bringen wollte, war dieses Urteil, das ein krasses Fehlurteil darstellt, ein Schlag ins Gesicht der neben den Kindern schwächsten und verletzlichsten Angehörigen unserer Gesellschaft. Das über den Ausgang des Prozesses maßgeblich befindende gerichtsmedizinische Gutachten kam zu dem abwegigen, ja geradezu aberwitzigen Schluss, dass betreuerisches, pflegerisches oder ärztliches Verschulden nicht zweifelsfrei nachzuweisen sei. Dennoch bleibt unstreitig, dass der Abszess mit konsekutivem, zum Tode führenden Kreislaufversagen bei gewissenhafter Pflege hätte rechtzeitig erkannt und behandelt werden können und müssen. Keinesfalls ist der Tod des Kurt F. als schicksalhaft anzusehen, wie es das medizinische Gutachten und das auf ihm beruhende Urteil nahelegen.

Das Sterben des Kurt F. ist kein Einzelfall, wenn auch das Ausmaß seiner Vernachlässigung nicht an der Tagesordnung ist. Alte, Gebrechliche und chronisch Kranke sind jedoch, soweit sie in Abhängigkeit von sie versorgenden Angehörigen und Pflegediensten leben oder ihre letzten Lebensjahre im Heim verbringen, den Augen der Öffentlichkeit und damit der Kontrolle darüber, wie gut sie tatsächlich versorgt und gepflegt werden, weitgehend entzogen. Tatsache ist allerdings, dass nicht allein die desolate Lebenssituation vieler Pflegebedürftiger und alter mittelloser Menschen, beispielsweise ihre so häufige soziale Isolation, sondern auch die gravierenden Mängel und Versäumnisse ambulanter und stationärer Pflegeeinrichtungen gerade in den Notaufnahmen der Krankenhäuser immer wieder offenbar werden. Depressionen wegen mangelnder Ansprache und Sozialkontakte, Ernährungsdefizite, inadäquate Behandlung mit Psychopharmaka zur sogenannten »Ruhigstellung«, Stürze oder Kreislaufbeschwerden bis hin zur Bewusstlosigkeit infolge Fehlverordnung oder Überdosierung von Hochdruckmitteln oder Entwässerungstabletten, Sondenernährung trotz erhaltener Schluckfähigkeit, Harnwegsinfekte bei liegendem Blasenkatheter trotz möglicher natürlicher Harnentleerung machen einen beträchtlichen, den Kliniken keineswegs unwillkommenen Anteil der stationären Aufnahmen in deutschen Krankenhäusern aus. Nicht wenige dieser Aufnahmen wären vermeidbar. Nie hat bisher eine Studie untersucht, wie hoch der Anteil entbehrlicher stationärer Behandlungstage wegen defizitärer Pflege und mangelnder hausärztlicher Versorgung Pflegebedürftiger am Gesamtaufkommen klinischer Behandlungstage in Deutschland ist. Müsste nicht das Ergebnis einer solchen Untersuchung die Krankenkassen gerade in Zeiten, in denen die gewaltigen Probleme bei der künftigen Finanzierung des Gesundheitswesens immer drängender werden, brennend interessieren?

»Der wollte ja nicht mehr!«»Die hat immer alles abgelehnt.« So klingen die mehr verschleiernden als aufdeckenden Rechtfertigungen der Pflegedienste oder Heimleitungen, die ein Krankenhausarzt erhält, der die Genese eines schlechten Pflegezustands oder aus ihm möglicherweise resultierende Erkrankungen nachvollziehen möchte. »Nicht mehr wollen« und »alles ablehnen« kann mancherlei Ursache haben. Selbst wenn man unterstellt, dass derartige Aussagen den authentischen Willen des Pflegebedürftigen wiedergeben und ihre eigentliche Botschaft nicht vielmehr einen verkappten Hilferuf darstellt, so müssen sie spätestens dann hinterfragt und geprüft werden, wenn sich bei erkennbarer mentaler Beeinträchtigung eine ernsthafte Erkrankung oder gar ein lebensbedrohlicher Zustand abzeichnet, das heißt, dass der den Gesundheitsämtern angeschlossene Sozialpsychiatrische Dienst einzuschalten ist. Dies unterbleibt nahezu immer, so auch im Fall Kurt F.

Siechtum und Sterben dieses Heimbewohners offenbaren einmal mehr die mittlerweile hinreichend dokumentierte Misere pflegebedürftiger alter Menschen in Deutschland. Erneut signalisiert das in seinem Fall gesprochene Urteil, dass die Institution Pflegeheim weit entfernt ist von einem sicheren und geschützten Raum, den eine sich zivil nennende Gesellschaft für ihre schwächsten Angehörigen bereithält. Vielmehr scheinen manche Pflegeheime, und ich selbst hatte als Notarzt 15 Jahre lang Gelegenheit, zahlreiche Heime von innen kennenzulernen, mehr und mehr zu rechtsfreien Räumen, ja zu wahren Gruselkabinetten zu verkommen, und dies mit dem Segen von Staatsanwälten und Richtern.

Kein Zweifel: Es gibt nicht wenige Pflegedienste und stationäre Pflegeeinrichtungen, die qualitätvoll pflegen und deren Bewohner zufrieden sind. Doch wenn, wie der Prüfbericht des Medizinischen Dienstes der Krankenkassen (MDK) 2007 ausweist, mehr als jeder dritte Pflegefall im Heim nicht genug zu essen und zu trinken bekommt; wenn sich immer noch jeder dritte bettlägrige Heimbewohner wund liegt, weil das Personal fehlt, die Patienten umzubetten; wenn bei 15 % der

Pflegebedürftigen die Prüfer keine angemessene Inkontinenz-versorgung diagnostizierten und mehr als 30% der Demenz-erkrankten nicht ausreichend betreut werden; wenn zumeist passiv gepflegt wird und häufig wenig geschultes Personal beschäftigt ist – dann kann man nicht mehr von Einzelfällen sprechen.[3] Auch ist ein regelmäßig von den Kassen behaupte-tes »Organisationsverschulden des Pflegeträgers« keineswegs allein für diesen Skandal verantwortlich zu machen. Viel-mehr liegen seine Hauptursachen in einem immer deutlicher zutage tretenden Ungleichgewicht der Mittelverteilung zwi-schen Kurativ- und Akutmedizin auf der einen und Palliativ-medizin und der Pflege von chronisch Kranken und Alten auf der anderen Seite. Letztlich ist dieses Missverhältnis auch Ausdruck einer Haltung in Politik und Gesellschaft, die dem Jugendwahn und der Verkultung der Alterslosigkeit erlegen ist. Demzufolge wird den Alten, für die schon vor geraumer Zeit der euphemistische Begriff der »Senioren« geprägt worden ist, nur so lange Interesse und Respekt entgegengebracht, wie sie als Konsumenten interessant und nicht pflegeabhängig sind. Als Pflegebedürftige werden sie rasch zum ausschließlichen Kostenfaktor, ebenso wie diejenigen, die als Altenpfleger und Altenpflegerinnen in oftmals aufopferungsvoller Arbeit ver-suchen, deren Schicksal menschenwürdig zu gestalten.

Pflegeheime – allzu oft Orte, die das Ende schon vorweg-nehmen. Heruntergekommen nicht selten schon das ganze Gebäude. Tote Fliegen in den Lampenschalen der Flurbeleuch-tung, versteinerte Topfpflanzen in einer Sitzecke. Urin- und andere Körperausdünstungen mischen sich mit dem stren-gen Geruch von Sanitärreiniger. Spartanisch eingerichtet die Räume für die Bewohner: Ein überdimensionaler Fernseher dominiert das übrige Inventar. Zwei hochbeinige Klinikbetten auf Rollen mit schwebendem Galgen, ein Resopaltisch, zwei abwaschbare Stühle, ein Schrank, eher einem Kasernenspind ähnlich, ein Waschbecken mit integriertem Speibecken, hinter

Dralonvorhängen Kunststoffvegetation auf der Fensterbank. Perfekter lässt sich Leblosigkeit nicht gestalten. 18 ½ Quadratmeter für zwei Personen mit zu Ende gehenden Biografien. Personen, nach deren Vorlieben und Abneigungen niemand fragt; von denen man nicht einmal wissen will, ob sie eine solche Behausung miteinander teilen wollen. Personen, die hier ihren Lebensabend verbringen und teilen sollen, die hier sterben müssen.

Tatsächlich reichen die Missstände tiefer als »nur« bis zur Ebene mangelhafter körperlicher Pflege und ausbleibender Zuwendung. Sie betreffen längst eine unbewusst durch die Gesellschaft erklärte Ausgrenzung der Pflegebedürftigen, die beispielsweise in dem verräterischen und diskriminierenden Begriff des »Heiminsassen« zum Ausdruck kommt. Und längst tangieren sie das, was unsere Verfassung jedem Menschen garantiert: Menschenwürde und Menschenrechte.

Diese werden allein schon dadurch infrage gestellt, dass manche »Heimordnung« Bewegungsfreiheit und Sozialkontakte ihrer Bewohner massiv unter dem Vorwand einschränkt, Sicherheit gehe vor Selbstbestimmung. Beispielsweise unterliegt die Freiheit der Bewohner, ihr Zimmer nach ihren Wünschen einzurichten, in manchen Heimen zahllosen Auflagen; Mahlzeiten werden nur zu den festgesetzten Zeiten ausgegeben; nach 20 Uhr darf niemand mehr das Heim verlassen. Der soziale Tod abhängiger alter Menschen wird in Kauf genommen zugunsten ihrer effizienten Überwachung. Zu welchem Ziel? Menschenrechte sind berührt, wenn Pflegebedürftige mittels Bettgurten und Psychopharmaka zwangsruhiggestellt werden. Ebenso verstoßen gegen die Menschenrechte inoffizielle Heimverträge, die Angehörige dazu nötigen, der Zwangsernährung ihrer pflegebedürftigen Angehörigen über eine PEG-Sonde für den Fall zuzustimmen, dass die natürliche Nahrungsaufnahme erschwert oder unmöglich geworden ist. Unterschreiben sie nicht, wird eine Heimaufnahme abgelehnt. Von Pflegeheimbeschäftigten wird glaubhaft berichtet, dass die Aufsichtsinstanz, der Medizinische Dienst der Krankenkassen (MdK), solchen Praktiken zumindest nicht widerspricht. Im Gegenteil: Einige Heimangestellte behaupten, es gebe gar eine inoffizielle Weisung des MdK, bei den Angehörigen von Heimbewohnern auf die Anlage einer Sonde zu drängen, wenn die natürliche Nahrungsaufnahme Probleme bereite.

Aus einer im Jahr 2004 veröffentlichten Studie zur Qualität der Pflege in Deutschland zieht der Medizinische Dienst der Spitzenverbände der Krankenkassen den ebenso unverständlichen wie selbstzufriedenen Schluss, in der »Mehrzahl der Fälle bewege sich die Pflege auf einem angemessenen Niveau«, womit Darstellungen relativiert würden, die Pflege in Deutschland sei defizitär. Zu gänzlich anderen Schlüssen gelangen sowohl der Sozialverband Deutschlands, der gravierende Mängel in der Pflege sieht, als auch das 2001 auf Initiative des Deutschen Bundestages ins Leben gerufene Deutsche Institut für Menschenrechte.

Laut dessen in einem Gutachten niedergelegter vorsichtiger Abschätzung erhielten von den im Jahr 2003 anerkannten 970 000 ambulant oder stationär Pflegebedürftigen 384 000 keine hinreichende Ernährung und Flüssigkeitsversorgung, bei 440 000 war die Dekubitusprophylaxe unzureichend, 212 000 litten unter mangelnder Inkontinenzversorgung und 400 000 erfuhren täglich freiheitseinschränkende Maßnahmen ohne Einwilligung, ohne Vorliegen eines rechtfertigenden Notstandes oder einer richterlichen Genehmigung. Abschließend urteilt das Deutsche Institut für Menschenrechte: »In der deutschen Altenpflege ... bestehen strukturelle menschenrechtliche Defizite, da sie ganz elementare Lebensbereiche der Pflegebedürftigen betreffen und durch sie das Leben einer großen Anzahl von Personen in Deutschland schwer beeinträchtigt ist. Die flächendeckende Gewährleistung der diskriminierungsfreien menschenwürdigen Grundversorgung ist nicht erreicht.«[4]

Dieser verhängnisvollen Entwicklung entgegenzuwirken erfordert tiefe Einschnitte in das gesellschaftliche wie individuelle Selbstverständnis von Alter, Pflegebedürftigkeit und Lebensende. Die Institution Pflegeheim ist ein Relikt der Sozialpolitik des 20. Jahrhunderts, die aufgegeben werden sollte, zumal überhaupt nur 20 % der Bundesbürger freiwillig in einem Pflegeheim leben wollen. Alternativ sollten es sich Politik und Bildungswesen zur Aufgabe machen, generationenübergreifende Lebenshilfen und Wohnformen zu fördern und zu bewerben. Wegweisende Ideen hierzu entwickelte vor Jahren schon der deutsche Reformpsychiater Klaus Dörner.[5] Er konstatiert zu Recht, dass Pflegeheime immer mehr zu »Orten der Konzentration des Unerträglichen« werden, die insbesondere mit der Versorgung der rasant steigenden Zahl dementer Menschen voraussehbar überfordert sind. Deshalb sei es, nicht zuletzt auch unter Kostengesichtspunkten, notwendig und sinnvoll, den Gedanken der Hausgemeinschaft und Nachbarschaftshilfe wieder zu beleben und zu fördern, was uns die skandinavischen Länder schon längst vorleben, hierzulande aber erst in Ansätzen erkennbar ist. Dörners Vorstellungen sind fantasievoll, innovativ und folgen dem Prinzip der Lastenverteilung: »Zurzeit sind 400 000 Bürger, die eine Rund-um-Betreuung benötigen, in Heimen untergebracht. Wenn man die auf die gesamte Bevölkerung verteilen würde, käme heraus, dass eine ambulante Haushaltsgemeinschaft von acht Altersdementen auf 1600 Bürger käme. So wird das Problem sinnlich erfahrbar und lösungsfähig ... Mit wenigen gesetzgeberischen Mitteln könnte man erreichen, dass Wohnmöglichkeiten für Jung und Alt entstehen, Häuser flexibel umgebaut werden können und Pflegestationen in Vorausschau geplant werden. Wer öffenliche Gelder haben will, soll so bauen müssen, dass man Hilfsbedürftigen überhaupt wieder begegnet.«

Im Vorfeld von Pflegebedürftigkeit ist es ein dringliches gesellschaftliches Anliegen, dafür Sorge zu tragen, alten Menschen so lange wie möglich Teilhabe am gesellschaftlichen Leben zu ermöglichen. Nichts zögert Pflegebedürftigkeit und Krankheit wirksamer hinaus als Aktivität und eine sinnerfüllte Aufgabe. Auch hat die Politik dafür zu sorgen, dass das Berufsbild des/der Altenpflegers/Altenpflegerin seiner wachsenden Bedeutung entsprechend ideell und finanziell aufgewertet wird. Darüber hinaus wird sie den Mittelzufluss für die gesundheitliche und pflegerische Versorgung neu zu gewichten haben: Mehr Mittel sind bereitzustellen für die zunehmende Zahl der chronisch Kranken und Pflegebedürftigen, weniger für die Akutmedizin, von der immer weniger Bürger profitieren. Der Sachverständigenrat zur Begutachtung der Entwicklung im Gesundheitswesen legte zudem schon im Jahr 2002 dar, dass mindestens 20 % aller Gesundheitsausgaben für unnütze Behandlungen verschwendet werden. Nicht mehr Mittel müssen also, zumindest nicht gegenwärtig, in unser Gesundheitswesen einfließen, vielmehr sind sie bedarfsgerechter zu verteilen.[6] Zigtausenden, insbesondere jüngeren Menschen ohne Perspektive auf dem Arbeitsmarkt könnte im Übrigen mit den für die personalintensive Versorgung Pflegebedürftiger frei werdenden Mitteln nach einer entsprechenden Ausbildung eine befriedigende und sinnvolle Lebensperspektive eröffnet werden.

Doch auch kurz- und mittelfristig können Veränderungen in Gang gesetzt werden, die gerade die Lage pflegebedürftiger Heimbewohner verbessern helfen: Eine unabhängige, auch von Bürgern getragene Heimbesuchskommission mit Sanktionsbefugnissen wäre ein wichtiger Schritt. Die ärztliche Versorgung von Heimbewohnern bedarf dringend der Neuorganisation, die, soweit von niedergelassenen Ärzten die medizinische Versorgung von Heimbewohnern erwartet wird, einer angemessenen Vergütung bedarf.

Am ehesten trüge die Wiedereinführung eines verantwortlichen »Heimarztes« den Bedürfnissen der Heimpflege Rechnung: Inadäquate, für die Pflegeheimbewohner belastende und zudem kostenintensive Klinikeinweisungen, die üblicherweise von nicht ärztlichem Personal veranlasst werden, sowie die andererseits trotz dringlicher Indikation unterlassene Einweisung beispielsweise dementer Heimbewohner durch den Sozialpsychiatrischen Dienst könnten so am ehesten vermieden werden. Außerdem unterläge die Grundversorgung mit Nahrung und Flüssigkeit einer kontinuierlichen und engmaschigen Kontrolle. Die Angemessenheit der Indikationsstellung zur Einschränkung der Bewegungsfreiheit, zur künstlichen Ernährung und Harnableitung wäre ebenfalls eher gewährleistet als unter den jetzigen Bedingungen.

Allerdings setzt all dies unabhängige Ärzte voraus, die sich weder zum Werkzeug der Heimträger noch anderer Interessengruppen machen lassen. Mediziner, die die ärztliche Versorgung Pflegebedürftiger als verantwortungsvolle Aufgabe und Herausforderung begreifen und nicht als eine »letzte Wiese« der Medizin, die nur diejenigen Ärzte betreten, die auf den vermeintlich attraktiveren Feldern der Akutmedizin chancenlos geblieben, vielleicht auch gescheitert sind.

Abgesehen von den seit Langem schon zu Recht beklagten personellen Engpässen in allen Sektoren der Pflege ist sie selbst – wen wundert's in einem überbürokratisierten Staat wie dem unsrigen – von einem geradezu grotesken Missverhältnis von Pflegedokumentation und Pflegeleistungen zulasten Letzterer gekennzeichnet. Andererseits fehlen häufig, gerade bei Klinikeinweisungen, durchaus vorhandene Patientenverfügungen sowie Angaben und Dokumente zum Krankheitsverlauf, die für den weiteren Behandlungsgang entscheidend sein können.

»Manchmal sehen wir wochenlang keinen Arzt hier«, wirft mir eine Jungschwester zu, die gerade einen Wachkomapatienten mittels einer 500-ml-Spritze über eine PEG-Sonde »füttert«. Für 24 Schwerstpflegebedürftige ist sie heute Nacht zuständig. Den Notarztwagen hatte sie gerufen – in manchen Großstadtbezirken betreffen mehr als die Hälfte aller Notarztwageneinsätze Pflegeheime! –, weil sie nicht sicher war, ob der leblos wirkende Alte, den sie da während ihres ersten Rundganges vornübergebeugt im Sessel seines Zimmers sitzen sah, tatsächlich tot war oder ob »da vielleicht noch etwas zu machen sei«.

Ich hatte seinen Tod festgestellt – 800 Euro kostete dieser Einsatz –, hatte meinen Defibrillator geschultert und wollte zusammen mit dem Rettungssanitäter gerade das Heim verlassen, als sie mich noch einmal aufgeregt zurückrief: »Die Frau in der 13, die ist völlig verschleimt und wird mir immer wieder blau, können Sie da bitte noch mal so nett sein und Sekret absaugen? Mein Sauger ist defekt!« In der 13, Einzelzimmer, liegt Gertrud L., Schweiß auf der Stirn, tief eingesunken die Wangen, auf ihren Lippen platzende Schleimblasen, die Zunge wie rohes Fleisch, die Handgelenke mit Mullbinden am Bettrahmen befestigt, »damit ihr nichts zustößt«. Bewusstlos seit einer inoperablen Hirnblutung, wird sie hier seit acht Monaten gepflegt, eine endlos Dahinsiechende. Beim Absaugen assistiert mir die Schwester. »Wenn die meine Mutter wäre«, und mit einem letzten Blick auf die Greisin versichere ich mich meiner Worte, »einschlafen ließ ich sie – für immer.«

Angesichts der erbärmlichen und hoffnungslosen Lage allzu vieler Pflegebedürftiger bleiben Scham und Zorn. Scham, weil eine Gesellschaft, die sich ihr gesundheitliches Wohlergehen mehr als 250 Milliarden Euro jährlich kosten lässt, ihre Gebrechlichsten zu Almosenempfängern degradiert, nicht wenigen das Nötigste vorenthält und manche gar regelrecht verenden lässt. Scham auch, weil nicht wenige Junge die Gesetzliche Pflegeversicherung als Alibi dafür betrachten, ihren Alten Zuwendung und Sorge zu entziehen oder sich sogar an ihnen zu bereichern.

Zorn, weil die Ärzteschaft, seit Langem unfähig zur Selbststeuerung, sich ihre Ertragslage mehr angelegen sein lässt als die Erfüllung ihres Versorgungsauftrags. Zorn, weil die Krankenkassen immer noch unendliche Mittel für überflüssige Leistungen und andere Quacksalbereien ausgeben, die Finanzierung des wirklich Unverzichtbaren aber auf der Strecke bleibt. Zorn schließlich auch auf eine Politik, die ihrer vornehmsten Aufgabe, das Gemeinwohl zu gestalten, im Gesundheitswesen nicht angemessen nachkommt, weil sie die Versorgungsnotwendigkeiten einer rapide alternden Gesellschaft in ihrer Dringlichkeit unterschätzt.

Ein Drittel der Bundesbürger erwägt einer im Januar 2007 durchgeführten repräsentativen Umfrage der Gesellschaft für Konsumforschung (GfK Nürnberg) zufolge, sich im Falle eigener Pflegebedürftigkeit das Leben zu nehmen, um nicht auf die Hilfe anderer angewiesen zu sein.[7] Die näheren Motive, die die Befragten dazu veranlassten, diesen bestürzenden Ausweg zu wählen, ermittelte man nicht. Aber ist es wirklich abwegig anzunehmen, dass dieses erschütternde und für unsere Gesellschaft zutiefst blamable Umfrageergebnis auch eine Antwort auf die aktuelle Realität Pflegebedürftiger und das für viele Bürger sich am Horizont abzeichnende künftige Versorgungsinferno in unserem Land darstellt?

Verordnetes Leid –
Das Fiasko der Schmerztherapie

»Alkaloide! Geben Sie dem Mann Alkaloide, bevor Sie ihm seine Diagnose eröffnen… Nehmen Sie retardiertes Morphin!… Er wird es ohnehin dauerhaft brauchen und knausern Sie nicht mit der Dosis! Ich will Herrn K. bei der nächsten Visite lächeln sehen!« Jahre zurück liegt dieser Satz meines Lehrers und Freundes Professor D. Alkaloide! – Wie hatte er diesen Begriff, der eine Gruppe basischer Pflanzenstoffe, besser bekannt unter der Bezeichnung Opiate, zum Klingen gebracht: klagender Seufzer und zugleich euphorische Offenbarung. D. war kein Bewunderer Albert Schweitzers, aber den ihm zugeschriebenen Satz »Ohne Morphium möchte ich kein Arzt sein« hatte er, dem auch die Leitung der internistischen Intensivstation der Klinik oblag, sich zu eigen gemacht wie kein Arzt, den ich vor oder nach ihm kennenlernte. Nichts konnte ihn so sehr aufbringen, nichts vermochte in seinen Augen einen Assistenten so sehr in Ungnade fallen zu lassen wie ein Patient, der unter Schmerzen litt. Jemanden nicht ausreichend mit Schmerzmitteln behandelt zu haben war für D. unverzeihlich und gleichbedeutend mit einem schweren Behandlungsfehler.

Ich hatte gerade mit ihm die Visite beendet und die Tür des letzten Krankenzimmers hinter uns geschlossen. Am Bett des 45-jährigen Werbekaufmanns Werner K. hatten wir gestanden. Angst und Beklommenheit hatten aus seinem noch so jugendlichen Gesicht gesprochen. Ob denn der abdominelle CT-Befund seine Diagnose nunmehr hätte klären können, hatte er mit weit aufgerissenen Augen gefragt. D. hatte ihm die Diagnose eigentlich schonungsvoll hier und jetzt eröffnen wollen, sich dann aber sehr kurzfristig anders entschieden, als er die Panik in Werner K.s Gesicht sah. Mit einem beiläufig hingeworfenen »extra muros« hatte er mir zu verstehen gegeben, dass er die Mitteilung der Diagnose unter diesen Bedingungen für unzumutbar hielt und die Umstände seiner Aufklärung und den Fortgang der Behandlung zunächst ohne Beisein des Patienten mit mir erörtern wollte.

Sein Hausarzt hatte Werner K. wegen unklarer Gewichtsabnahme, anhaltender Appetitlosigkeit und nachlassender Leistungsfähigkeit vor einigen Tagen eingewiesen. Seit gestern Abend stand die Diagnose fest: Magenkarzinom mit Einbruch in die Leber, Lymphknotenbesiedlung und beginnender Hautmetastasierung. Mäßige Anämie. Insgesamt foudroyanter Verlauf. Klinisch ganz im Vordergrund: Widerwillen gegen Speisen, Agitiertheit und Angst. Schmerzen erträglich bisher.

»Extra muros« gab es zwischen D. und mir, was das therapeutische Vorgehen betraf, nicht viel zu erörtern. Für ein kurativ-operatives Vorgehen war der Tumor zu weit fortgeschritten, allein eine palliative Behandlung einschließlich einer bei einem Magenkarzinom nur sehr begrenzt wirksamen Chemotherapie machte Sinn.

Während der Visite hatte ich Herrn K. angesehen, wie er sich quälte. Er ahnte, von einer besorgniserregenden Erkrankung befallen zu sein. Durch eine Schwester ließ ich ihm sofort nach meiner kurzen Konsultation mit D. eine Tablette Morphin verabreichen. Als ich zwei Stunden später bei ihm war, um mit ihm zu sprechen, hatte das Mittel seine Wirkung entfaltet: Er war ruhiger und seine gespannte Bangigkeit hatte sich verflüchtigt. Ich saß am Fußende seines Bettes und wir sahen uns an. Seinem Blick nicht auszuweichen fiel mir schwer und ich spürte, dass jetzt kein Weg an der Wahrheit vorbeiführte. Doch ich wollte mit ihr nicht taktieren, ich wollte Hoffnung vermitteln. Wirkliche, belastbare Hoffnung. Aber war das überhaupt möglich?

»Sagen Sie mir, was es ist«, sagte er tonlos.

»Es ist ein Magentumor, der bereits in die Leber eingewachsen ist… So etwas zu operieren ist heikel. Deshalb schlagen wir Ihnen eine Chemotherapie vor. Und darüber hinaus können wir viel für Ihr Wohlbefinden tun.«

Ich hatte »es« gesagt, tonlos, gleich ihm. Ich war erleichtert.

»Was haben Sie mir gegeben?«

»Morphin.«

»Morphin?«, fragte er ungläubig. Sein Blick wandte sich zum Fenster, um dann langsam zu mir zurückzukehren.

»Es fühlt sich gut an. Ich sehe Sie wie durch ein umgekehrt gehaltenes Fernglas, weit weg, und doch mit großer Schärfe. Magenkrebs – so etwas in der Richtung dachte ich mir; auch mein Vater starb an diesem Tumor. Wie stehen meine Chancen?«

»Das hängt von den seelischen und körperlichen Kräften ab, die Sie aufbieten können, und davon, ob und wie die Chemotherapie greift.«

Ich atmete auf. Zweifellos hatten die »Alkaloide« fürs Erste gewirkt. In Erwartung weiterer Fragen sah ich ihn an. Doch er schwieg.

Wer ärztliche Hilfe sucht, erhofft Heilung, wenigstens aber ein erträgliches Leben mit der Krankheit. Leben mit der Krankheit bedeutete für Werner K., zu sterben, in nicht allzu ferner Zukunft. Ahnte er das?

Seine Familie stand tagelang unter Schock. Tränen. Verzweiflung. Fragen. Kein Mittel? Keine Rettung? Er hingegen schien von einem gewissen Gleichmut, geradezu stoisch, was mich sehr irritierte. Ein junger Mann, der ich hätte sein können, im Griff einer tödlichen Erkrankung. Kein Aufbäumen, kein Hadern? Sollte das erst noch kommen? Was ging in ihm vor? War es das Morphin? War diese Substanz nicht nur ein

Mittel gegen Schmerz und Angst, sondern auch eines, das Trugbilder erzeugt, mächtiges pharmakologisches Blendwerk, das, bei allen erwünschten Wirkungen, denjenigen, der es sich einverleibt, auch seiner selbst entfremdet? Ihn einer existenziellen Täuschung aussetzt, ihn letztlich auch seinem eigenen Sterben entfremdet, es bagatellisiert und »wie durch ein umgekehrt gehaltenes Fernglas« erscheinen lässt? War es das, was das Sterben unter Morphinpräparaten erträglich machte?

Wirklich befriedigende Antworten hierauf existieren bis heute nicht und werden wohl auch in Zukunft kaum zu erwarten sein, weil Experimente an und mit Sterbenden sich verbieten. Allein Aussagen von Patienten mit einem morphinpflichtigen Schmerzsyndrom können Hinweise geben: Es ist ein tiefes Gefühl der Ruhe und Entspannung, das unter diesem Mittel von ihnen Besitz ergreift. Der Schmerz erlischt keineswegs; vielmehr stellt sich eine eigenartige Indifferenz ihm gegenüber ein, von manchen auch als »Distanzierung« vom Schmerz beschrieben, was der Beschreibung vom »umgekehrt gehaltenen Fernglas« nahekommt.

Wir verlegten Werner K. für die Chemotherapie in die onkologische Abteilung eines anderen Krankenhauses. Von den dortigen Kollegen erfuhr ich, dass seine »Gefasstheit« von Dauer war, seine Morphindosis jedoch erhöht werden musste. Die Chemotherapie – war es wirklich die Chemotherapie? – verlängerte sein Leben um 14 Monate. Von seinem Hausarzt erfuhr ich, dass er friedlich starb, umsorgt von seiner Familie und einem ambulanten Hospizdienst.

Aus der Behandlung terminal kranker, insbesondere an einem Tumor im Spät- oder Endstadium leidender Menschen waren und sind starke Schmerzmittel nicht wegzudenken. Es gehört zu den bedeutenden Errungenschaften der Medizin des letzten Jahrhunderts, dass sie ein Arsenal unterschiedlichster Arzneimittel und anderer schmerztherapeutischer Interventionen entwickeln und bereitstellen konnte, das es gestattet, jeden denkbaren Schmerz mit nur ganz wenigen Ausnahmen wirksam zu behandeln, das heißt, wenn nicht komplett zu beseitigen, so doch ihn zumindest ins Erträgliche zu wenden.

Umso erstaunlicher und unverständlicher ist es, dass auch heute noch – folgt man den Aussagen medizinischer Fachpublikationen wie auch denen der allgemeinen Presse – eine enorme Anzahl von Patienten mit schweren chronischen Schmerzen angesichts eines nahenden Lebensendes, in Deutschland mangelhaft oder völlig ungenügend schmerztherapeutisch versorgt ist.

Die Ausgangslage in Deutschland ist in der Tat dramatisch, was die folgenden Fakten und Zahlen belegen[1]:

– Jeder vierte Patient sucht wegen Schmerzen einen Arzt auf.

– Mindestens elf Millionen Menschen, so eine valide Schätzung, leiden deutschlandweit an chronischen Schmerzen auf sogenanntem »Hausarztniveau«, das heißt Schmerzen, mit deren wirksamer Behandlung ein Hausarzt nicht überfordert ist.

– 900 000 Bundesbürger leiden an Schmerzzuständen, die einer speziellen schmerztherapeutischen Behandlung bedürfen. Für sie stehen in Kliniken oder Praxen jedoch nur 1000 Schmerzspezialisten (Algesiologen) zur Verfügung. Die Fachgesellschaften beziffern die Kapazität einer schmerztherapeutischen Einrichtung auf maximal 300 Patienten, so dass davon auszugehen ist, dass zwei Drittel dieser Patienten inadäquat behandelt werden.

– Unerträgliche Schmerzen sind die Ursache für etwa 3000 Suizide.

- Nur 35 % aller Patienten mit chronischem Schmerz werden kontinuierlich (über wenigstens ein Jahr) medikamentös versorgt.

- Chronische Schmerzpatienten benötigen im Durchschnitt zwölf Jahre, bis ihnen kompetent geholfen wird.

- Tumorschmerzpatienten haben durchschnittlich Kontakt zu fünf Ärzten während eines Zeitraums von zwei Jahren, ehe sie schmerztherapeutisch befriedigend behandelt sind, und dies, obwohl das Auftreten von Schmerzen im Rahmen einer Tumorerkrankung zumeist erst dann auftritt, wenn das Wachstum des Tumors bereits weit fortgeschritten und das Lebensende absehbar ist.

- Die in Pflegeheimen beschriebene Häufigkeit von Schmerzzuständen (Schmerzprävalenzen) liegt zwischen 49 % und 83 %.

- Deutschland findet sich beim medizinischen Verbrauch starker Schmerzmittel (Opioide) unter den hoch industrialisierten Ländern immer noch bei den Schlusslichtern.

- Allein bei der Behandlung von Tumorschmerzpatienten mit Morphin erhalten 85 % der Patienten keine angemessene Dosis. Im Klartext heißt dies: Etwa 190 000 Patienten mit Tumorschmerzen werden in Deutschland nicht ausreichend versorgt.

Aufhorchen lassen beispielsweise auch die Ergebnisse des Survey of Chronic Pain in Europe unter knapp 50 000 Patienten[2]:

- 20 % der Befragten gaben an, »dass mein Arzt nicht glaubt, dass meine Schmerzen ein Problem sind«.

- 22% sagten:»Mein Arzt fragt mich nie nach meinen Schmerzen.«

- 28% glauben,»dass mein Arzt nicht weiß, wie er meine Schmerzen kontrollieren soll«.

- 43% gehen davon aus,»dass mein Arzt eher meine Krankheit als meine Schmerzen behandeln würde«.

Wie sind diese bestürzenden Zahlen und Fakten zu erklären? Warum wird in einem Land, das weltweit die zweithöchsten Pro-Kopf-Ausgaben für die Gesundheit aufwendet, einem zentralen Teil des ärztlichen Auftrags, der Linderung von Schmerz, so wenig Aufmerksamkeit geschenkt? Über Jahrhunderte – bis zu den Anfängen der wissenschaftlichen Medizin gegen Ende des 19. Jahrhunderts – verfügte die Medizin tatsächlich nur über wenige Mittel und Verfahren, die Kranken wirkliche Hilfe und Erleichterung brachten. Zumeist handelte es sich, wie etwa beim Schröpfen, um unwirksame Heilmethoden, nicht selten aber auch um aus heutiger Sicht stark wirkende und risikoreiche Therapien oder Arzneien, sogenannte»Heroica«, die die Patienten eher weiter schwächten, wie beispielsweise der verbreitete Aderlass, wenn nicht sogar vergifteten, wie die besonders in Süddeutschland im 18. und 19. Jahrhundert übliche Behandlung des Fiebers mit Arsen belegt.

Opium und das in ihm enthaltene Hauptalkaloid Morphin gehörten zu den wenigen»Heroica« der Medizin, die vermutlich schon seit mehr als 2000 Jahren bei schwerer Krankheit effektive Hilfe nicht nur versprachen, sondern auch tatsächlich brachten. Heroica, also Heroische Mittel und Therapien, waren solche, die eine starke Wirkung entfalteten und deren Verordnung und Einsatz eine gewisse ärztliche Risikofreude voraussetzten. Und weil Opium und sein eigentlicher Wirkbestandteil Morphin eine so nachhaltige und überzeugende Wirkung hatten, nämlich Angst und Schmerzen nahmen, galt es jahrhundertelang als ein Panazee, ein Allheilmittel. Seine Abgabe und Verordnung unterwarf man erst mit dem Beginn des 20. Jahrhunderts zunehmend einer gesetzlichen Regulierung, nachdem seine abhängigkeitsbildenden Eigenschaften bei unsachgemäßer Anwendung immer deutlicher zutage getreten waren. Bei einer Unzahl von Beschwerden wurde es ärztlich verordnet, bei banalem Husten ebenso wie bei Verwirrtheit, bei Schwindel ebenso wie beim Tumorschmerz. Es zeigte eine so überwältigende Wirkung in der Bekämpfung vieler Symptome – bei Weitem nicht nur des Schmerzes –, dass deren Verschwinden lange Zeit für die erfolgreiche Behandlung der ihnen zugrunde liegenden Erkrankung selbst gehalten und sein Abhängigkeitspotenzial entweder nicht erkannt oder unterschätzt wurde.[3]

Zwar hat Morphin den Status eines Allheilmittels längst eingebüßt, doch immer noch muss sich die Qualität neu entwickelter starker Schmerzmittel an der des Morphins messen lassen. Noch immer gilt Morphin vielen Ärzten als der Goldstandard in der Schmerzbehandlung, und tatsächlich gibt es auch zu Beginn des 21. Jahrhunderts kein Arzneimittel, das die schmerz- und angstlösende Wirkung des Morphins übertrifft.

Dennoch begleiten Vorbehalte, Legenden und Missverständnisse hartnäckig die Verordnung von und die Behandlung mit Morphin seit mehr als 100 Jahren. Neben gravierenden Ausbildungslücken im Medizinstudium und der Facharztweiterbildung im Hinblick auf die Schmerzbehandlung, einem Mangel an schmerztherapeutisch versierten Allgemeinärzten, fehlender Kooperation zwischen den verschiedenen ärztlichen Fachrichtungen sowie der nicht angemessenen Vergütung schmerztherapeutisch tätiger Fachärzte gehören sie auch heute noch zu den nicht zu unterschätzenden Ursachen der Unterversorgung zahlloser Schmerzpatienten in Deutschland.

Die Vorbehalte und Legenden, die den therapeutischen Einsatz der Opioide, zu denen das Morphin als bedeutendstes gehört, seit einem Jahrhundert begleiten und behindern, lassen sich unter dem Begriff der *Opiophobie* zusammenfassen. Sie ist ganz allgemein definiert als zögerliche bis ablehnende Haltung, Opioide bei schweren Schmerzen ärztlich zu verordnen oder als verordnete Arzneimittel patientenseitig einzunehmen. Letzteres ist eher selten der Fall.

Eine Quelle der Opiophobie rührt daher, dass Opium und Morphin im Zuge ihrer missbräuchlichen Verwendung spätestens seit den 1920er Jahren der Nimbus der Dekadenz, des Außenseitertums und der Todesnähe anhaftet, personifiziert beispielsweise in der Tänzerin Anita Berber oder dem Schriftsteller Klaus Mann. Beide starben einen frühen Tod und gelangten als »Morphinisten« zu trauriger Berühmtheit. Das öffentliche Bewusstsein, von dem das ärztliche keineswegs ausgenommen ist, neigte seit jener Zeit dazu, Morphin und seine Abkömmlinge mehr oder weniger offen als Drogen zu dämonisieren und damit seine überragenden schmerzstillenden und spannungslösenden Eigenschaften als Arzneimittel zu übersehen und zu entwerten. Missbrauch, kriminelles und süchtiges Verhalten gingen eine heillose Verbindung miteinander ein, die sich tief im Zeitgeist verankerte und einer rationalen Drogenpolitik nur allmählich zum Durchbruch verhalf: Hat die »Droge« Morphin (gleiches gilt für ihren Abkömmling Heroin), so das Urteil einer immer noch wenig aufgeklärten Öffentlichkeit, erst einmal von einem Menschen Besitz ergriffen, lässt sie ihn nicht mehr los. Vielmehr korrumpiert sie ihn moralisch, treibt ihn in die gesellschaftliche Isolation und zwingt ihn in eine Spirale von Dosissteigerung und Verelendung, die sein Leben allzu oft in einem vorzeitigen und grausamen Tod enden lässt.

Warum aber geraten Schmerzpatienten keineswegs in jenen Teufelskreis, der sie letztlich in die klassische Junkie-Existenz abdriften lassen müsste? Warum können Schmerzpatienten, die korrekt auf ein Opiat eingestellt sind, mit gleicher Sicherheit ein Fahrzeug führen wie gesunde Personen? Warum werden sie weder kriminell noch süchtig? Wenn Opiate auf das Zentralnervensystem in therapeutischer Dosierung einwirken, führen sie zu Indifferenz gegenüber Schmerz und einem tiefen Gefühl der Ruhe und Entspannung. Ist die Dosis hoch genug, stellt sich eine so ausgeprägte Schmerzdistanzierung ein, dass durchaus chirurgische Eingriffe möglich sind. Begrenzt wird ihr klinischer Einsatz zu diesem Zweck aber durch eine dosisabhängige Atemdepression. Therapeutisch werden Opiate daher bei Schmerzpatienten nahezu immer in Dosierungen eingesetzt, die einerseits ausreichende Schmerzlinderung gewährleisten, andererseits aber die Klarheit des Bewusstseins und die Atmung nicht beeinträchtigen.

Für die *Qualität* der Opiateffekte sind neben der Höhe der Dosis und dem Einnahmeweg (oral, intravenös) das innere und äußere »Milieu« des Konsumenten oder Kranken ausschlaggebend. Patienten, die Opiate allein aus Gründen der Schmerzlinderung im Rahmen einer schweren Erkrankung und einer ärztlich verordneten Behandlung einnehmen, werden so gut wie nie *psychisch* von ihnen abhängig, das heißt, sie werden *nicht süchtig*. Zwar beobachtet man auch bei Schmerzpatienten nicht selten Toleranzentwicklung im Sinne einer körperlichen Abhängigkeit, die bestimmten zentralnervösen Adaptationsmechanismen geschuldet ist und eine Steigerung der Dosis notwendig macht, jedoch nie das für Morphinisten oder Heroinabhängige so typische quälende Verlangen nach der Droge (»Craving«) mit all den katastrophalen Folgen, seien es nun die körperliche und soziale Verelendung der Konsumenten oder die Drogenkriminalität. Ein Opiatkonsument wird praktisch nie zum klassischen Süchtigen durch den bloßen Gebrauch der Substanz, sondern erst dann, wenn der Gebrauch zum Teil einer fatalen *Trias* wird:

– Konsum in hoher Dosis und auf intravenöser Route, die es schnellstens im Zentralnervensystem anfluten lässt (»Kick«)
– Konsum vor dem Hintergrund einer psychischen Stresssituation oder angetrieben durch die Suche nach euphorischen Zuständen
– Konsum innerhalb einer desolaten sozialen Umgebung

Zahlreiche wissenschaftliche Untersuchungen bestätigen, dass das Risiko für opiatgebrauchende Schmerzpatienten, süchtig zu werden, so gut wie inexistent ist. Schon 1980 konnte eine beeindruckende amerikanische Studie zu dieser Frage klare Ergebnisse liefern: Von 11.882 Schmerzpatienten, die über unterschiedlich lange Zeiträume mit Opiaten behandelt wurden, entwickelten nur vier Patienten, die 0,03 % aller Behandelten entsprechen, süchtiges Verhalten.[4]

Durch psychologische Tests und moderne bildgebende Verfahren konnte ebenfalls gut belegt werden, dass Opiate zwar die Schmerzempfindung, nicht aber – wie oft befürchtet – Aufmerksamkeit oder Konzentrationsfähigkeit vermindern. Wie zum Beispiel eine Arbeitsgruppe um den Hamburger Wissenschaftler Burkhart Bromm mithilfe der Magnetenzephalografie zeigte, wird die »emotional-aversive« Schmerzkomponente, mit anderen Worten die Qual, in den limbischen Strukturen des Gehirns durch Morphin stark abgeschwächt, während die »rational-diskriminative« Komponente anders als unter echten Sedativa nur wenig verändert wird.[5]

Als die 48-jährige Anette H. als Patientin zu uns auf die Allgemeine Innere Abteilung kam, hatte sie bereits eine mehrmonatige Odyssee durch Praxen verschiedener Ärzte hinter

sich. »Chronische Rückenschmerzen«, »Osteoporose«, »Meno-
pausen-Beschwerden«, »psychosomatischer Beschwerdekom-
plex«; so lauteten nur einige der Diagnosen, die sie mitbrachte.
Die Ärzte hatten ihr Paracetamol und Aspirin, Novalgin, verschiedene Psychopharmaka, Kurzwelle und ABC-Pflaster verordnet, jedoch ohne wirklichen Erfolg – die Schmerzen blieben. Eine Akupunkturbehandlung hatte Anette H. aus eigener
Tasche bezahlt, was ihr als Bürokraft mit einer Teilzeitstelle in
einer Autowerkstatt, Ehefrau eines Maurerpoliers und Mutter
zweier Kleinkinder nicht leichtfiel.

Sie war eine von Hunderttausenden Patienten, die täglich die
Praxen von Hausärzten und Orthopäden bevölkern und von
ihnen mit dem diagnostischen Etikett »Somatisierungsstörung«
versehen werden, einer häufig diagnostizierten Erkrankung,
deren Symptome – zum Beispiel Schmerzen, Panikattacken,
Essstörungen, Verdauungsbeschwerden – oftmals Ausdruck
ausgeprägter Lebensunzufriedenheit, mangelnden Selbstwert-
gefühls, von Versagensängsten oder sozialer Isolation sind. Eine
Diagnose zudem, die oftmals von Ärzten vorschnell gestellt
und wenig ernst genommen wird. Mehrfach war Frau H. zwar
körperlich untersucht, abgehorcht und abgetastet worden; eine
mäßig gradige Anämie aufgrund starker Periodenblutungen
hatte man ihr bescheinigt; selbst einen Neurologen hatte der
Hausarzt hinzugezogen, doch zur Diagnose einer »richtigen
Krankheit« war es nicht gekommen. Schließlich hatte sich
Anette H. selbst in die Aufnahmestation unseres Krankenhauses
eingewiesen, weil sie die Schmerzen nicht mehr ertrug.

Während der Eingangsuntersuchung fiel auf, dass ihre
Schmerzen, ungewöhnlich für einen Patienten mit klassischem
muskulär bedingtem Rückenschmerz oder Bandscheibenvor-
fall im Lendenbereich, auch im Bereich der Brust- und Halswirbelsäule bestanden. Zudem hatte sie an Gewicht verloren
und gewisse Blutwerte, die auf eine Erkrankung hinwiesen,
die auch die Knochen befallen hatte, waren deutlich erhöht.

Die weiteren diagnostischen Schritte, die eine Mammografie, eine Computertomografie von Brust- und Bauchraum, eine Magen- und Darmspiegelung sowie eine Szintigrafie des Skeletts umfassten, ließen nur eine Diagnose zu: Knochenmetastasen bei unbekanntem Primärtumor.

Ihrem Ehemann hatte ich die Diagnose, wichtiger noch, die Prognose ihrer Erkrankung, eine infauste nämlich, so der Medizinerjargon, am Abend des Tages eröffnet, an dem der knochenszintigrafische Befund letzte Sicherheit gebracht hatte. Infaust – ein Wort wie ein Fallbeil – es bedeutet so viel wie aussichtslos, unheilvoll, todgeweiht. Direkt von seiner Baustelle war Herr H. gekommen, in Arbeitsstiefeln, eine Pudelmütze auf dem Kopf, hinter dem Ohr eine Zigarette, Zementspritzer auf dem Handrücken.

»Doktor«, hatte er mich unter Tränen gefragt, »mein Leben und das meiner Frau – bisher war es nur Plackerei! Metastasen, sagen Sie bitte, das ist doch … wenn ein Krebs gestreut hat. Ist das wirklich wahr?«

Nie hatte ich so unmittelbar Verzweiflung gefühlt. Nie war ich einem mir fremden Menschen in seinem Schmerz so nah gekommen. Und ich spürte, dass mir Tränen in die Augen traten.

»Bitte, Doktor, nehmen Sie ihr den Schmerz, aber sagen Sie ihr nicht alles, bitte, der Kinder wegen, wir brauchen sie doch.« Ich versprach ihm beides.

Sie war eine stille und unauffällige Frau, die Lasten und Widrigkeiten zu ertragen hatte lernen müssen. Auch die Tumorschmerzen brachten sie nicht aus der Fassung. Sie klagte selten und auch dann eher verhalten, aber ich nahm wahr, wie der Schmerz sie verändert haben musste: ihre Körperhaltung und ihre Bewegungen, die jegliche Geschmeidigkeit vermissen ließen; ihr zu einem Strich geschlossener Mund; ihr Blick suchend, um irgendwo Halt und Ruhe zu finden. Eine Frau, die schweigend standhielt.

Wir verordneten ihr nach Rücksprache mit Ärzten der Gynäkologischen Abteilung Tamoxifen, ein Antiöstrogen mit einer das Tumorwachstum hemmenden Wirkung, sowie mehrfach täglich retardiertes (verzögert freigesetztes) Morphin. Die Wirkung, die wir erhofft, ja geradezu herbeigesehnt hatten, trat tatsächlich ein: Zwar litt sie während der ersten Tage unter Übelkeit – eine häufige Nebenwirkung zu Beginn einer Opiatmedikation –, doch sie verflüchtigte sich rasch und es kam trotz ihrer schweren Erkrankung in ihr wieder etwas zum Vorschein, was der Schmerz verschüttet hatte: Eine gewisse Lebhaftigkeit stellte sich ein, ihre Gesichtszüge entspannten sich und, was mir besonders auffiel, sie suchte Kontakt und sprach mit anderen Patienten.

Irgendwann kam sie zu mir:»Zum ersten Mal seit langer Zeit bin ich schmerzfrei, Doktor, nur mein Schlafbedürnis ist größer als sonst.«

Sie, vom Tod gezeichnet, lächelte, während sie sprach. So sehr also konnten, wenn auch vielleicht nur für eine begrenzte Zeit, Erleben und Wirklichkeit auseinanderfallen.

»Ein schöner Erfolg, ich freue mich mit Ihnen.«

Bisher hatten sie und ich kein Wort über ihre Krankheit verloren und keinesfalls wollte ich sie in ihrer Gelassenheit aufstören. Aber konnte es nicht sein, dass sie von mir ein Signal erwartete, mit ihr über ihr Sterben zu sprechen? »Frau H.«, sagte ich zögerlich,»wenn Sie Fragen an mich haben sollten, jetzt oder vielleicht auch morgen: Ich bin jederzeit für Sie zu sprechen.« Und das hatte ich so gesagt, dass sie es nicht als eine Floskel verstehen konnte.

Nein, sie stellte mir keine Fragen. Und dabei blieb es. Ich entließ sie 14 Tage nach ihrer Aufnahme in recht stabiler Verfassung. Ein niedergelassener Onkologe übernahm die weitere Betreuung, hin und wieder telefonierte ich mit dem Ehemann, den ich schweren Herzens darüber aufklärte, dass die Lebenserwartung seiner Frau eher in Monaten als in Jahren zu bemessen sei. Dennoch, für einige Monate konnte sie, zum Erstaunen und zur Freude ihres Mannes, sogar in ihren Beruf zurückkehren. Über Monate erhielt sie täglich die gleiche Morphindosis und sie war in der Lage, ihre kleinen Töchter mit dem Auto zum Kinderladen zu fahren.

Zehn Monate später musste Frau H. jedoch erneut über den Rettungsdienst aufgenommen werden. Ihr Ehemann war bei ihr, gefasst und dennoch verzweifelt hielt er ihre Hand. Ich sah ihm an, dass er wusste, jetzt ging es zu Ende. Vor wenigen Wochen hatte sich, so berichtete er, bei seiner Frau ganz allmählich Luftnot eingestellt, nur im Sitzen hatte sie noch schlafen können. Jetzt, trotz hoch dosierter Gabe von Sauerstoff über eine Nasensonde durch die Sanitäter, lag sie schwer atmend auf der Trage, war verwirrt und schweißig. Kein Zweifel, es handelte sich um Symptome, die darauf hindeuteten, dass der Tumor sich in ihrem Körper rapide ausgebreitet haben musste. Eine Computertomografie der Lunge brachte einen unmissverständlichen Befund. Es hatte sich eine ausgedehnte Lymphangiosis carcinomatosa entwickelt: Beide Lungen waren entlang der Lymphwege von zahllosen kleinen Tumornestern durchsetzt, die zur Folge hatten, dass Frau H. zunehmend nach Luft ringen musste. In einer gleichzeitig durchgeführten Computertomografie des Kopfes ließen sich auch Hirnmetastasen nachweisen.

Ich hatte sofort mit Prof. D. Rücksprache gehalten. Wir waren uns einig: Jede weitere Diagnostik erübrigte sich. Keine Intensivstation, keine Beatmung. Frau H. war jetzt eine Sterbende in einer dramatisch schlechten Verfassung. Wer glaubt, Schmerz, und sei er noch so übermächtig, sei das am wenigsten erträgliche Übel in schwerer Krankheit, irrt. Nach Luft ringen, das Gefühl zu ersticken, ist ein Zustand, der wie kein zweiter mit Vernichtungsangst und einem Delirium einhergehen kann: ein Notfall im Sterben. Sofort und mit allen mir zu Gebote stehenden Mitteln musste ich versuchen, diesen entsetzlichen Zustand zu unterbrechen. Fürs Erste gelang dies mit der zügigen intravenösen Injektion mehrerer Ampullen Morphin und Beruhigungsmitteln, die ihr das Bewusstsein nahmen und sie in tiefen Schlaf versetzten.

Eine Linderung ihrer Symptome mit weiterhin *oraler* Verabreichung von Opiaten und sedierenden Mitteln erreichen zu wollen wäre von vornherein zum Scheitern verurteilt gewesen, zumal ihre Morphindosis während der letzten Wochen ambulant schon eine beträchtliche Steigerung erfahren hatte. Ein offensiveres Vorgehen, das einer »palliativen Sedierung« gleichkam – ich hatte es mit der ersten Injektion bereits begonnen –, war unumgänglich.

Palliative Sedierung bedeutet im Prozess des Sterbens die medikamentöse Linderung von Qualen durch Bewusstseinsdämpfung bis hin zu einem narkoseähnlichen Schlaf, ein Vorgehen, das dann gerechtfertigt oder gar geboten ist, wenn die zugrunde liegenden Symptome wie Luftnot, Schmerzen oder Delirium auf eine konventionelle Behandlung nicht oder nicht ausreichend ansprechen.

Gemeinsam beschlossen der Ehemann und ich, sie aus diesem Schlaf, der tatsächlich eine Betäubung war, nicht mehr aufwachen zu lassen. Sie erhielt von mir eine Infusion, die ihr gerade so viel Opiate und sedierende Mittel zuführte, dass sie die Qualen ihres Sterbens nicht erleben musste. Ich konnte es einrichten, sie in ein lichtes Einzelzimmer meiner Station zu verlegen, wo sie 36 Stunden später starb, an der Hand ihres Mannes.

Betäubungsmittel. Zum ersten Mal in meiner ärztlichen Laufbahn hatte dieser Begriff seine abwertende Bedeutung verloren. Was wäre ärztliches Handeln ohne die Möglichkeit, Qual und Schmerz zu betäuben? Was hätte Frau H. durchleiden müssen ohne Betäubungsmittel? Was haben ungezählte Gequälte und Leidende zu allen Zeiten weltweit ohne jene Pharmaka ertra-

gen müssen, ob Tumorkranke oder Infarktpatienten, Minen-
opfer oder Brandverletzte, Verschüttete oder Erstickende?

Die frühe und einseitige Stigmatisierung des Morphins und
seiner Abkömmlinge als »Betäubungsmittel« und »Rauschdro-
gen« hat, historisch betrachtet, Ursachen, die weniger in den
abhängigkeitsbildenden Eigenschaften dieser Arzneimittel als
in ihrer besonders von den Vereinigten Staaten zu Anfang des
20. Jahrhunderts propagierten Dämonisierung zu suchen sind.
Diese resultierte aus der Vorstellung, Drogeneinnahme führe
zu einer »moralischen Zerrüttung des Gehirns«.

Dies hatte zur Folge, dass die internationale Staatengemein-
schaft unter Führung des von den Vereinigten Staaten domi-
nierten Völkerbundes seit 1912 versuchte, den Handel und
Verkehr mit Opiaten durch internationale Verträge zu regu-
lieren und zu kontrollieren, letztlich mit dem Ziel, die Abgabe
von Opiaten und ihren Derivaten auf ihren medizinischen
Einsatz zu beschränken. In den meisten Ländern kam es zur
Schaffung von »Opiatbürokratien«, die für die Umsetzung der
internationalen Genfer Opiumabkommen von 1920, 1925 und
1931 in nationales Recht zuständig waren. Deutschland erließ
nach 1920 mehrere Gesetze (1. und 2. Opiumgesetz), die den
Verkehr mit Betäubungsmitteln und die ärztliche Verordnung
und Abgabe von Betäubungsmitteln streng reglementierten.[6]
Zwar hat die Opiatbürokratie (Bundesopiumstelle) heute an
Bedeutung verloren und die Hürden für die ärztliche Verordnung von Opioiden sind während der letzten Jahrzehnte
niedriger geworden. Doch immer noch müssen Ärzte über
ein spezielles betäubungsmittelrechtliches Wissen verfügen,
besondere Vorschriften einhalten und einen besonderen Auf-
wand treiben, um Schmerzpatienten befriedigend behandeln
zu können: Beispielsweise dürfen sie, von Notfallsituationen
abgesehen, Opiode nur auf speziellen Rezepten, die zudem
der besonderen Sicherung bedürfen und der Aufbewahrungs-
pflicht unterliegen, verordnen, und dies nur bis zu bestimm-

ten festgelegten Höchstdosierungen. Solche Vorschriften erfahren viele Ärzte als Bevormundung und Einschränkung ihrer therapeutischen Freiheit, was zur Folge hatte und hat, dass ihre Bereitschaft zum adäquaten Einsatz von Opioiden in der Schmerzbehandlung sich bis heute weniger nach ihrem therapeutischen Gewinn als vielmehr nach ihrem Missbrauchs- und Abhängigkeitspotenzial richtet. Dies wiederum hat beträchtliche Auswirkungen auf die Güte der Versorgung von Schmerzpatienten. Im Alltag von Stationskliniken und Arztpraxen übersetzt sich diese Perspektive immer noch in »Betäubungsmittelbücher« oder gar »Giftbücher« genannte Dokumente, in denen der Nachweis über den Verbleib jedes verschriebenen, der Betäubungsmittelverschreibungsverordnung unterliegenden Arzneimittels unter Angabe des Namens des Patienten zu führen ist.

Betäubungsmittelrezepte, Giftbücher, Höchstdosierungen. Als gesichert darf heute gelten, dass die Opiatbürokratie den Missbrauch der Substanzen, die es zu kontrollieren galt, niemals hat verhindern und dies auch künftig nicht wird leisten können. Der gewünschte Effekt blieb aus, ein unerwünschter trat stattdessen auf, nämlich die Erhöhung der ärztlichen Verordnungsschwelle, die zahllosen Patienten nach wie vor quälende Leiden beschert.

Insbesondere die Unterversorgung geriatrischer Patienten mit Schmerzmitteln weist Besonderheiten auf, die ihre Leidenssituation gegenüber jüngeren Patienten noch krasser erscheinen lassen. Oft nimmt sie bei alten Menschen selbst ihren Ausgang, wenn sie, durchaus nicht selten, Angehörigen oder Ärzten gegenüber äußern: »Ich darf ja nicht klagen…« Eine resignierende Aussage, die gleichbedeutend damit ist, zu akzeptieren, dass Alter ohne Schmerzen nicht zu haben ist. Das entsprechende Vorurteil besteht oft auch bei Ärzten und Pflegenden, die auf einen solchen Satz gern bedauernd antworten:»Sie sind eben nicht mehr 20«, und damit die

Legende unterstützen, dass Schmerzen nun einmal zum Alter dazugehören. Gänzlich zur Tragödie wird die Situation schmerzgequälter alter Menschen dann, wenn zusätzlich krankheitsbedingte Kommunikationsstörungen bestehen, wie sie zum Beispiel bei schwerhörigen oder dementen Patienten oder solchen mit Sprachverlust nach einem Schlaganfall häufig anzutreffen sind. Die Vermutung, dass überdies eine dem christlichen Menschenbild entlehnte Haltung, die den Schmerz nicht allein als zum Alter, sondern als zur »conditio humana« überhaupt zugehörig und ihn also auch als etwas zu Ertragendes, gar Läuterndes betrachtet, eine Rolle bei manch ärztlicher Verordnung von »Betäubungsmitteln« spielt, zumal bei der Bemessung ihrer Dosierung, liegt nahe, ist aber nur schwer zu belegen.

Eindeutig zu widerlegen ist hingegen ein anderer Vorbehalt, der, obwohl schon vor fünf Jahren wissenschaftlich entkräftet, sich unter Ärzten wie Juristen hartnäckig hält. Bei sachgemäßer Verordnung von Opioiden am Lebensende kann von »indirekter Sterbehilfe« keine Rede sein. Der Terminus »indirekte Sterbehilfe« besagt, dass eine nicht beabsichtigte Lebensverkürzung durch medizinisch indizierte Maßnahmen der Leidensminderung oder Schmerzlinderung (z. B. eine hohe Dosierung eines Opioids) in Kauf genommen werden darf, weil der Leidensminderung ethische Priorität vor der Lebensverlängerung zukommt. Ursächlich für eine unter diesen Bedingungen sich ergebende Lebensverkürzung – so die bisherige, niemals allerdings belegte Lehrmeinung – sei die *lebensverkürzende Wirkung* der Opiate bei terminaler Erkrankung. Die britischen Palliativmediziner Nigel Sykes und Andrew Thorns konnten jedoch schon 2003 in einer groß angelegten Analyse von 17 Studien zur palliativmedizinischen Behandlung, die mehr als 3000 terminal kranke Patienten einschloss, nachweisen, dass bei korrekter Dosierung der Opioide eine lebensverkürzende Wirkung so gut wie ausgeschlossen, ja eher sogar das Gegenteil der Fall ist.[7] Korrekte Dosierung meint hier, dass die Dosierung des Medikaments sich allein an der erfolgreichen Symptomkontrolle orientiert, das heißt, dass so viel und *nur* so viel Opiat verordnet wird, wie zur Aufhebung von Schmerzen oder anderen Symptomen notwendig ist. Unter diesen Umständen ist leicht nachvollziehbar, dass ein schmerzgequälter Mensch, dessen Schmerzen medikamentöse Linderung erfahren, eher länger als kürzer lebt.

Nicht fehlende wissenschaftliche Erkenntnisse oder methodisches Unvermögen sind die Gründe dafür, so zeigen die vorangegangenen Fallgeschichten und die historischen und pharmakologischen Darlegungen, dass zahllose Patienten in Deutschland, zumal Schwerstkranke, schmerztherapeutisch ungenügend behandelt sind. Vielmehr ist es die unzureichende Umsetzung und Anwendung vorhandener Erkenntnisse, die das Fiasko der Schmerztherapie in Deutschland nach wie vor aufrechterhält: Die historisch bedingten Ängste allzu vieler Ärzte in Deutschland, bei Patienten durch eine Schmerzbehandlung Sucht und Medikamentenabhängigkeit hervorzurufen, eine immer noch unangemessen hohe Hürden aufbauende Opiatbürokratie, Ausbildungslücken im Medizinstudium und in der Facharztweiterbildung, mangelndes Interesse praktizierender Ärzte an der Schmerztherapie und die fehlende oder ungenügende Abbildung der Schmerztherapie in Leistungsverzeichnissen und Budgets sind nur die wichtigsten Ursachen, die dazu beitragen, dass Millionen schmerzkranker Menschen in Deutschland nicht die Behandlung erfahren, die möglich ist und auf die sie ein Recht haben.

Es ist wohl dieser Gedanke, der die Deutsche Gesellschaft zum Studium des Schmerzes e.V. im Jahr 2007 eine eigene Ethik-Charta ins Leben rufen ließ.[8] Sie endet mit einem Aufruf an alle Verantwortlichen in der Ärzteschaft und ihren Verbänden, in den Kranken- und Rentenversicherungsträgern und in der Politik, diesem Zustand, der einer hoch entwickelten Gesellschaft unwürdig ist, ein Ende zu setzen. Unwürdig ist dieser Zustand nicht zuletzt deswegen, weil eine unzureichende palliative Schmerztherapie viele Schwerstkranke und Sterbende dazu bringt, nach radikalen Auswegen im Sinne des ärztlich assistierten Suizids oder der aktiven Sterbehilfe zu suchen. So sehr diese beiden »Auswege« grundsätzlich der innerärztlichen und gesellschaftlichen Diskussion bedürfen, so sehr müssen Ärzteschaft und Kostenträger dafür Sorge tragen, dass für schwer leidende Patienten die unzureichende Linderung von Schmerz niemals zum Auslöser dafür werden darf, nach Hilfen zu suchen, die die Grenzen der Palliativmedizin überschreiten.

»Wir rufen Sie an, wenn es so weit ist« –
Von der Kälte des Krankenhausbetriebs

Brief einer »Querulantin«

Dass sich Patienten über ihre Behandlung im Krankenhaus beschweren, ist heute keineswegs ungewöhnlich. Doch bis vor nicht allzu langer Zeit war eine Beschwerde, zumal wenn sie juristisch flankiert und mit finanziellen Forderungen verknüpft war, ein eher seltenes Ereignis, das den Klinikbetrieb nicht sonderlich aufstörte. Heute jedoch legen Patienten ihre Scheu, sich gegen die »weiße Zunft« zu wehren, immer häufiger ab und formulieren ihre Unzufriedenheit unbefangener und selbstbewusster. Nicht allein entschädigungsträchtige Behandlungs- oder Kunstfehler sind Gegenstand ihrer Klagen, sondern oftmals ist es ärztliches oder pflegerisches Fehlverhalten im Sinne mangelnden Einfühlungsvermögens, ausbleibenden Respekts oder einfach fehlender Freundlichkeit, das Unmut hervorruft und Anlass für ein Beschwerdeschreiben gibt. In einer Zeit, in der Krankenhäuser, wer hätte dies vor 20 Jahren für möglich gehalten, mit immer neuen Serviceangeboten um Patienten konkurrieren müssen, um zu überleben, beunruhigt dieses neuartige und »aufmüpfige« Patientenverhalten Ärzteschaft und Klinikträger zusehends, sind doch Art und Häufigkeit von Beschwerden ein nicht zu unterschätzender Indikator für die Versorgungsqualität und den Ruf einer Klinik. Beides wiederum nimmt Einfluss auf ihre Auslastung, die ihrerseits maßgeblich den wirtschaftlichen Erfolg bestimmt, der die Existenz eines Krankenhauses heute sichert.

Die Folge ist, dass jede Beschwerde heute sehr ernst genommen wird. Sie wird dem Qualitätsmanagement der Klinik zugewiesen und es ist keineswegs übertrieben, zu behaupten, dass eine Beschwerde heute wie ein rohes Ei behandelt wird: Gemeinsam mit den Beteiligten der betroffenen Abteilung wird sie gewissenhaft recherchiert, oftmals einem Juristen vorgelegt und in angemessener Frist mit wohl gesetzten Formulierungen vom Leitenden Arzt oder der Leitenden Ärztin beantwortet.

Wenn auch manche Beschwerden von Patienten nicht zutreffende oder nachvollziehbare Behauptungen enthalten und nicht gerechtfertigt erscheinen, so ist doch ein wachsender Teil von ihnen durchaus berechtigt, weil er zutreffende Mängel im Bereich der klinischen Versorgung klar benennt: unzumutbare Wartezeiten in der Notaufnahme; Nicht-einbezogen-Werden in den Gang der Behandlung; unzureichende Aufklärung vor Eingriffen; im Klinikbett vor Untersuchungsräumen wortlos abgestellt werden; endlos nach einer Pflegekraft wegen eines Schmerzmittels oder einer anderen Hilfeleistung klingeln müssen; fehlende Diskretion bei Gesprächen oder Untersuchungen und so weiter. Die Beschwerde des Patienten ist geradezu zum Spiegelbild des Systems geworden. Sie bildet die primär auf unzureichender Personalausstattung und folglich Personalüberlastung beruhenden Unzulänglichkeiten des Krankenhausbetriebs ab und macht sie für die Adressaten der Beschwerde erfahrbar: Zwischen dem, was der Patient erwartet und erwarten darf, und dem, was ihm tatsächlich angeboten wird und widerfährt, zumal Schwerstkranken und Sterbenden, tut sich eine wachsende Kluft auf. Diese erfährt der Patient oder seine Familie zu Recht als tiefe Kränkung, die nach Genugtuung verlangt.

Der Subtext nahezu aller Beschwerden, die sich nicht auf einen konkreten Behandlungsfehler beziehen, beklagt im weitesten Sinn mangelnde Zuwendung, auf die jeder ernsthaft

Erkrankte und erst recht jeder Sterbende besonders angewiesen ist.

Das folgende Beschwerdeschreiben ist von der 78-jährigen Ehefrau eines 80-jährigen terminal kranken Tumorpatienten verfasst und an den Geschäftsführer eines Krankenhauses adressiert worden. In seiner schlichten Sprache, seiner Hilflosigkeit, seinem Detailreichtum und nicht zuletzt seiner kämpferischen Grundhaltung für das würdige Sterben eines Menschen stellt es ein ebenso authentisches wie beschämendes Dokument der Seelenlosigkeit unseres Medizinbetriebs aus der Perspektive einer Angehörigen dar.

Sehr geehrter Herr S.,
mein Mann wurde in der Nacht vom 11. 7. 06 gegen 2 Uhr
über den Notruf der Feuerwehr im Krankenhaus NN aufgenommen. Mein Mann hatte Blut gespuckt in dieser Nacht. Zehn
Tage zuvor war ihm in einem anderen Krankenhaus ein Stent in
die Speiseröhre eingelegt worden, da sein Lungenkrebs in diese
eingebrochen war. Eigentlich wollte ich meinen Mann mit der
Feuerwehr in dieses Krankenhaus fahren lassen, die Feuerwehr
verweigerte das jedoch, obwohl es von uns aus auch nicht weiter
weg lag als Ihr Krankenhaus.

In ihrem Krankenhaus wurden in der Notaufnahme zuerst
andere Fälle versorgt, zum Beispiel Zahnschmerzen; es ging nicht
nach der Schwere der Krankheit, sondern nach der Reihenfolge,
wie die Leute eintrafen. Ich wurde von meinem Mann getrennt
und er wurde auf dem Flur der Notaufnahme abgestellt. Nach
einer Stunde wurde ich zu ihm gerufen. Es wurde mir gesagt,
es sei noch nichts passiert, wir haben zu tun, er müsse noch
warten. Mein Mann hatte Schmerzen. Wir saßen in einer Unter-
suchungskabine mit einer stark kühlenden Klimaanlage (eis-
kalt!). Die Ärztin und ein Pfleger sagten mir, für sie wäre das gut.

Vor der Untersuchung meines Mannes sagte die dienst-
habende Ärztin, mein Mann könnte vielleicht in das Kranken-

*haus, das den Stent gelegt hatte, weiterverlegt werden. Doch
mein Mann brauchte Hilfe, jetzt, und es war inzwischen viel
wertvolle Zeit vergangen. Wir wollten bleiben, weil uns mittlerweile von einem Pfleger gesagt worden war, dass Ihr Krankenhaus auch eine gute onkologische Station hätte. Dann hat die
Ärztin meinen Mann abgehorcht und ihm Novalgin-Tropfen verabreicht, weil die Schmerzen unerträglich wurden. Die Schmerztropfen spuckte er wieder aus, weil er Schluckbeschwerden hatte
(Stent!). Außerdem, mein Mann nahm schon Oxygesic (ein
Opioid; MdR), was sollen da die schwachen Novalgin-Schmerz-
tropfen ausrichten? Die Ärztin meinte dann, mein Mann solle
sich später auf der Station die Schmerztropfen über den Tropf
geben lassen. Dann wurde Blut abgenommen. Jetzt endlich
bekamen wir Decken wegen der Kälte der Klimaanlage.*

*Auf der onkolgischen Station war kein Bett frei, deswegen
musste mein Mann erst mal auf die kardiologische Abteilung.
Es war jetzt etwa 5 Uhr morgens, denn wir mussten auf die
Blutwerte so lange warten, ehe es auf die Station ging. Die
Stationsschwester hat das nicht verstanden, denn Blutwerte
kann man wohl auch telefonisch durchgeben, sagte sie.*

*Am nächsten Tag nachmittags hatte ich mit dem Oberarzt
und dem Stationsarzt ein Gespräch – über den Zustand meines
Mannes. Beide Gespräche (niederschmetternd) fanden auf dem
Flur statt, der Oberarzt lehnte dabei mit angewinkeltem Knie
an der Wand. Er sagte mir, mein Mann würde nicht mehr lange
leben. Mein Mann konnte nicht mehr essen und trinken und
es hat lange gedauert, bis er flüssige Nahrung über den Tropf
bekam. Weitere Gespräche, dass sie meinem Mann zum Beispiel
noch einen Venenzugang legen wollten, fanden immer auf dem
Flur statt. Ich habe meinen Mann täglich dort im Krankenhaus
gewaschen, mein Sohn kam auch, um ihn zu rasieren.*

*Es wurde erneut geröntgt und eine Magenspiegelung durch-
geführt. Auch dieser Untersuchungsraum war kalt und mein
Mann zog sich noch eine Lungenentzündung zu, trotz Impfung*

*gegen Lungenentzündung. Wieder in einem Flurgespräch sagte
ich zu den Ärzten, vor der Visite, es kommt wohl nicht mehr
zum Port legen, darauf erhielt ich keine Antwort. Bei der Visite
am Donnerstag um 10 Uhr war ich zugegen. Der Chefarzt
verordnete Medikation gegen Wasser in den Füßen und wegen
Lungenentzündung ein Antibiotikum. Mein Mann hatte unerträgliche Schmerzen, er war seit Oktober 2004 auch Schmerz-
patient. Er bekam dann eine Morphiumspritze, zum Port legen
ist es nicht mehr gekommen.*

*Ich lief zwischendurch dauernd zu den Schwestern, weil mein
Mann trotzdem Höllenqualen auszuhalten hatte. Die Antworten der Stationsschwester: »Eins nach dem anderen Frau G. ...
die Ärzte machen noch Visite Frau G. ... die Kurve ist noch bei
den Ärzten ... diese Medikation können nur die Ärzte verabreichen ...« Es war inzwischen 14 Uhr. Eine Ärztin kam ins Zimmer
und versorgte erst einen Patienten mit Chemo, dann, sagte sie,
würde sie meinen Mann versorgen. Sie hat gesehen, wie mein
Mann litt. Eine Viertelstunde nach Verabreichung weiterer Medikamente konnte mein Mann sagen, es ist besser. Ich empfinde es
als Schande und Unmenschlichkeit, einen Menschen so leiden zu
lassen. Es heißt immer, es soll keiner leiden, in Ihrem Krankenhaus aber muss man leiden!*

*Das verordnete Antibiotikum war Stunden später immer noch
nicht gegeben worden. Ich ging zum Arztzimmer, ich merkte
gleich, dass ich störte, wann denn das Antibiotikum verabreicht
würde, fragte ich durch den Türspalt. Von innen antwortete der
Stationsarzt, wenn mein Mann Schmerzen hätte, solle er sich
noch eine Morphiumspritze geben lassen. So viel verstehe ich
auch, dass das eine mit dem anderen nichts zu tun hat!*

*Ich bin um 15 Uhr dann nach Hause gefahren, zur Apotheke,
um den bestellten Dronabinol-Cannabisinhaltsstoff abzuholen,
auch dafür habe ich gekämpft wie eine Löwin. Aber das ist eine
andere Geschichte, die hat mit Ihrem Krankenhaus nichts zu
tun. Gegen 19 Uhr 20 am gleichen Tag war ich wieder auf der*

Station. *Was hier jetzt abging, ist unmenschlich, unwürdig und menschenverachtend. Einfach gesagt, ein Menschenleben geht zuende – aber ohne Angehörige ist der Patient schon tot, obwohl er noch lebt! Das habe ich am 13. Juli mit der Nachmittags-schicht erlebt. Es kann draußen niemand glauben. Die Schwes-ter hinter dem Tresen, offene Scheibe wie am Bahnschalter – ich hatte meinen Mann nicht mehr im Zimmer gefunden, wo er am Nachmittag noch lag, ich fragte die Schwester, warum mein Mann verlegt wurde. Die Antwort kam laut und energisch: »Frau G., es geht zu Ende jetzt!« »Wo liegt mein Mann?« Sie gab mir eine falsche Zimmernummer, aber ich fand ihn. Er lag in einem Zweibettzimmer, vor einem Wandschirm, dahinter auch ein schwer kranker Mann. Mein Mann konnte nicht mehr sprechen, Morphium lief in einem Tropf. Sein Kopfkissen war nass. Ich fragte nach einem neuen Kissen. Die Schwester sagt, wir kommen gleich durch – das kenn ich, es dauerte. Inzwischen waren unsere Angehörigen eingetroffen. Mein Mann wurde dann endlich frisch gebettet.*

Jetzt setzten am Bett meines Mannes Diskussionen ein. Eine Schwester sagte uns, wenn der Patient extra Wünsche habe, müsse er eine extra Versicherung abschließen, von wegen der Extrahandtücher. Es schwitzten natürlich bei draußen 30 Grad Hitze alle Patienten, wurde uns gesagt, das sei normal. Wieder-holt sagte ich zu der Schwester, dass es nun aber gut sei! Wir trockneten und erfrischten meinen Mann jetzt selbst. Der Pfleger sagte dann zu mir: »Das lassen Sie jetzt sein!« Ich: »Warum?« »Weil Sie jetzt nach Hause gehen!« Ich fragte ihn, ob er schon mal etwas von Sterbebegleitung durch Angehörige gehört hätte. Ich sagte, ich bleibe, sonst müssten sie mich hier raustragen. Er sagte: »Wir rufen Sie an, wenn es so weit ist.« »Ja, wenn alles vorbei ist, das hätten Sie gern! Sie hätten mich ja schon rufen müssen, als Sie meinen Mann in ein anderes Zimmer gelegt haben.«

In anderen Krankenhäusern bekommt man ein Wasser, eine Tasse Tee oder Kaffee angeboten, sagte ich der Schwester.

»Ja«, antwortete die,»wo kämen wir denn da hin, wenn wir die Angehörigen der Patienten auch noch verpflegen müssten?« (Leider hab ich keine Namen vom Pflegepersonal.) Wir Angehörigen waren leise, trotzdem sollten wir alle nach Hause gehen, wegen des anderen Patienten im Zimmer. Wenn Sie kein Einzelzimmer haben – was können wir dafür? Man hätte den Patienten ja in das Zimmer legen können, in dem mein Mann vorher gelegen hatte. Ich beschwere mich hier über die gesamte Nachmittagsschicht: Alle drei waren unfreundlich, ja unmenschlich. Pflege ist ein schwerer Beruf, aber so geht es nicht. Dann ist Ihr Personal im Krankenhaus am falschen Platz, jedenfalls was die drei von der Nachmittagsschicht betrifft.

In der Nachtschicht erlebten wir ganz das Gegenteil: Ein Pfleger aus Sri Lanka, ein liebenswerter Mensch, zugänglich und hilfsbereit. So stellt man sich einen Pfleger vor. Die gibt es noch, speziell in konfessionellen Krankenhäusern. Dieser Pfleger muss ganz alleine dreißig schwer kranke Patienten auf der onkologischen Station betreuen, versorgen und andere Aufgaben erledigen. Er war froh, dass ich bis zum Schluss geblieben bin. Mein Mann starb um drei Uhr neununddreißig in der Nacht. Während der letzten neun Stunden im Leben meines Mannes hat sich ein Arzt nicht blicken lassen. Die diensthabende Ärztin sagte mir, nachdem sie den Tod meines Mannes festgestellt hatte, die Formalitäten sollte ich am nächsten Tag im Sterbebüro erledigen. Es ist wirklich ein Hohn, ein Sterbebüro ist vorhanden, aber kein Sterbezimmer!

Die Krönung waren die Pförtner. Ich habe die Klinik gegen fünf Uhr früh verlassen. Vor der Tür stand kein Taxi und ich bat den Pförtner, mir eines zu rufen. Man sagte mir, ich solle wieder raus gehen, ein Taxi käme schon. Nach zehn Minuten kam ich wieder herein und fragte nochmals, ob man mir bitte ein Taxi rufen würde, weil ich nicht bis Pfingsten hier draußen warten möchte, das Gespräch würde ich auch bezahlen. Ich bekam zur Antwort, dass ich mir die Bemerkung hätte sparen können:»Jetzt

*können Sie sich Ihr Taxi selber rufen!« Wo leben wir eigentlich,
habe ich mich gefragt. Heute redet doch alles von Dienstleistung,
bei Ihnen ist wenig davon zu merken – hieß es früher nicht mal,
Freundlichkeit kostet nichts? Wahrscheinlich kam ich unpassend,
zwei Pförtner waren da, vielleicht Schichtwechsel, hatten sich
viel zu erzählen. Schließlich riefen sie mir doch noch ein Taxi.
Das wichtigste ist mir: Es kann nicht sein, dass ein Mensch
so unwürdig sterben muss. Sind keine Angehörigen anwesend,
bekommt das Pflegepersonal nicht einmal mit, wie es dem Sterbenden geht.*

*Ich erwarte im Interesse Ihres Unternehmens, dass Sie sich
meines Schreibens annehmen und mir antworten. Sonst muss
ich die Öffentlichkeit einschalten.*

Hochachtungsvoll

E. G.

Das Beschwerdeschreiben schlug innerhalb des Krankenhauses zwar hohe Wellen, doch die Auseinandersetzung mit seinen Inhalten blieb halbherzig und vordergründig. Auf Geheiß
der Klinikleitung berief man eine Konferenz ein, die die Leitungskräfte der beteiligten Bereiche, den Klinikdirektor der
Onkologie, den Leiter der Notaufnahme und die Pflegedirektion zusammenführte, ging es doch im Unterschied zu den
üblichen Beschwerdeschreiben, die man zumeist als Sand im
Getriebe der Klinik hinzunehmen gewohnt war, hier um die
Essenz medizinischer Behandlung und Betreuung, genauer
gesagt darum, wie weit in der Krankenversorgung Bedarf und
Angebot bereits auseinandergedriftet sind. Von der Ehefrau
eines Patienten war man hier regelrecht vorgeführt, ja an den
Pranger gestellt worden und die Anwesenden konnten nicht
die Augen davor verschließen, dass diese Frau hier die Systemfrage gestellt hatte.

Der Klinikdirektor der Onkologie übernahm eingangs der
Sitzung alle Verantwortung anstelle seiner betroffenen Mit

arbeiter, wohl um unangenehmen Diskussionen und Fragen
nach dem Innenleben seiner Abteilung zuvorzukommen.
Ob man denn in der Notaufnahme noch nichts vom Man-
chester-Trial-System gehört habe, mit dessen Hilfe dringend
zu versorgende Patienten von weniger dringenden zu unterscheiden und entsprechend bevorzugt zu behandeln seien,
fragte eine leitende Mitarbeiterin aus der Konzernzentrale.
Die Pflegedirektorin zitierte aus einer Überlastungsanzeige
der Pflegekräfte der onkologischen Abteilung, die Qualitäts-
managerin mahnte »offensichtlichen Optimierungsbedarf«
bei der Gesprächsführung von ärztlichem und pflegerischem
Personal an, der Patientenfürsprecher lamentierte über die in
den oberen Stockwerken der Klinik unzureichende Klimati-
sierung der Patientenzimmer. Der ärztliche Direktor reagierte
ungehalten, er schaute ernst in die Runde und forderte die
Leitungskräfte zum Ende der Sitzung auf, unverzüglich die
»erforderlichen Schritte und Maßnahmen einzuleiten, die
künftig eine Wiederholung solcher Beschwerdeschreiben
absolut ausschlössen«. Nicht auszudenken sei der Imagescha-
den für das Krankenhaus, wenn sich derartige Vorfälle wieder-
holten, die Boulevardpresse giere ja geradezu nach solchen
Geschichten, ganz zu schweigen von den dann eintretenden
wirtschaftlichen Folgen für die Klinik, die er sich gar nicht
auszumalen wage, die aber letztlich »uns alle, Sie und Ihre
Mitarbeiter«, träfen.

Es ist kaum vorstellbar, dass bei keinem der Anwesenden
ein wahrhaftiges Interesse daran bestand, den Klagen des
Beschwerdebriefes der Frau G. wirklich auf den Grund zu
gehen. Keineswegs stand das so oft beschworene Wohl des
Patienten im Mittelpunkt der »Selbstkritik«, sondern vielmehr
das Eigeninteresse der Mitarbeiter und das Wohl der Klinik.

Man übersandte Frau G. ein sorgsam formuliertes Ent-
schuldigungsschreiben und gelobte Besserung. Nach wenigen
Wochen waren sie und ihr Brief vergessen. Nur einmal noch

äußerte sich eine ältere Schwester der Onkologie gegenüber einer Ärztin:»Ach, Sie meinen Frau G., deren Mann hier verstorben ist… die Querulantin, die uns tagelang von morgens bis abends tyrannisiert hat…«

Vermeidbares Sterben im Krankenhaus – »Wir haben doch eine gute Haftpflicht!«

Drei Viertel aller Menschen in Deutschland sterben im Krankenhaus. Warum sie sterben und woran sie sterben ist, in der weit überwiegenden Zahl der Fälle benennbar und erklärbar. Meist ist der Krankheitsverlauf transparent und die Diagnose bekannt, wie beispielsweise bei Patienten mit ausgedehntem Schlaganfall oder Kranken im Endstadium einer klar diagnostizierten Erkrankung, deren Tod weder Angehörige noch Ärzte überrascht. Doch nicht selten stellt sich der Tod auch im Krankenhaus unerwartet ein, zum Beispiel bei einem Patienten, der im Rahmen eines Herzinfarktes einen sogenannten plötzlichen Herztod erleidet. Meist liegt einem solchen Ereignis ein unvorhersehbarer, schicksalhafter Krankheitsverlauf zugrunde und keineswegs ein Versäumnis des medizinischen Personals. Doch gibt es zweifellos auch eine nicht geringe Zahl vermeidbarer Todesfälle in deutschen Krankenhäusern. Seriöse Schätzungen sprechen von jährlich 17000 Fällen.[1] Menschen sterben, weil sie der »Unzulänglichkeit« der Institution Krankenhaus und der sie tragenden Menschen ausgesetzt sind.

Was sind vermeidbare Todesfälle im Krankenhaus? Es sind zum einen solche, die auf eine unangemessene Organisation der Krankenversorgung zurückzuführen sind, beispielsweise auf den viel zitierten Personalmangel im Bereich der stationären Krankenversorgung: Es ist offensichtlich, dass es einen erheblichen Unterschied in der Qualität der Krankenversorgung darstellt, ob eine 30-Betten-Akutstation nachts mit zwei Schwestern besetzt ist oder nur mit einer, was heute die Regel ist und oftmals »gefährlicher Pflege« gleichkommt. Und ebenso hat es unter Umständen Folgen, ob eine chirurgische Akutstation tagsüber bis weit in den Nachmittag hinein ärztlich verwaist ist, weil die wenigen vorhandenen Ärzte »alle im OP am Tisch stehen«, oder ob ein Arzt auf der Station anwesend ist, der die ärztliche Versorgung der stationären Patienten sicherstellt.

Zum anderen zählen zu diesen vermeidbaren Todesfällen jene, die auf das Konto unzureichender Ausbildung gerade jüngerer Ärzte gehen, die immer häufiger, etwa in den Notaufnahmen der Krankenhäuser oder während ihrer Nachtdienste, mit Aufgaben betraut werden, denen sie von ihrem Ausbildungs- und Erfahrungsstand her nicht gewachsen sein können. Es gehören hierzu aber auch solche Todesfälle, die auf unzureichende ärztliche Sorgfalt oder mangelnde Gewissenhaftigkeit zurückzuführen sind. Der folgende Fall veranschaulicht dies drastisch: Seit 14 Tagen schon befand sich Christian H. wegen ihm bisher unbekannter Schmerzen im Brust-, Rücken- und Schulterbereich in der Behandlung eines Orthopäden, der jedoch weder eine genauere Beschwerdeanamnese erhoben noch den Patienten selbst eingehender untersucht oder ihn zur Mitbehandlung an einen Internisten überwiesen hatte. Dafür hatte er ein Röntgenbild der Wirbelsäule anfertigen lassen (das »altersentsprechend normale Veränderungen« zeigte), ihn immer wieder längs seiner Brustwirbelsäule »gequaddelt« und ihm zudem Physiotherapie und ein Schmerzmittel verordnet. Nichts jedoch hatte Christian H. geholfen, die Schmerzen kamen und gingen, manchmal schwitzte er während dieser Schmerzattacken und glaubte, das Fenster aufreißen zu müssen.

Christian H. und seine Lebensgefährtin treffen am frühen Abend in der Notaufnahme auf den internistischen Assistenzarzt. Dr. R. befragt ihn ausführlich und untersucht ihn gründlich. Er nimmt Blut ab und lässt ein EKG aufzeichnen. Der junge Arzt, er hatte gerade sein zweites Ausbildungsjahr begonnen, kann dennoch bei Christian H. eine Diagnose nicht stellen. Aufgrund des EKGs, das einen sogenannten »Linksschenkelblock« zeigt, hält er aber eine Erkrankung im Brustraum für nicht ausgeschlossen und fasst seine Befunde in der Diagnose »unklarer Brustschmerz« zusammen. Sodann nimmt er ihn in der Aufnahmestation auf, um seine Beschwerden am folgenden Tag von einer internistischen Station weiter abklären zu lassen. Noch in der Notaufnahme erhält Christian H. eine Infusion mit einem starken Schmerzmittel und der Arzt weist die Nachtschwester der Aufnahmestation an, in vier Stunden eine weitere Blutabnahme und ein »Kontroll-EKG« durchzuführen. Auf der Aufnahmestation erhält Christian H. ein Bett in einem Einzelzimmer, seine Freundin glaubt ihn in guten Händen und sie verabschieden sich.

Die Nachtschwester stellt ihm eine Flasche Wasser ans Bett und macht ihn mit der Klingelanlage vertraut: »Wenn etwas sein sollte, bitte zögern Sie nicht, mich zu rufen. In vier Stunden muss ich Sie leider wecken, wegen einer zweiten Blutabnahme.« Dann schließt sie die Tür zu seinem Zimmer und begibt sich wieder in die Stationskanzel.

Gegen 2 Uhr in der Nacht betritt die Schwester Christian H.s Zimmer, um die Kontrolluntersuchungen vorzunehmen, und erschrickt zutiefst. Selbst bei der schwachen Nachtbeleuchtung erkennt sie sofort, dass Christian H. nicht mehr lebt. Sie stürzt aus dem Zimmer und alarmiert Dr. R. Der erscheint unverzüglich mit dem Wiederbelebungskoffer, doch Christian H. ist tot: Die Leichenstarre hat bereits eingesetzt.

Woran und warum starb Christian H.? Er starb, wie die Sektion später ergab, an einem Herzinfarkt, dessen Vorläufer Schmerzen im Rücken und in der Brust, landläufig Angina pectoris genannt, der Orthopäde »missdeutet« hatte, was zu akzeptieren nicht leichtfällt. In der Klinik stellte Dr. R. zwar zumindest infrage, dass die Beschwerden Christian H.s von seiner Wirbelsäule herrührten, doch fehlte ihm die Erfahrung, sein Beschwerdebild insgesamt, besonders aber das EKG richtig zu interpretieren: Ein Linksschenkelblock im EKG ist, zumal bei jungen Menschen, immer pathologisch, und es ist entscheidend, dass dieser keineswegs seltenen EKG-Veränderung bei gleichzeitig bestehenden Brust- und Rückenschmerzen immer auch ein Herzinfarkt zugrunde liegen kann. Das bedeutet, dass der Patient keinesfalls allein gelassen werden darf, sondern zur Überwachung und schnellstmöglichen weiteren Diagnostik in die erfahrenen Hände der Ärzte und Schwestern einer Intensivstation gehört.

»Aber er hätte doch die oberärztliche Rufbereitschaft oder einen anderen erfahreneren Arzt hinzuziehen können!«, höre ich manch kundigen Leser nun ausrufen. Ja, das hätte er in der Tat, lautete meine Antwort, aber hier liegt genau das Problem: Die Unerfahrenheit eines jungen Arztes besteht eben oftmals gerade darin, nicht einschätzen zu können, welche Entscheidung er sich alleine zutrauen kann und welche nicht! Deswegen sind sogenannte »Hintergrunddienste« und Rufbereitschaften, die, weil sie eben meist nicht vor Ort sind, sondern angerufen werden müssen, in solchen Fällen nur von begrenztem Wert, weil sie beim anrufenden Arzt das Wissen und die kritische Einsicht und nicht zuletzt den Mut voraussetzen, den Rat des erfahreneren Kollegen überhaupt nötig zu haben.

Dieser Fall hatte glücklicherweise oder auch bedauerlicherweise keine rechtlichen Konsequenzen, weil die Lebensgefährtin des Verstorbenen am folgenden Tag keine weiteren Fragen stellte. Doch Christian H. hätte nicht sterben müssen, wenn er nach seinem Eintreffen in der Notaufnahme gleich auf eine Intensiv- oder Überwachungsstation verlegt worden wäre. Herrschten hierzulande amerikanische Verhältnisse und wären Arzt und Klinik angezeigt worden, wäre die Letztere vermutlich zu einer siebenstelligen Schadensersatzsumme verurteilt worden und möglicherweise hätte der Arzt seine Approbation verloren.

Der eigentliche Skandal liegt nicht darin, dass ein junger unerfahrener Arzt einen Fehler gemacht hat, sondern dass die Klinik und ihr Träger, denen die Organisation der Krankenversorgung und die Aus- und Weiterbildung junger Ärztinnen und Ärzte obliegt, schuldhaft versagt haben. Den Tod dieses Patienten haben letztlich sie zu verantworten, weil sie einen Arzt zu einem Dienst verpflichteten, der seiner Aufgabe nicht gewachsen war. In zweifacher Weise haben sich zudem die Klinik und ihre Ärzte ihrer Verantwortung durch Verschweigen ihres Fehlverhaltens entzogen, wobei ihnen die Leichtgläubigkeit der Lebensgefährtin in die Hände spielte. Man hinterging nicht nur ihn, sondern auch sich selbst, insofern ein schwerer, tödlich verlaufender Fehler auch klinikintern nicht öffentlich gemacht und zum Anlass genommen wurde, aus ihm zu lernen und Veränderungen abzuleiten, um die Wiederholung eines solchen Ereignisses künftig weniger wahrscheinlich zu machen.

Wie weit Täuschung und Selbsttäuschung von den Verantwortlichen in unseren Kliniken Besitz ergriffen haben, demonstriert ein Fall, dem die Verwechslung zweier Medikamente mit sehr ähnlichen Namen während der stationären Behandlung eines Patienten zugrunde lag. Der Verordnungsirrtum wurde weder in der Klinik noch nach der Entlassung des Patienten von seinem Hausarzt erkannt, der die vollkommen unplausible Verordnung des falschen Medikaments vielmehr fortsetzte! Weil es dem Patienten zusehends schlechter ging, wies er ihn schließlich erneut in die Klinik ein. Dort starb er, was zweifellos auf die fehlerhafte Medikamentenverordnung zurückzuführen war. Damit lag dem Tod des Patienten eine unnatürliche Ursache zugrunde, die als solche hätte ausgewiesen und der hätte nachgegangen werden müssen. Stattdessen aber wurde im Leichenschauschein die Todesursache als eine »natürliche« bescheinigt! Die Angehörigen wurden über die wahren Umstände des Todes nicht informiert. Angesichts dieses Falles, von dem nur wenige Klinikangehörige erfuhren, sah sich ein Leitender Arzt zu der abwiegelnden Bemerkung veranlasst: »Das ist doch alles halb so schlimm, schließlich wir haben doch eine gute Haftpflichtversicherung.«

Den Boden, auf dem eine solche Haltung gedeiht, die fundamentale professionelle und ethische Prinzipien der Arzt-Patient-Beziehung und der Krankenversorgung der Erosion aussetzt, bereitet auch der wachsende Druck ökonomischer Rationalität, dem sich kaum mehr eine Klinik entziehen kann. Was vor mehr als 20 Jahren als berechtigte Kritik an einer klinischen Krankenbehandlung begann, die von Überversorgung und Verschwendung gekennzeichnet war, ist unter dem Diktat der Gewinnerwirtschaftung längst umgeschlagen in eine weite Bereiche der klinischen Krankenversorgung betreffende Mangelversorgung, die zum Teil bedenkliche, ja gefährliche Züge angenommen hat. Die Einführung der betriebswirtschaftlichen Kostenrechnung und in ihrem Gefolge die Etablierung des Systems der Fallpauschalen hat dazu geführt, dass zahllose Kliniken, zumal in den Großstädten, gnadenlos miteinander um Patienten und die sie zuweisenden Ärzte konkurrieren. Eine derart personalintensive Aufgabe, wie es die klinische Krankenbehandlung ist und bei allem Fortschritt auch bleiben wird, kann bei wachsenden Patientenzahlen nicht mit immer weniger ärztlichem und pflegerischem Personal bewältigt werden. Sicherheit und Qualität der Krankenversorgung werden irgendwann auf der Strecke bleiben. Überspitzt formuliert, doch im Kern zutreffend, stellt sich die Situation heute so dar, dass viele Kliniken in Deutschland einen verzweifelten Kampf um *ihr Überleben* führen – nicht selten auf Kosten des *Überlebens ihrer Patienten*.

Schon seit Jahren kommt Bilanzen, Fallzahlen, Liegedauern, dem sogenannten Case-mix-Index und anderen Kennzahlen sowie deren zeitraubender Dokumentation sowohl in der alltäglichen klinischen Arbeit wie auch in der Außendarstellung der Klinik eine Bedeutung zu, die zulasten der eigentlichen Patientenbehandlung geht und sie zu einer nachrangigen Aufgabe von Ärzten und Pflegekräften werden lässt. Ein guter Chefarzt ist eher derjenige, der zum Gewinn der Klinik einen möglichst hohen Beitrag leistet, als derjenige, der durch eine hohe Patientenzufriedenheit auffällt.

Ein solches System der Krankenversorgung, das sich zusehends marktwirtschaftlicher Logik unterwirft, verleitet geradezu dazu, Mängel und Fehler, vermeidbare Todesfälle natürlich erst recht, kleinzureden oder zu vertuschen und damit in der Öffentlichkeit ein falsches Bild seiner Leistungsfähigkeit und tatsächlichen Qualität zu geben.

An einem Freitagnachmittag gegen 16 Uhr wird der 53-jährige alleinstehende Guido S. mit den Zeichen einer schweren Infektion in einem Krankenhaus aufgenommen: Heftiges Krankheitsgefühl, hohes Fieber, schwer lokalisierbare Schmerzen im Rücken und Flankenbereich, eine fleckige Rötung im Hals- und Brustbereich und in der Vorgeschichte des Patienten eine überwundene Alkoholkrankheit sind die Symptome und Angaben, die die Aufnahmeärztin Dr. L. zu einer Diagnose formen muss. Sie unternimmt eine penible körperliche Untersuchung; sie ordnet eine umfangreiche Blutentnahme an und schickt Blutkulturen ins Labor, um den Infektionserreger zu bestimmen; sie lässt ein Röntgenbild der Lunge und eine Ultraschalluntersuchung des Bauchraums durchführen; sie zieht einen Neurologen und einen Bauchchirurgen hinzu. Und doch gelingt es ihr nicht, den Infektionsherd zu orten. Da die Kreislaufverhältnisse des Patienten stabil sind, erübrigt sich seine Verlegung auf die Intensivstation. Sie legt ihm eine

Infusion an, verordnet ihm ein Antibiotikum, beginnt eine Thromboseprophylaxe, versorgt ihn mit einem Schmerzmittel und verlegt ihn auf eine Station zur weiteren Diagnostik am nächsten Tag.

Um die maximale Auslastung eines Krankenhauses zu erreichen, ist es heute üblich, sogenannte »Gastbelegungen« vorzunehmen. Sie werden notwendig, wenn beispielsweise ein Patient mit einer kardiologischen Erkrankung auf eine urologische Station verlegt werden muss, weil die kardiologische Abteilung über kein freies Bett mehr verfügt. Derartige »Satellitenpatienten« auf fachfremden Stationen sind bei Ärzten und Pflegepersonal unbeliebt, weil sie die hoch strukturierten klinischen Behandlungs- und Versorgungsabläufe empfindlich stören: Sie bedürfen eines höheren organisatorischen Aufwands, weil für den Kranken gleichsam zwei Stationen zuständig sind. Das macht anfällig für Informationsdefizite und Übermittlungsfehler. Die fachfremden Pflegekräfte fühlen sich oftmals von »Gastbelegungen« überfordert und für sie nicht zuständig. Zudem werden sie von den Ärzten der eigentlich zuständigen Station nachrangig behandelt, weil diese sich zunächst für die Patienten ihrer Station verantwortlich fühlen. Was dies alles für den Kranken bedeutet, ist leicht zu erschließen: Seine Behandlung verläuft weniger zügig; vor allem aber ist seine Sicherheit infrage gestellt, weil ihn betreffende Komplikationen und Notfallsituationen oftmals nur verzögert erkannt und übermittelt werden und damit schwerer beherrschbar sind.

Aus Platzmangel auf einer internistischen Station sieht sich Dr. L. gezwungen – es ist Freitagabend, 21 Uhr –, auch Guido S. als Gastbelegung auf einer urologischen Station unterzubringen. Dies gelingt ihr erst nach geradezu inständigem Betteln bei der Stationsschwester H. und der mehrfachen Versicherung, dass auf einer anderen Station tatsächlich kein Bett mehr frei sei. Mit einem von der Ärztin ausgefertigten Begleitbogen,

auf dem Medikamente, Infusionen und weitere Untersuchungen für die Nacht und den kommenden Tag angesetzt sind,
trifft der Patient unter der Diagnose »unklares Fieber« auf der
Station ein und wird in ein Zweibettzimmer geschoben, das
bereits mit einem frisch an der Prostata operierten 83-Jähri-
gen belegt ist. Herr S. verbringt eine unruhige Nacht, erbricht
einmal und kollabiert beim Gang zur Toilette.

Der urologische Assistenzarzt Dr. R., der am nächsten Morgen gegen 10 Uhr bei seinen, den urologischen Patienten
Visite macht, passiert Herrn S. in seinem Bett mit der Bemerkung, dass er ja gar nicht gut aussehe, und bedeutet ihm, dass
für ihn Ärzte einer anderen Abteilung zuständig seien; sie
seien bereits informiert. Drei Stunden vergehen. Gegen Mittag
klagt Herr S. erneut über Rückenschmerzen und klingelt nach
der Schwester, die nochmals die zuständige Abteilung über
ihren Gastpatienten informiert, da er seit gestern Abend noch
immer keinen Arzt gesehen habe. Leider sei der zuständige
Arzt Dr. N. zurzeit allein auf der Station – es ist Samstagnach-
mittag –, teilt ihr ein Pfleger mit, und reanimiere gerade einen
Patienten, was dauern könne. Im Übrigen wolle Dr. N., der
eine 64-Stunden-Woche hinter sich habe, eigentlich schon
längst zu Hause sein, weswegen er übermitteln lasse, dass er
hiermit die »ganze Sache«, also die weitere ärztliche Behandlung des Patienten Herrn S., an den Kollegen Dr. D. übergebe,
der heute zum Bereitschaftsdienst eingeteilt sei.

Die Schwester der Urologie informiert daraufhin Dr. D., der
verlauten lässt, er könne zurzeit nicht kommen, da er gerade
einen anderen Patienten auf die Intensivstation verlegen
müsse. Ob denn ein Notfall vorliege? Das könne sie so genau
nicht sagen, antwortet ihm die Schwester, der Patient habe in
jedem Falle Schmerzen, sein Blutdruck betrage 90 zu 60 und
weiterhin bestehe Fieber über 39 Grad. Er sei seit nunmehr
16 Stunden als Gastbelegung auf ihrer Station und habe noch
keinen Arzt gesehen. Das sei ja unfassbar, erregt sich der Arzt

am anderen Ende der Leitung, es sei doch schließlich nicht seine Aufgabe, die liegen gelassene Arbeit der Ärzte anderer Abteilungen zu erledigen; wenn der Patient Schmerzen habe, solle sie ihm 30 Tropfen Novalgin verabreichen und eine neue Infusion anhängen, und wenn das nicht helfe, ihm noch 10 Milligramm Morphin subkutan spritzen; er komme irgendwann.

Die Schwester erfüllt die ihr gegebene Anordnung, der Patient erfährt vorübergehend Erleichterung, doch Dr. D. erscheint nicht. Sie beginnt sich ernsthaft um den Patienten zu sorgen und entschließt sich daher gegen 19 Uhr zu einem ungewöhnlichen Schritt: Sie informiert telefonisch den aushäusigen oberärztlichen Rufbereitschaftsdienst Dr. B. darüber, dass ein zunehmend schmerzgeplagter und fiebriger Patient, der seit fast 24 Stunden auf ihrer Station liege, ärztlich noch nicht aufgenommen und versorgt sei. Das sei ja wohl die Höhe, hält ihr der Oberarzt entgegen, ihn wegen einer solchen Lappalie zu stören, er sei gerade im Kino, sie möge bitte dafür sorgen, dass der zuständige Hausdienst Dr. D. seinen Verpflichtungen nachkomme. Dann beendet er das Gespräch.

Noch einmal ruft die Schwester Dr. D. an. Er sei ununterbrochen beschäftigt und teilen könne er sich nicht. Gerade sei er bei einem Kranken mit einem akuten Asthmaanfall. Er komme ganz sicher noch, sie solle sich keine Sorgen machen und Herrn S. noch einmal 10 Milligramm Morphin subkutan geben.

Mittlerweile ist es 22 Uhr 30 und Schwester H. übergibt ihren Dienst an die Nachtschwester B. Besorgt informiert sie ihre Kollegin darüber, dass Dr. D. schon seit Stunden versprochen habe, nach dem Patienten Herrn S. zu sehen, doch bisher wohl aus dringenden Gründen nicht habe erscheinen können. Sie habe Herrn S. aufrecht sitzend gelagert und seitlich an seinem Bett Gitter angebracht, da er einen zunehmend unruhigen und verwirrten Eindruck auf sie gemacht habe.

Niemand ahnt, dass Herr S. zu diesem Zeitpunkt längst mit dem Tode ringt und zwischen Mitternacht und 3 Uhr Morgens stirbt. Leblos findet ihn die Nachtschwester neben seinem schnarchenden Bettnachbarn während ihres nächtlichen Rundganges durch die Station. Als sie aus seinem Zimmer tritt, stößt sie auf dem Flur fast mit Dr. D. zusammen.

»Glauben Sie mir, ich konnte nicht früher kommen, ein Anruf nach dem anderen, ich habe bisher nicht zehn Minuten gesessen.«

»Sie brauchen gar nichts zu sagen und können gleich seine Papiere fertig machen«, sagt sie tonlos zu ihm. »Nicht mal mehr geklingelt hat er.«

In der Stationskanzel reicht sie Dr. D. die Krankenunterlagen des Toten, seinen Personalausweis und einen Leichenschauschein.

»Werd ich als Diagnose wohl ›Herzversagen bei unklarem hoch fieberhaften Infekt‹ machen müssen«, sagt er betroffen, »oder was meinen Sie, Schwester?«

Welche Erkrankung dem Tod dieses Patienten zugrunde lag, blieb im Dunkeln, da seine 82-jährige Mutter, die schwer behindert in einem Pflegeheim lebte, keine Zustimmung zu einer Sektion erteilte. Das kam der Klinik nicht ungelegen, die über die Umstände seines Todes und die Frage, ob Herr S., wenn er nicht mehr als 24 Stunden ärztliche Behandlung hätte entbehren müssen, überlebt hätte, den Mantel des Schweigens breitete. Und da außer seiner hilflosen alten Mutter niemand da war, der ein Interesse daran hätte haben können, den Verantwortlichen unangenehme Fragen zu stellen, fiel sein Tod rasch dem Vergessen anheim.

Nicht individuelles ärztliches oder pflegerisches Fehlverhalten sind vorrangig für die skandalöse Behandlung (besser gesagt: Nichtbehandlung) von Herrn S. verantwortlich zu machen. Es sind vielmehr die immer häufiger zutage tretenden strukturellen Mängel der klinischen Krankenversorgung: Personalmangel, Überlastung bis hin zum »Burn-out«, mangelnde Fort- und Weiterbildung sowie die fehlende Anerkennung durch Vorgesetzte, die der großen Mehrheit der im Gesundheitswesen tätigen Ärzte und Pflegekräfte den Glauben an eine qualitätvolle und zugewandte Krankenversorgung längst genommen hat und ihre hohe Motivation ins Leere laufen lässt. Stumme Resignation hat viele unter ihnen ergriffen. Unzählige harren eher in ihrem Beruf aus, als dass sie ihn wirklich schätzten.

»Ich liebe meinen Sohn, aber er gehört mir nicht« – Das lange Sterben des Alexander N.

Sein Herz schlägt wie das eines gesunden Menschen kräftig und regelmäßig, sein Brustkorb hebt und senkt sich im Rhythmus der Atmung. Seine Gesichtsfarbe ist rosig, seine Hände sind warm, seine Haut ist glatt und das Haar ist voll. Magen und Darm verdauen die zugeführte Nahrung, seine Bauchspeicheldrüse reguliert den Blutzucker und seine Nieren tun verlässlich ihren Dienst. Manchmal hustet er; dann bäumt sich der Körper auf, sein Gesicht läuft für Sekunden blau an und Speichelblasen bilden sich an seinen Mundwinkeln. Bisweilen gähnt oder schmatzt er, nicht selten tränen seine Augen und oftmals seufzt er tief. Alexander N.s Lebensäußerungen sind eindeutig und vielfältig.

Niemals aber greift seine Hand nach der seiner Mutter, die ihn hingebungsvoll pflegt. Niemals sucht er ihre Augen, nie spricht er ein Wort, geschweige denn, dass er ihr antwortet, wenn sie zärtlich mit ihm redet. Nie lächelt er, nie zeigt er Angst oder Erstaunen über sein Unglück, denn er ist darin eingeschlossen, ohne es zu wissen. Alexander N., 22 Jahre alt, liegt seit nahezu vier Jahren im Wachkoma. Ein unglücklicher Begriff für einen Zustand, in dem sich als Folge einer schwersten Hirnschädigung, bedingt durch Unfall oder Erkrankung, zwei menschliche Daseinsweisen, Bewusstlosigkeit und Wachheit, auf einzigartige und befremdliche Weise ineinander verschränken: in jedem Fall ein menschlicher Daseinszustand, der hoffnungsloser kaum sein könnte.

Mehr als 10 000 Menschen in Deutschland leben im sogenannten Wachkoma und von wenigen nur weiß man, ob, in diesem Zustand weiter am Leben gehalten zu werden, ihrem Willen entspricht.[1] Wie geriet Alexander N. in diese Situation? Und warum ist er dazu verurteilt, in ihr fortzuleben, obwohl er dies zweifelsfrei nicht gewollt hat?

Alexander N., einziger Sohn eines heute getrennt lebenden Ehepaares, wuchs in Berlin auf. Ein Sohn, wie Eltern und insbesondere Mütter sich einen Sohn wünschen: groß gewachsen und gut gebaut, lebensbejahend und herzlich im Umgang mit anderen, kraftvoll lachend und sportbegeistert; der weder an Alkohol noch an Zigaretten Gefallen findet und obendrein auch noch intelligent ist. Er ist hoffnungsvoller Abiturient und plant ein Maschinenbaustudium.

In einer Oktobernacht 2002 macht er sich nach einer Party im Freundeskreis auf den Heimweg und wird von einem angetrunkenen Autofahrer angefahren und schwer verletzt. Alexander N. trifft keine Schuld. Mit ausgedehnten Kopfverletzungen, einer massiven Hirnblutung, Lungenquetschungen und einem Unterschenkelbruch bringt ihn der Notarztwagen in die neurochirurgische Universitätsklinik, wo er sofort operiert wird. Postoperativ steigt der Hirndruck dramatisch und über lange Zeit an, was einer zusätzlichen Hirnschädigung gleichkommt. Über Tage werden spezielle, den Hirndruck entlastende Eingriffe notwendig, Wochen verbringt Alexander N. beatmet und im künstlichen Koma auf der Intensivstation.

Ein 20-Jähriger, der sein Leben vor sich hat, dem die Welt zu Füßen liegt, macht sich kaum ernsthaft Gedanken über sein Lebensende, geschweige denn, dass er eine Patientenverfügung verfasst. Aber Alexander N. musste erleben, dass ein guter Bekannter mit dem Motorroller verunglückte, lange Wochen auf der Intensivstation verbrachte und mit schweren Folgeschäden überlebte. Alexander war tief bestürzt über das Schicksal seines Bekannten und er sprach immer wieder darüber mit seiner Mutter und seinen Halbschwestern. »Mich

nur noch eingeschränkt bewegen können, nicht mehr teilnehmen und genießen können, immer angewiesen sein auf
andere, nein, das ist für mich blanker Horror, auf keinen Fall
möchte ich ein solches Leben leben. Mama, ich kann mich
doch auf dich verlassen?« In einer Fernsehsendung sah er
den querschnittsgelähmten Supermann-Darsteller Christo-
pher Reeve.»Ich würde mich umbringen«, sagte er sehr ernst
zu seiner Schwester.

Schon gegen Ende seines Aufenthaltes in der Universitätsklinik kommen Alexanders Angehörigen, insbesondere seiner
Mutter, Zweifel daran, ob eine Fortführung der Therapie noch
irgendeinen Sinn hat. Tage und Nächte hat sie, innerlich einem
Seismografen gleich, an seinem Bett auf der Intensivstation
verbracht, darauf wartend und hoffend, irgendein Zeichen
wiederkehrenden Bewusstseins bei ihrem Sohn zu bemerken,
und sei es noch so diskret und flüchtig. Manchmal scheint
es ihr, wenn sie sich über ihn gebeugt hat, um ihn ganz fest
anzuschauen, dass er ihren Blick erwidert, doch er folgt ihren
Augen nicht, nein, er schaut vorbei an ihr, irgendwohin ins
Leere. Einmal, als sie ihn anschaut, verzweifelt, verliert sie die
Fassung und fährt ihn an:»Alex! Wach auf! Ich bitte dich! Du
kannst mich doch hier nicht alleinlassen!«

Wäre es nicht besser, nur sehr zögerlich griff dieser Gedanke
in ihr und ihrer Familie Raum, die Therapie abzubrechen und
Alexander sterben zu lassen? Sie sucht das Gespräch mit den
Ärzten, die anfänglich sehr bemüht und freundlich zu ihr
sind. Doch eine eigenartige Sprachlosigkeit bleibt zwischen
ihnen und ihr. Sie gehen ihr zunehmend aus dem Weg, immer
wieder wird sie vertröstet:»Kommen Sie nächste Woche in
meine Sprechstunde«, sagt der Oberarzt im Vorbeigehen zu
ihr. Frau N. spürte, wie er sie abblitzen ließ, erzählte sie mir.
Anfangs ist sie konsterniert, dann verletzt. Sie fühlt sich allein-
gelassen; sie wagt es sich selbst kaum einzugestehen: Sie spürt
Wut. Zu knapp und dürftig waren die Auskünfte, die sie bisher

von den Ärzten zu Alexanders weiterer Behandlung erhalten hat. Wie kann der Oberarzt der Intensivstation ihr Anliegen so herunterspielen? Wie lange und mit welchen Aussichten sich ihr Sohn noch quälen soll – ist das für ihn etwa eine Frage, die bei ihm unter »ferner liefen« abgelegt ist? Allmählich wird ihr klar, nicht zuletzt durch Gespräche mit den Pflegekräften, die Alexander betreuen, dass die Ärzte ihr ausweichen, weil sie ihren Sohn nicht loslassen wollen.

Schließlich, vier Wochen nach Alexanders Operation, kommt es auf dem Flur vor der Intensivstation in Anwesenheit von Alexanders Vater und seinen beiden Halbschwestern zu einem Gespräch mit dem Oberarzt.

»Wir möchten zwar, dass für Alexander alles getan wird, aber nicht auf Kosten eines Lebens ohne jede Lebensqualität. Das wäre gegen seinen Willen. Mehrfach hat er mir, seinem Vater und einem Freund gegenüber zum Ausdruck gebracht, dass er unter solchen Umständen keinesfalls am Leben gehalten werden möchte.« Innerlich bebt sie. Der Oberarzt, mit vor der Brust verschränkten Armen, schüttelt den Kopf: »Ich dachte mir schon so etwas, Frau N., aber Ihr Sohn hat eine Chance von vielleicht einem Prozent, zu überleben. Die werde ich ihm nicht nehmen.« Sprach's, entschuldigt sich und verschwindet. Sie habe sich gefühlt wie eine Schülerin, die vom Oberlehrer zurechtgewiesen wird, nicht wie eine liebende Mutter, die Verantwortung für ihr Kind wahrnimmt, berichtete sie mir empört.

»Hier sprach Macht, nicht Menschlichkeit und Mitgefühl«, wird sie später ihrer besten Freundin erzählen. »Nicht so sehr, was er sagte, vielmehr *wie* er zu mir sprach, das entsetzte mich und verschlug mir die Sprache.«

Ende November 2002 beginnt Alexander N. eine Rehabilitation in einer auf neurologische Erkrankungen spezialisierten Klinik. Im Verlegungsbericht der Klinik für die weiterbehandelnden Ärzte stehen die entscheidenden Sätze:»Der Patient

befindet sich im vegetativen Status. Er öffnet spontan die
Augen, fixiert nicht, ist nicht kontaktfähig und befolgt keine
Aufforderungen. Der Muskeltonus aller Gliedmaßen ist spastisch erhöht.« Dieser Befund lässt Schlimmstes befürchten: Die Chancen,
dass Alexander N. jemals das Bewusstsein wiedererlangen
wird, sind nach nunmehr fünf Wochen, eine sehr lange Zeit
für ein geschädigtes Gehirn, sich zu regenerieren, mehr als
ungünstig.

In der Klinik wird dennoch nichts unversucht gelassen, seinen Zustand mittels modernster Rehabilitationsverfahren zu
bessern: intensive neuropsychologische Therapie, Logopädie
und Ergotherapie, die Nerventätigkeit anregende Injektionen
und spezielle Gipsverbände zur Behandlung der Spastik. All
dies bleibt bei ungebrochener Anteilnahme und Unterstützung durch die Mutter, die Familie und Freunde ohne fass-
baren Erfolg. Doch auch hier ignorieren die behandelnden
Ärzte die Möglichkeit des Therapieabbruchs, als sich die Frage
stellt, wie eine dauerhafte Zufuhr von Flüssigkeit und Nährstoffen bei Alexander sichergestellt werden könnte. Bisher
wurde er über eine durch die Nase gelegte Dünndarmsonde
ernährt, die nach dem Willen der Ärzte nun durch eine dauerhaft durch die Bauchwand zu legende PEG-Sonde ersetzt
werden soll. Dazu benötigen sie das Einverständnis von Frau
N., die mittlerweile gerichtlich zur Betreuerin ihres Sohnes
bestellt worden ist. Ihren Einwand, dass sie nicht wünsche,
dass ihr Sohn künstlich ernährt wird, weil das nicht seinem
Wunsch entspreche, kontern sie mit der Frage:»Möchten Sie
wirklich, Frau N., dass wir Ihren Sohn verhungern lassen?«
Auf derartige Fragen ist Frau N. nicht gefasst. Ihr fehlen die
Argumente und auch die Kraft. Erneut fühlt sie sich zurechtgewiesen und abgekanzelt. Sie resigniert, aber sie bleibt überzeugt davon, dass das, was da mit ihrem Sohn geschieht, nicht
dessen Willen entspricht.

Nach Monaten maximaler Rehabilitationsbemühungen lautet die Diagnose:»Wachkoma infolge schwerster traumatischer Hirnschädigung. Hirnödem nach Einklemmung.« Es folgen diverse Nebendiagnosen. Im Abschlussbefund des neurologisch-neuropsychologischen Gutachtens ist zu lesen:»Bis auf die Zunahme der Schluckrate und einen gut auslösbaren Schluckreflex ist keine Veränderung gegenüber dem Aufnahmebefund festzustellen. Das Symptombild des Patienten ist von schwersten Beeinträchtigungen kognitiver Funktionen und schwerster cerebraler Leistungsinsuffizienz geprägt.« Dieser Befund, neun Monate nach dem Unfall erhoben, ist niederschmetternd: Die Wahrscheinlichkeit, dass Alexander N. jemals wieder mit sich selbst und seiner Umwelt wird Kontakt aufnehmen können, ist nach medizinischem Ermessen nahe null anzusiedeln.

Ein Pflegeheim ist die Endstation für Alexander N. Verzweiflung und Ratlosigkeit seiner Mutter weichen zunächst einer gewissen Apathie. Und doch rafft sie sich auf, sie kämpft weiter; sie bleibt an der Seite ihres Sohnes. Nahezu täglich besucht sie ihn. Ihn, dem sie nichts mehr wünscht, als sterben zu dürfen.

Sie verlangt die Heimleitung zu sprechen:»Ich werde dafür sorgen, dass mein Sohn, seinem Willen entsprechend, hier sterben darf. Künftig bedürfen alle therapeutischen Maßnahmen meiner Zustimmung.« Wortlos lässt die Leiterin des Heims sie abblitzen. Sie nimmt Kontakt mit dem Vormundschaftsgericht auf und beantragt die»Überprüfung der Betreuung«, da»die Mutter den Eindruck macht, überfordert zu sein«. Das zwar nicht offen ausgesprochene, dennoch beabsichtigte Ansinnen der Heimleitung, auf diesem Wege der Mutter, die»nichts als Schwierigkeiten macht«, den Status als Betreuerin zu entziehen, wird gerichtlich zurückgewiesen, eine Atempause für Frau N., die nun entschlossen ist, die weitere Pflege Alexanders selbst zu übernehmen: Sie will ihren Sohn zu sich nach Hause holen. Zum Sterben, da ist sie sich ganz sicher. Irgendwie und irgendwann wird sie es schaffen, ihm dabei zu helfen – das Letzte und Äußerste, was sie für ihren geliebten Sohn wird tun können.

Als entgegen allen Absprachen mit der Heimleitung und dem zuständigen Arzt bei Alexander erneut eine Infektbehandlung eingeleitet wird, setzt Frau N. die Verlegung ihres Sohnes in eine Klinik durch.

Dort fasst sie sich erneut ein Herz. Kurz vor seiner Entlassung richtet sie an den Leitenden Arzt der Abteilung geradezu flehentlich die Bitte, ihr zu helfen, sie fühle sich am Ende ihrer Möglichkeiten und Kräfte. Dr. D., Kardiologe und Intensivmediziner, ist der erste Arzt, der wirkliche Anteilnahme am Schicksal ihres Sohnes zeigt und ihren Wunsch, Alexander sterben zu lassen, versteht und gutheißt. Er verspricht, ihr zu helfen. D. spricht zunächst mit Alexanders Hausarzt und versucht ihn davon zu überzeugen, dass die weitere Behandlung von Infektionen bei seinem Patienten keinen Sinn ergibt. Doch der Hausarzt will sich nicht festlegen lassen. Alexander wird zurück ins Heim verlegt, das die antibiotische Behandlung auf Anordnung des Arztes wieder aufnimmt. Frau N. weiß nicht mehr weiter.

Wenige Tage später ruft D. mich an. Wir sind seit Jahren befreundet und teilen unser medizinisches Weltbild in nahezu jeder Hinsicht. Auch die Einschätzung, dass Menschen im Wachkoma künstlich am Leben zu erhalten mit fragwürdigem, ja unethischem ärztlichen Handeln gleichzusetzen ist, zumal dann, wenn sie Gegenteiliges mündlich oder schriftlich für sich vorausverfügt haben, verbindet uns. Als mein Freund wusste D., dass ich mich seit Jahren besonders mit der Medizin am Lebensende befasst und mich dazu manches Mal auch öffentlich geäußert hatte. Frau N. an mich weiterzuverweisen war für ihn daher nahe liegend: »Kann Frau N. dich anrufen?«
»Ja, sie kann.«

Zwischenzeitlich hatte Frau N. die »Notbremse gezogen«. In ihrer Verzweiflung hatte sie den Vertrag mit dem Heim gekündigt und ihren Sohn zu sich nach Hause geholt. Trotz täglich mehrstündiger Unterstützung durch ein ambulantes Pflegeteam ist Alexanders Pflege ohne die Professionalität und die Hilfsmittel eines Pflegeheims aufwendig und kräftezehrend. Frau N. schläft kaum noch. Zudem machen Komplikationen wie Krampfanfälle und das für Wachkomapatienten charakteristische stundenlange Zähneknirschen wiederum einen Klinikaufenthalt unumgänglich. Und erneut bestätigen die Ärzte der Mutter die Hoffnungslosigkeit seiner Diagnose: »Das kann man ja nicht mit ansehen!« Und lassen sie und ihren Sohn mit diesem Satz allein.

Schließlich, wenige Wochen nachdem sie Alexander zu sich geholt hat, ruft sie mich an. Tage später sehen wir uns zum ersten Mal an seinem Bett. Schweigend stehen wir uns gegenüber. Sie nimmt seine Hand sehr zart in die ihre, als sei sie zerbrechlich. Sie spricht zu ihm. Ich spüre, sie ist ganz bei ihm.

Vom ersten Augenblick an sind Frau N. und ich Verbündete. Sie ist eine starke und doch empfindsame, eine zögerliche und doch entschiedene, von der Richtigkeit ihres Wunsches für ihren Sohn zutiefst überzeugte Frau. Wie könnte auch eine Mutter nicht zögerlich sein, wenn es darum geht, ihr Kind gehen zu lassen? Aber sie sieht sich als Mutter in einer nachgeordneten Rolle. Zuallererst sieht sie sich verpflichtet, und eben darin besteht ihre außergewöhnliche Leistung und ihr nicht hoch genug einzuschätzendes Verdienst, dem Willen ihres Sohnes Geltung zu verschaffen: »Ich liebe meinen Sohn, aber er gehört mir nicht.« Dieser Satz, gefallen in einem unserer ersten Gespräche, traf und rührte mich tief. Mein Entschluss, an ihrer Seite mein Möglichstes für ihren Sohn und sie zu tun, war gefasst.

Ich denke zurück an mir bekannte Wachkomapatienten, die von ihren Ehefrauen, von Söhnen und Enkeln aufopferungsvoll und mit Hingabe gepflegt wurden. Doch ihr Blick auf den Kranken war ein diametral anderer als der von Frau N. auf ihren Sohn.

Da war zum Beispiel Frau T., eine Arztgattin, für die die Pflege ihres seit sechs Jahren nach einer Reanimation im Wachkoma liegenden Mannes zum Lebensinhalt geworden war: »Er gibt *meinem* Leben Sinn. *Ich* brauche ihn.« Oder Herr K., dessen Tochter nach einem Bergunfall nicht mehr erwachte: »Damals, unmittelbar nach ihrem Unfall auf der Intensivstation, da hätte ich sie gehen lassen können und sie hätte das wohl auch gewollt, aber heute, nachdem *ich* nun dreieinhalb Jahre alles für sie getan habe, bring *ich* das nicht mehr fertig, dann wär das ja alles umsonst gewesen.«

Wer ist hier für wen da? Wer wird da letztlich behandelt, wenn ein Wachkomapatient wegen einer Lungenentzündung in die Klinik eingewiesen wird und Antibiotika und Sauerstoff erhält? Der Kranke? Oder der pflegende Angehörige?

Ich entsinne mich auch Walter R.s, den ich Ende der 8oer Jahre mehrfach auf der Intensivstation unserer Klinik behandelt habe. Er war ein 36-jähriger Patient, der seit sieben Jahren im Wachkoma lag nach einem Kopfschuss, der seinem Leben ein Ende hatte setzen sollen. Rund um die Uhr von Pflegekräften unterstützt, wurde er von seinem Vater zu Hause gepflegt, mit geradezu »aggressiver Hingabe«, wie es eine seiner Pflegerinnen nannte. Die Pflegestation hatte deshalb schon mehrfach gewechselt. Kaum jemals war dem Vater etwas gut genug: »Wenn nach der Rasur seines Sohnes«, so berichtete die Pflegerin mir, »zwei Barthaare stehen geblieben waren oder der Waschlappen auf seiner Stirn nicht mehr kühl genug war, drohte er mit einer Beschwerde bei der Pflegekasse. Wir haben das nicht ertragen und gekündigt.«

Wegen Schluckunfähigkeit war Walter R. seit Jahren mit einer PEG-Sonde versorgt, dennoch kam es immer wieder zu Erbrechen und Einatmung von Mageninhalt in die Lunge, was zu schweren, zum Teil doppelseitigen Lungenentzündungen führte. Tag und Nacht war der Vater in der Klinik anwesend. Akribisch kontrollierte er jede ärztliche und pflegerische Maßnahme und forderte unablässig Einsicht in sämtliche Krankenunterlagen. Immerzu bestand er darauf, seinem Sohn jede nur denkbare medizinische Intervention zuteilwerden zu lassen. Ein Gespräch über die tragischen Existenzbedingungen seines Sohnes und die Zumutbarkeit einer künftigen maschinellen Beatmung oder gar »Wiederbelebung« seines Sohnes hingegen kam nie zustande. Der Vater lehnte es rigoros ab, eine Therapiebegrenzung auch nur zu erwägen.

Für ausnahmslos alle Schwestern und Pfleger, Ärztinnen und Ärzte unserer Intensivstation war die dem Anspruch des Vaters gemäße Behandlung seines Sohnes gleichzusetzen mit einem würdelosen Ausüben unseres Berufes. Alle, die Walter R. pflegten oder behandelten, hatten den Eindruck, dass nicht das Wohlergehen des Sohnes vordringlich war, sondern der aus unserer Sicht irregeleitete innere Frieden des Vaters, den auf Kosten seines Sohnes zu erhalten wir uns gezwungen sahen.

Auch Peter T. ist mir gegenwärtig, ein HIV-infizierter Heroinabhängiger ohne Angehörige, der wegen Abszessen, Thrombosen und einer Herzinnenhautentzündung – sämtlich Folgen seines Drogenkonsums – schon zahlreiche Klinikaufenthalte hinter sich hatte.

»Draußen zwischen den parkenden Autos vor der Klinik liegt jemand, leblos, kommen Sie bitte, schnell!« Ein Klinikbesucher hat das Personal der Notaufnahme alarmiert. Wir stürzten mit Reanimationskoffer und einer Trage nach draußen. Peter T. lag reglos in einer riesigen Blutlache, die Hose auf den Knien; aus seiner rechten Leiste, die Blutgerinnsel bedeckten, ragte eine dicke Kanüle. Bei dem Versuch einer Heroininjektion hatte er die Arterie statt der Vene getroffen. Es musste ein Aneurysma (Aussackung der Arterienwand nach häufigen Injektionen) geplatzt sein, mit der Folge enormen Blutverlustes. T. war blass und atmete nicht, er hatte weder Puls noch Blutdruck. Unverzüglich zogen wir alle Register der Wiederbelebung: Blutstillung, Herzmassage, künstliche Beatmung, Defibrillation, Infusionen, medikamentöse Kreislaufstabilisierung. Zwischen parkenden Autos taten wir unser Möglichstes, ihn ins Leben zurückzuholen. Schließlich tastete ich seinen Blutdruck an der Halsschlagader. Das war fürs Erste entscheidend und ausreichend, aber die Pupillen blieben starr – kein gutes Zeichen. Wir transportierten ihn auf die Intensivstation.

Eine spezifische Therapie, einem reanimierten Menschen wieder zu Wachheit und Bewusstheit zu verhelfen, existiert nicht. Man stabilisiert die zentralen Körperfunktionen wie Atmung, Blutdruck, Herzfrequenz, Blutzucker und Blutsalze und sucht Infektionen, sogenannte Stressulcera des Magens und andere Komplikationen zu verhindern. Im Übrigen ist man zum Warten verurteilt. So verhielt es sich auch bei Peter T. Zwar kehrte schon nach wenigen Tagen, wie es für Wachkomapatienten typisch ist, seine Eigenatmung zurück, doch Bewusstsein, Wahrnehmung und Kommunikationsfähigkeit waren und blieben vollständig erloschen. Mehrfache sorgfältige neurologische Untersuchungen kamen zu derselben Diagnose: »Wachkoma infolge hypoxischer Hirnschädigung« (Sauerstoffmangel).

Jahre später begegneten wir uns wieder. Die diensthabende Nachtschwester des Pflegeheims, in dem Peter T. seit mehr als fünf Jahren dahinvegetierte, alarmierte den Notarztwagen, weil er »röchelte«. An einem Sonntagmorgen um 4 Uhr früh stand ich im trüben Licht eines Krankenzimmers, das er mit zwei anderen Wachkomapatienten teilte, an seinem Bett. Diagnose: Sekretverhaltung, eine geläufige Atmungskomplikation bei Bewusstlosen, die nicht abhusten können. Er musste intubiert und abgesaugt werden, die Schwester assistierte mir. »Wann, meinen Sie, ist man so krank, dass man sterben darf?«, fragte ich sie, während wir gemeinsam einen halben Liter zähflüssigen Sekrets aus seinen Lungen absaugten. Verwundert schaute sie mich an: »Aber der lebt doch noch, und außerdem, merken tut er doch auch nichts mehr. Aber ich, ich wäre ohne ihn vielleicht arbeitslos.«

Die Pflege von Wachkomapatienten – eine Arbeitsbeschaffungsmaßnahme?

Nach all dem, was Alexander und seine Mutter während der vergangenen dreieinhalb Jahre hatten durchmachen müssen, kristallisierte sich während unserer Gespräche heraus, dass wir eine klare und gut durchdachte Strategie, die unter Umständen auch einem gerichtlichen Verfahren standhalten würde, entwickeln mussten, um Alexander zum Sterben zu verhelfen. Unverzichtbar war für Frau N. wie für mich, unser Vorgehen offen und überzeugend allen darzulegen, die sich Alexander angelegen sein ließen, die ihn jetzt pflegten oder behandelten oder auf andere Weise mit ihm verbunden waren.

Da war ein zurückhaltender und doch empathischer Hausarzt; da waren die Mitarbeiter eines Pflegedienstes, die Alexander täglich 16 Stunden betreuten: »Wir respektieren die Würde und Selbstbestimmung der Menschen«, so ein Schriftzug im Fenster des Büros. Da waren Angehörige, Freunde und Nachbarn. Sie alle wussten vom Schicksal des jungen Mannes, der da im dritten Stock eines Wohnhauses im Süden Berlins seit bald vier Jahren im Wachkoma lag, künstlich ernährt und nach den Qualitätsstandards der Pflegekassen vorbildlich gepflegt. Und nun sollte die künstliche Ernährung eingestellt und er sterben dürfen? Das bedurfte der Vorbereitung und einfühlsamer Überzeugungsarbeit.

Der erste Schritt bestand darin, die Diagnose »Wachkoma« – besser »permanenter vegetativer Status« genannt – noch einmal zu bestätigen und zu sichern. Wenig bekannt ist nämlich, dass viele Wachkomapatienten tatsächlich nicht im Wachkoma liegen, sondern an anderen schweren neurologischen Einschränkungen leiden, die jedoch mit mehr oder weniger erhaltenem Bewusstsein und der Fähigkeit, zu kommunizieren, einhergehen. Solche folgenreichen Fehldiagnosen kommen zustande, weil in der Komadiagnostik überforderte, da wenig erfahrene Ärzte allzu häufig mit der Diagnosestellung betraut werden, was Untersuchungen belegen.

Ein in der Komadiagnostik hoch kompetenter und sehr erfahrener Neurologe unterzog Alexander daher erneut einer eingehenden neurologischen Untersuchung und bestätigte, dass die Diagnose »Wachkoma« zweifelsfrei zutraf. Außerdem nahmen wir mit einem sachkundigen und in Fragen der Medizin am Lebensende erfahrenen Rechtsanwalt und Notar Kontakt auf. Mit ihm kam in der Folgezeit eine fruchtbare und vertrauensvolle Zusammenarbeit zustande, die zunächst darin bestand, dass wir bei ihm die von Alexander in der Zeit vor seinem Unfall Freunden und Angehörigen gegenüber gemachten mündlichen Äußerungen hinsichtlich lebensverlängernder Maßnahmen bei aussichtsloser Erkrankung und schwerster Behinderung schriftlich niederlegen und beglaubigen ließen.

In einem weiteren Schritt hatten Frau N. und ich beschlossen, gemeinsam mit dem Pflegedienst, der Alexander bisher betreut hatte, sowie dem Hausarzt und einer Vertreterin des Humanistischen Verbandes bei einem gemeinsamen Treffen in der Praxis des Hausarztes offen darzustellen und zu diskutieren, Alexander das Sterben durch Beendigung der künstlichen Ernährung zu ermöglichen. Ein Termin, zu dem alle Beteiligten erschienen, war rasch arrangiert. Ich gab eine ausführliche Darstellung der medizinischen Seite der Wachkomaproblematik auf der Grundlage der vorliegenden wissenschaftlichen Erkenntnisse, die kontroverse Gesichtspunkte wie etwa den, ob Wachkomapatienten nicht doch noch bestimmte Umweltreize, beispielsweise Schmerzen, wahrnehmen können, nicht aussparte. Auch erläuterte ich die rechtliche Seite, insbesondere legte ich dar, dass nach geltender Rechtslage dann, wenn der Wille des Patienten, die Empfehlung des Betreuers und des behandelnden Arztes im Einklang miteinander waren, es einer gerichtlichen Überprüfung der Entscheidung, Alexanders künstliche Ernährung einzustellen, nicht bedurfte.

Es schloss sich ein langer Gedankenaustausch an, an dessen Ende alle Beteiligten aufgefordert waren, ihre Sicht des Zustands von Alexander mitzuteilen und zu erklären, ob sie sich vorstellen könnten, Alexanders Sterben unter diesen Umständen zu begleiten, und wenn ja, es als Pflegende nicht nur indifferent zu tun, sondern dies innerlich auch wirklich bejahen zu können. Frau N. und ich waren einig darin, nur mit solchen Pflegekräften zusammenzuarbeiten, die überzeugt davon waren, dass Alexander sterben zu lassen nicht nur zu erwägen und möglich, sondern ethisch geboten war.

Einmütig erklärten alle Anwesenden ihr Einverständnis. Frau N. war erleichtert. Der Hausarzt und einige Pflegeschwestern, die Alexander schon länger betreuten, drückten sogar ihre Erleichterung darüber aus, dass das Sterben eines Menschen, dem es seit Jahren verwehrt war, an seiner Umwelt teilzuhaben, der nicht mehr mit anderen kommunizieren konnte und gezwungen war, in totaler Abhängigkeit von ihnen zu leben, nun möglich werden sollte. Mit einer gewissen Überraschung, mehr noch aber mit Genugtuung registrierte ich, dass während unserer Aussprache niemand vom »Lebenswert« der Existenz Alexanders sprach, um ihm diesen möglicherweise abzusprechen und damit sein Sterben zu rechtfertigen. Nicht darum, ein Leben zu bewerten, nicht um Euthanasie, so stellte ich noch einmal eindringlich dar, geht es bei Patienten im

Wachkoma, sondern allein darum, ob das, was therapeutisch und pflegerisch mit ihnen geschieht, ihrem Willen entspricht und ihnen irgendeinen Gewinn im Sinne der Teilhabe an dem, was Menschenglück und Lebenszufriedenheit ausmacht, vermitteln kann, denn nur das sogenannte Patientenwohl im Verbund mit dem erklärten Patientenwillen rechtfertigt ärztliche und pflegerische Behandlung und Eingriffe.

Alle verneinten oder hegten tiefe Zweifel daran, dass Alexanders Zustand, aufrechterhalten durch künstliche Ernährung, fast vier Jahre nach seinem Unfall noch die Aussicht auf Besserung oder gar auf sein Erwachen berge. Einige der Anwesenden brachten dagegen mehr oder weniger deutlich zum Ausdruck, dass Alexanders Sterben aufzuhalten, zudem noch gegen seinen Willen, etwas Unwürdiges und Unnatürliches anhaftete: Ein Leben, das ohne Aussicht auf Heilung oder wenigstens Besserung so schwer beschädigt worden sei, müsse zu Ende gehen dürfen. Das gelte insbesondere dann, wenn der Patient dies für sich und für den Fall, der nun eingetreten war, so verfügt habe. Alles andere sei anmaßend.

Nicht einmal 24 Stunden später geschieht etwas Unerwartetes. Bei Frau N. klingelt das Telefon. Jemand stellt sich als Amtsrichter T. vor, der er tatsächlich auch ist, wie sich später herausstellt, und behauptet, er habe eine Anzeige erhalten. Jemand habe sie, Frau N., angezeigt, weil sie beabsichtige, ihren Sohn durch Nahrungsentzug umzubringen; ob das der Wahrheit entspreche.

Frau N. ist sprachlos. Sie weiß nicht, wie sie reagieren soll. Was will dieser Mann? Woher weiß er von Alexander? Wie kommt ein Richter auf Alexanders Fall? »Wer sind Sie? Von wo aus rufen Sie an? Bitte geben Sie mir Ihre Telefonnummer, damit ich Sie zurückrufen kann.«

Der Anrufer weicht aus: »Bitte beantworten Sie nur meine Frage, stimmt das, was hier steht, oder nicht?«

»Was wo steht?«

»Hier auf dem Fax, das gerade bei mir eingegangen ist.«
»Was für ein Fax ? Ich tue nichts, was gegen Recht und Gesetz ist. Bevor ich Ihnen weitere Auskünfte gebe, möchte ich erst mit Alexanders Anwalt und Arzt Rücksprache halten.«
»Ich kann mich des Eindrucks nicht erwehren, Frau N., dass Sie etwas verschleiern wollen!«, sagt der Anrufer noch und legt auf.

Zwei Tage später erhält Frau N. – sie ist gerade beim Einkaufen – erneut einen Anruf auf ihrem Handy. Diesmal meldet sich ein Herr S., der ihr mitteilt, an ihrer Stelle von Richter T. zu Alexanders neuem Betreuer bestellt worden zu sein. Er sei gerade dabei, ihn aus ihrer Wohnung in ein Heim zu schaffen. Sie stürzt nach Hause. Vor dem Haus parkt ein Krankenwagen, in ihrer Wohnung trifft sie auf einen Vertreter des Amtsgerichts, einen Arzt vom Sozialpsychiatrischen Dienst und die an diesem Tag zuständige Pflegerin. Alexander wird von zwei Rettungsassistenten des Roten Kreuzes gerade auf eine Trage gehievt. »Nein, keine Fragen bitte, alles geht jetzt seinen Gang«, so der Betreuer zu Frau N. Sie ist wie betäubt, muss tatenlos mit ansehen, wie ihr Sohn ihrer Fürsorge und Betreuung entzogen und in ein Heim verfrachtet wird. Auch Alexanders Anwalt, der in aller Eile gerufen worden ist, kann dies nicht verhindern.

Meine Versuche, mit dem Richter Kontakt aufzunehmen, scheitern. Die ihm von Alexanders Anwalt per Post übersandten schriftlichen Zeugenaussagen der Freunde und Angehörigen Alexanders über seinen mutmaßlichen Willen übergeht er. Der Richter ist offenbar überzeugt, dass Gefahr im Verzuge ist. Seiner Auffassung nach bereitete Frau N. die Tötung ihres Sohnes seit geraumer Zeit vor und er ging wohl davon aus, dass diese unmittelbar bevorstand.

Schon zu diesem Zeitpunkt der Leidensgeschichte Alexanders wird beispielhaft deutlich, dass in Fragen medizinischer Entscheidungen bei aussichtsloser Erkrankung Unwissenheit und Selbstherrlichkeit nicht nur bei der Ärzteschaft zu finden ist, sondern überraschenderweise auch bei der Richterschaft. Eine 2004 veröffentlichte Studie zur Frage der »Einstellungen deutscher VormundschaftsrichterInnen zu medizinischen Entscheidungen und Maßnahmen am Lebensende« deckte Erschreckendes auf: Mehr als 30 % der deutschen Vormundschaftsrichter schätzen die Rechtslage falsch ein und mehr als 10 % von ihnen ist die höchstrichterliche Rechtsprechung des Bundesgerichtshofes nicht bekannt.[2] Beides traf auch auf Richter T. zu. Tragische Konsequenzen hatte seine Unwissenheit und Ignoranz für Alexander und Frau N.: Alexander wurde weiter zwangsernährt und seiner Mutter räumlich und betreuungsrechtlich entzogen. Geradezu erstaunlich war, dass ihr unter diesen Umständen nicht auch noch das Besuchsrecht für ihren Sohn untersagt worden war.

Unmittelbar nach der einer Verschleppung gleichkommenden Unterbringung Alexanders in einem Pflegeheim legte der Anwalt beim Landgericht Einspruch gegen die ebenso rechtswidrige wie groteske Entscheidung des Richters T. ein. Bis zu ihrer Aufhebung jedoch sollte der Albtraum für Frau N. noch Monate andauern: Täglich besucht sie Alexander im richterlich verordneten Exil. Frau N. fühlt sich innerlich zerrissen. Einerseits begegnet ihr das Heimpersonal mit Misstrauen, andererseits wird sie in völliger Verkennung der Lage Alexanders mit optimistischen Bemerkungen überschüttet, der Zustand Alexanders werde sich hier, auf der Wachkomastation, zügig bessern. Noch einmal durchlebt sie eine Zeit tiefen Zweifels. Greift er nicht manchmal ganz fest nach ihrer Hand, wenn sie seine in die ihre nimmt? Nein, sie weiß es doch, ebenso würde er ein Stück Rohr umklammern, es ist nur ein Greifreflex. Schaut er sie nicht doch manchmal an, wenn sie sich über ihn beugt? Nichts, was sie sich mehr wünschte, immer noch. Aber nein, wenn sie zurücktritt von seinem Bett, wird ihr klar: Er schaut durch sie hindurch.

Die Türen der Krankenzimmer dieser Station stehen ständig offen. Musik klingt durch die Flure, in jedem Zimmer läuft ein Fernseher: Werbung, Nachrichten, Gewinnspiele. Krankengymnasten dehnen beharrlich die Muskeln von seit Jahren im Koma liegenden Patienten und Logopädinnen tun ihr Möglichstes, ihnen, den lebenden Toten, irgendeinen Laut abzuringen. Krankenschwestern verabreichen ihnen voll bilanzierte hochkalorische Flüssigkost in großvolumigen Spritzen oder Tröpfen über eine durch die Bauchdecke gelegte PEG-Sonde. Vergeblich. Auf nichts von all dem, was Therapeuten, Schwestern und Pfleger hier versuchen, reagieren ihre Schützlinge. Doch alle, die hier Dienst tun, können und wollen diese Wahrheit nicht annehmen. Es würde ihrer Arbeit jeden Sinn nehmen. Nicht nur die Kranken, auch diejenigen, die sie versorgen, leben hier in einer fremden Welt. Einer Welt verbissenen Hoffens und surrealer Kommunikation, einer Welt kindlichen Wunderglaubens.

Wochen, Monate gehen ins Land. Täglich besucht Frau N. ihren Sohn an diesem »außerirdischen« Ort. Sie lebt am Rande ihrer seelischen und körperlichen Grenzen, doch sie hält durch. »Solange Alexander lebt, lebe ich auch«, hat sie irgendwann einmal gesagt.

Schließlich, nach einem dreiviertel Jahr, wird dem Beschwerdeantrag des Anwalts gegen den Amtsrichter T. vom Landgericht stattgegeben und Frau N. wieder zur Betreuerin ihres Sohnes bestellt. In der Begründung heißt es lapidar: »Entgegen der amtsgerichtlichen Einschätzung hinsichtlich der Aufgabenkreise Aufenthaltsbestimmung und Wahrnehmung der Rechte bei einer Heilbehandlung weist Frau N. weiterhin die notwendige Eignung als Betreuerin ihres Sohnes auf.«

Nie war Amtsrichter T. zu sprechen, geschweige denn, dass er sein Handeln erklärt oder sich gar bei Frau N. entschuldigt hätte. Nie hat das Amtsgericht auch nur eine noch so sparsame Erklärung zum Fall Alexander N. abgegeben. Und auch die lakonische Erklärung des Landgerichts als übergeordneter Instanz hatte etwas Kafkaeskes.

Noch am selben Tag holt Frau N. ihren Sohn nach Hause. Wieder stehen wir an seinem Bett, mit Tränen in den Augen, innerlich erschöpft, aber auch ein wenig stolz. Wir spüren, unser Streiten für Alexanders Sterben war nicht umsonst – jetzt sind die Hindernisse, seinem Willen zu folgen, beseitigt.

Wir nehmen Kontakt zu einem Pflegedienst auf, der eine 24-stündige Versorgung Alexanders im Rahmen einer Sterbebegleitung zu leisten gewillt ist. Während eines mehrstündigen Gesprächs in der Wohnung, an dem auch Angehörige und Freunde Alexanders teilnehmen, kommen wiederum, wie schon acht Monate zuvor, alle Fragen und Befürchtungen, die sein Sterben berühren, zur Sprache: Wird er Hunger haben oder andere quälende Empfindungen, wenn die Nahrungszufuhr eingestellt wird? Wie wird er sich körperlich verändern, wenn ihm keine Sondennahrung mehr zugeführt wird? Wird er zum Skelett abmagern? Wie lange wird sein Sterben dauern? Wird er mehr sedierende Medikamente benötigen als bisher?

Nein, er wird nicht leiden; nach allem, was die Wissenschaft über das Wachkoma weiß, *kann* er nicht leiden; er wird keinen Hunger haben; die Empfindung des Hungers erfordert ebenso wie die des Schmerzes entsprechend intakte Zentren in einem intakten Großhirn. Keineswegs wird er bis zur Unkenntlichkeit abmagern, im Gegenteil, er wird sich selbst wieder ähnlicher werden: Er wird seine Fettpolster an Schultern, Bauch und Hüften verlieren und sein durch überkalorische Sondennahrung und zu viel Flüssigkeit gedunsener Körper wird ein wenig von seiner Straffheit wiedergewinnen. Wenige Wochen nur wird sein Sterben dauern; letztlich wird er einer Lungenentzündung oder einem Harnwegsinfekt erliegen. Er wird ruhig und friedlich sterben.

Ja, er wird dämpfende und schmerzlindernde Medikamente erhalten. Denn die Indizien dafür, dass ein Patient im Wachkoma – immer vorausgesetzt, die Diagnose ist zeitlich nicht zu früh und wiederholt richtig gestellt worden – nicht leidet, sind zwar erdrückend, aber im strengen Sinne *wissen* können wir dies nicht. Sicher *wissen* wir nur, dass ein Mensch im Wachkoma mit den Menschen seiner Umgebung und mit seiner Umwelt nicht mehr kommunizieren kann.

Die dämpfenden Medikamente, die Alexander gegeben werden, haben aber in jedem Fall einen Effekt auf uns, die wir im Sterben bei ihm sind. Alexander soll so sterben, dass auch wir es ertragen können.

Drei Tage später beginne ich mit der allmählichen Reduktion der Ernährungs- und Flüssigkeitstherapie. Über die PEG-Sonde werden Alexander jetzt nur noch Mittel zur Linderung der Muskelspastik und zur Prophylaxe von Krampfanfällen zugeführt. Gleichzeitig erhält er eine Infusion mit einem starken Schmerzmittel und zwei anderen sedierenden Medikamenten in zunächst niedriger Dosierung. Dadurch verkürzen sich seine »Wachphasen«. Er hustet kaum noch, die Verkrampfungen seiner Kiefer lösen sich und nur selten noch muss aus Rachen und Luftröhre Schleim abgesaugt werden. Nach wenigen Tagen hat ein weitgehend stabiler und entspannter Schlafzustand von ihm Besitz ergriffen. Täglich bin ich bei ihm.

Alexanders Sterben, im engeren Sinn, hat jetzt begonnen. Allen, die um ihn sind, die ihn versorgen und besuchen, ist ihre Ergriffenheit anzumerken. Manchmal herrscht eine feierliche, ja andächtige Stimmung in dem Raum, in dem Alexander als Kind spielte, später lernte und in dem er nun sterben wird. Alle spüren, es ist ein außergewöhnliches Sterben, dem sie beiwohnen, ein Ereignis, das in ihrem weiteren Leben Spuren hinterlassen wird.

Alexander wird jetzt ganz besonders gewissenhaft gepflegt. Noch behutsamer wird er umgelagert und seine Haut noch sorgfältiger gecremt.

Heute besucht ihn seine Schwester, auch die enge Freundin der Mutter ist zugegen. Beide sitzen am Fußende des Bettes und lauschen Alexanders Lieblingsmusik. Die Krankenschwester der Spätschicht befeuchtet mit einem Wattetupfer sachte seine Mundschleimhaut. Frau N. bringt ein Tablett mit Getränken und Kuchen, ich bereite eine neue Infusion vor.

Bin ich überzeugt davon, das Richtige zu tun? Überschreite ich Grenzen, die von der ärztlichen Ethik und unserer Rechtsordnung gezogen werden? Wie oft habe ich mich selbst und andere befragt, um meine Überzeugung zu festigen. Sicher, Alexander war jung und lebensunerfahren. Und doch hatte er sich ganz dezidiert im Kreise seiner Familie und Freunde dafür ausgesprochen, nicht aussichtslos leiden zu müssen, wenn er dauerhaft bewusstlos in totale Abhängigkeit geriete und nicht mehr an der Welt teilnehmen könnte. Es war und ist sein Wille, gegen dessen Authentizität nichts spricht. Daher ist dieser Wille legitim und darf beanspruchen, ernst genommen und respektiert zu werden.

Den auf sein eigenes Sterben gerichteten Willen Alexanders zu missachten, zumal, wenn er einen so hohen Grad an Plausibilität hat, darf sich niemand anmaßen. Im Gegenteil: Frau N. als gerichtlich bestellte Betreuerin ihres Sohnes *darf* nicht nur, sie ist *verpflichtet*, diesem Willen Geltung zu verschaffen – mit meiner Hilfe.

Was würde ich für mich selbst in Alexanders Lage wollen? Immer wieder habe ich versucht, mir das, was Wachkoma bedeutet, zu vergegenwärtigen. Im Zustand totaler Bewusstlosigkeit, Wahrnehmungs- und Kommunikationsunfähigkeit möchte ich unter keinen Umständen weiterleben. Was, wenn zutrifft, was manche Ethiker und Neurowissenschaftler als Szenario heraufbeschwören, um die künstliche Ernährung von Wachkomapatienten zu rechtfertigen, dass nämlich niemand »Bewusstseinsinseln« in ihren versehrten Gehirnen ausschließen könne? Nach Auffassung dieser Wissenschaftler verbietet sich demnach selbstredend ein Abbruch lebenserhaltender Maßnahmen. *Mein* Wunsch, sterben zu dürfen, würde sich durch eine solche Annahme nur noch *intensivieren*. Denn ob ein Mensch im Wachkoma noch Wahrnehmungsfetzen seiner selbst und der Welt hat oder nicht, ist aus meiner Sicht nicht entscheidend. Ausschlaggebend ist, dass er von jeglicher Kommunikation mit seinen Mitmenschen abgeschnitten ist, so als hätte ihn die Gesellschaft verbannt. Verbannung, ein Zustand der einst als Strafe galt, gleich der Verurteilung zum Tode, von manchen gar für noch grauenvoller befunden als die Todesstrafe. Die mythische Gestalt des Ahasver, des ewig nicht zur Ruhe kommenden Juden und die Legende vom Fliegenden Holländer sind nur zwei Beispiele, die die tief im Menschen verwurzelte Angst vor gesellschaftlicher Isolation und Exil illustrieren.[3]

Macht es einen Unterschied, ob ein Patient sich dieser seiner Lage bewusst ist oder nicht? Die wissenschaftliche Neurologie weist die Möglichkeit des Leidens im Zustand des Wachkomas zwar zurück. Doch ändert dies etwas an der Tatsache, dass ein Wachkomapatient in einem Zustand abgrundtiefer Entmenschlichung zu leben gezwungen ist, den durch Ärzte, Richter und Angehörige aufrechtzuerhalten würdelos ist?

»Wie lange noch, glauben Sie, wird Alexander leiden müssen?« Manchmal mag es Frau N. so scheinen, als bäume sich ihr Sohn innerlich auf, jetzt, da er nur noch wenige Tage leben wird. »Mehr als drei Wochen stirbt er nun schon. Bitte, Doktor, tun Sie etwas, bitte.«

Ich nehme sie in den Arm. Wir schauen ihn an, einen vor Wochen noch gedunsenen, jetzt schlanken jungen Mann. »Bald hat er es geschafft. Sieht er nicht schön aus?«, frage ich sie. Sie nickt und weint still vor sich hin. Ganz ruhig liegt er da, seine Haut glänzt feucht, Schweiß perlt auf seiner Stirn.

Frau N. und ich hatten von Beginn an eine unausgesprochene Vereinbarung: Wir wollten, dass Alexanders Sterben *das Seinige* bleibt. Gemeinsam wollten wir alles tun, es ihm zu erleichtern, doch Dirigent seines Sterbens sollte *er* sein und bleiben und *nicht wir.* Auch jetzt, da es für uns so schwer wird, denn sein Sterben scheint kein Ende zu nehmen. Ich messe, wie jeden Tag, seine Körpertemperatur: 39,2 Grad. Kein Zweifel, die schon seit Tagen von mir erwartete Infektion, die seinen Tod unmittelbar herbeiführen wird, hat sich jetzt eingestellt. Frau N., ihre Freundin, Alexanders Schwester, die Angehörigen des Pflegedienstes und ich selbst – wir sind erleichtert. Und ich bin sicher: Er hat nicht gelitten.

An einem herbstlichen Sonntagnachmittag, vier Wochen und fünf Tage nach dem Abbruch der Sondenernährung, verebben Alexanders Atemzüge. Er stirbt in den Armen seiner Mutter.

Mensch ohne Selbst –
Das sogenannte Wachkoma

Unter allen Krankheiten und Leiden ist, wie der vorausgehende Bericht über das Sterben des Alexander N. eindrucksvoll zeigt, der »permanente vegetative Status« (PVS), unglücklicherweise im deutschen Sprachraum auch »Wachkoma« genannt, den verheerendsten Zuständen zuzurechnen, in die ein Mensch geraten kann. Verheerend nicht nur, weil die Medizin dieser schwersten aller Schädigungen des Gehirns machtlos gegenübersteht, sondern weil er zudem seit Jahrzehnten zwischen Ärzten, Juristen, Ethikern, Philosophen, Kirchenvertretern und Gesundheitsökonomen und nicht zuletzt auch in der Öffentlichkeit Anlass zu heftigen Kontroversen darüber gibt, welcher Natur dieser Zustand eigentlich ist, welche Lebensqualität diese Kranken haben und ob und, wenn ja, wann es geboten sein kann, bei ihnen lebenserhaltende Maßnahmen, wie zum Beispiel die künstliche Ernährung, abzubrechen, um sie sterben zu lassen. Aus diesen Gründen wird der Darstellung des permanenten vegetativen Status und der Erörterung seiner Behandlung und Bewertung hier besondere Aufmerksamkeit zuteil.

Die in den Medien aller Länder immer wieder aufflammende Debatte über das »Wachkoma« wird auch hierzulande – ähnlich den heftigen, einem Glaubenskrieg ähnelnden Auseinandersetzungen in den USA – zunehmend zu einer Bühne, auf der sich »fundamentalistische Lebensschützer« und »Euthanasiebefürworter« gegenseitig der Inhumanität bezichtigen.

Unabhängig von dieser Entwicklung ist es eine Tatsache, dass die Darstellung der Wachkomaproblematik in den bundesdeutschen Medien in den weitaus meisten Fällen nur von geringer, vielfach auch völlig fehlender Sachkenntnis getragen ist. Sie wird weitgehend wissenschaftsfern geführt, ist durchsetzt von Ideologie und geprägt von Berichten über Wunderheilungen, das heißt von spektakulären Darstellungen der Schicksale von Menschen, die Jahre, wenn nicht gar Jahrzehnte im Zustand des »Wachkomas« verbracht haben und mehr oder minder plötzlich »von den Toten auferstanden sind«, das heißt wieder denken, fühlen, sprechen und kommunizieren können, so als wäre ihr vormaliger Zustand nur ein böser Traum gewesen. In derartigen Mediendarstellungen über das »Wachkoma« treffen sich die Lust der Medien und der Öffentlichkeit am Monströsen und an der Sensation auf fatale Weise, hintertreiben sie doch ein wirklich aufgeklärtes Verständnis für das erschütternde Schicksal dieser schwerst kranken Menschen.

Da werden in skandalöser Weise Menschen im vegetativen Status als »Gemüse« oder »human vegetables« apostrophiert. Da findet der Begriff »Wachkoma« Anwendung bei Patienten, die erst wenige Wochen in diesem Zustand verbracht haben – gemäß den Richtlinien der neurologischen Gesellschaften darf jedoch frühestens nach sechs Monaten eines ununterbrochenen vegetativen Status überhaupt von einem »Wachkoma« gesprochen werden. Da ist davon die Rede, dass eine Wachkomapatientin sich freut, wenn ihr Ehemann ans Bett tritt – dies mag der Fall sein, aber eine solche Patientin ist definitionsgemäß keine Wachkomapatientin. Entgegen wissenschaftlichen Erhebungen, die zeigen konnten, dass der Anteil der »Wachkoma«-Patienten, die ein Jahr in diesem Zustand verbracht haben und sich dann noch erholten, im Promille-Bereich liegt, zitiert eine Tageszeitung kommentarlos einen Arzt, der behauptet, dass sechs von zehn »Komapatienten« mit einer »leichten Behinderung« ins Leben zurückkehren.[1] Gesteigert wird die Ratlosigkeit und Desinformation der

Öffentlichkeit noch dadurch, dass auf der Ebene der Rechtsprechung der Vormundschaftsrichter, die zumeist in erster Instanz mit Fragen der Zulässigkeit eines Abbruchs lebenserhaltender Maßnahmen bei Patienten im vegetativen Status konfrontiert sind, eine erschreckende Ignoranz in grundsätzlichen Fragen medizinischen Wissens besteht und viele unter ihnen bis zum Inkrafttreten des sogenannten »Patientenverfügungsgesetzes« am 1. September 2009 die höchstrichterliche Rechtsprechung des Bundesgerichtshofes nicht zur Kenntnis nahmen oder ignorierten. Die faktisch bis zu diesem Zeitpunkt bestehende Uneinheitlichkeit, ja Willkür der Rechtsprechung der unteren Instanzen in Fragen des Behandlungsabbruchs bei Patienten im vegetativen Status schrie geradezu nach der Schaffung eines Rahmengesetzes zur Verbindlichkeit und Reichweite von Patientenverfügungen, damit wenigstens im Falle eines erklärten Willens aufseiten der Rechtsprechung Klarheit und Eindeutigkeit herrschten.

Ursachen des vegetativen Status

Die nun folgenden Ausführungen vermeiden den Begriff »Wachkoma«. Er ist missverständlich, weil er für den medizinischen Laien scheinbar unvereinbare Zustände, den der Wachheit einerseits und den des Komas (Bewusstlosigkeit) andererseits, zusammenführt. Stattdessen wird die korrekte Bezeichnung »vegetativer Status« verwandt.

Ursache eines vegetativen Status sind Schädigungen oder Erkrankungen des Zentralnervensystems, die in drei große Gruppen gegliedert werden können:

Eine *akute Hirnschädigung* bildet die häufigste Ursache für einen vegetativen Status. Sie kann einerseits in einer direkten verletzungsbedingten Schädigung des Gehirns durch Unfall oder Gewalteinwirkung bestehen, andererseits in einer Schädigung, der ein akuter Sauerstoffmangel bei einem Herz-Kreis-lauf-Stillstand (Herzkammerflimmern, Erstickung), eine Unter-zuckerung, eine Vergiftung mit Kohlenmonoxid oder anderen Substanzen, eine Hirnblutung, ein Schlaganfall oder eine ent-zündliche Erkrankung des Gehirns zugrunde liegen kann. Daneben können *degenerative Erkrankungen des Zentral-nervensystems,* wie zum Beispiel die Alzheimer'sche, Parkin-son'sche oder die Creutzfeld-Jacob'sche Erkrankung sowie eine Vielzahl, häufig schon bei Kindern auftretender, meist angeborener und das Gehirn einbeziehender *Stoffwechsel-erkrankungen,* wenn sie weit fortgeschritten sind, faktisch in einen vegetativen Status übergehen.

Auch schwerste *angeborene Fehl- oder Missbildungen* des Zentralnervensystems gehen oftmals mit einem vegetativen Status einher. Hierher gehört beispielsweise die Anencephalie, eine Missbildung von Neugeborenen, die ohne Großhirn zur Welt kommen.

Wachheit ohne Bewusstsein:
Definition des vegetativen Status

Bewusstsein ist ein mehrdeutiger Begriff, der sowohl Wachheit als auch Bewusstsein (Gewahrsein des Selbst und der Umwelt) umfasst. Diese Unterscheidung ist für das Konzept des vegeta-tiven Status, in welchem sich nach einer schweren Hirnschä-digung zwar Wachheit wiederherstellt, jegliches Anzeichen von Gewahrsein des Selbst und der Umwelt jedoch ausbleibt, von alles entscheidender Bedeutung.

Ein Patient im vegetativen Status scheint zuweilen zu schla-fen, zuweilen wach zu sein, was mit zyklischem Öffnen und Schließen der Augen einhergeht. Eingehende Untersuchun-gen erbringen jedoch keinerlei Anzeichen für ein Bewusstsein oder zielgerichtetes Verhalten. Insbesondere lassen sich keine

Hinweise dafür ausmachen, dass der Kranke seinen eigenen Körper oder seine Umgebung wahrnehmen, mit anderen kommunizieren oder absichtsvoll agieren könnte. Meist können solche Patienten ausreichend spontan atmen und verfügen über einen stabilen Blutkreislauf. Der vegetative Zustand kann ein Durchgangsstadium im Prozess der Wiedererlangung des Bewusstseins nach einer schweren Hirnschädigung sein oder aber er bleibt bestehen, unter Umständen über Jahrzehnte hinweg bis zum Tod der betroffenen Person.[2]

Die Begriffe Wachheit und Bewusstsein bedürfen einer vertieften Erklärung:

Wachheit verweist auf einen Zustand, in dem die Augen geöffnet sind und ein gewisses Maß motorischer Erregung vorliegt. Schlaf hingegen ist durch geschlossene Augen und motorische Ruhe gekennzeichnet. Es existieren unterschiedliche Wachheitsgrade. Normalerweise ist Wachheit mit (selbst)bewusstem Gewahrwerden verbunden, im Zustand des vegetativen Status jedoch fallen Wachheit und Bewusstsein auseinander, weil diejenigen Hirnareale, die Wachheit kontrollieren, im oberen Hirnstamm und im Thalamus gelegen, weitestgehend verschieden sind von den Hirnanteilen, die bewusstes Gewahrwerden steuern. Wachheit und Erweckbarkeit sind also autonom-vegetative Leistungen unseres Gehirns.

Bewusstsein hingegen umfasst die Fähigkeit, Erfahrungen und Erlebnisse unterschiedlichster Art zu haben und zu machen. Typischerweise sind Menschen sich ihrer Umgebung und ihres Körpers bewusst, aber die Inhalte des Bewusstseins umfassen auch unsere Erinnerung, Gedanken, Gefühle und Absichten. Obwohl unser Verständnis von der Funktion menschlichen Bewusstseins unvollständig ist, kommt für seine Existenz bestimmten Strukturen in den beiden Hirnhemisphären eine überragende Bedeutung zu. Bewusstsein ist nicht eine einheitliche und unteilbare Leistung: Eine Hirnschädigung kann gewisse Anteile des Bewusstseins, etwa das Erinnerungsvermögen, beeinträchtigen, andere dagegen intakt lassen. (Nicht wenige Hirnprozesse, einschließlich derer, die im Hirnmantel ablaufen, tun dies, ohne dass wir ihrer gewahr werden.) Klinische Zeichen oder anderweitige Testverfahren, mit denen das Vorhandensein von Bewusstsein überprüft werden kann, existieren nicht. Es muss sich vielmehr aus dem Verhaltensspektrum des betreffenden Individuums ableiten lassen, ob es sein Selbst und seine Umgebung wahrnehmen kann und ob es Absichten entwerfen oder kommunizieren kann. Da unsere diesbezüglichen Methoden fehlbar sind, können wir niemals mit letzter Sicherheit die Möglichkeit eines Bewusstseinsrestes ausschließen. Dies bedeutet für den vegetativen Status, dass möglicherweise einige extrem einfach strukturierte Bewusstseinsinhalte in ihm erhalten bleiben können, einschließlich der Schmerzempfindung, obwohl die verfügbare wissenschaftliche Evidenz mit an Sicherheit grenzender Wahrscheinlichkeit dafür spricht, dass dies nicht der Fall ist.

Besteht ein vegetativer Status über einen mehr als vierwöchigen Zeitraum, so darf retrospektiv von einem *persistierenden vegetativen* Status, hält er länger als zwölf Monate an, von einem *permanenten vegetativen* Status gesprochen werden. Der *permanente vegetative* Status stellt nicht nur eine Diagnose dar, sondern beinhaltet darüber hinaus auch eine *prognostische* Aussage, nämlich die, dass das Bewusstsein nicht zurückkehren wird. Diese Voraussage ist keine absolute, jedoch eine, die erfahrungsgemäß mit sehr hoher Wahrscheinlichkeit zutrifft.

Kriterien für die Diagnose des vegetativen Status

Mehrere hochrangige neurologische Gesellschaften und Arbeitsgruppen verschiedener Länder, wie zum Beispiel die American Neurological Association, das britische Royal College of Physicians und die Deutsche Gesellschaft für Neurologie haben Kriterien erarbeitet und festgelegt, die sämtlich erfüllt sein müssen, bevor bei einem Patienten die Diagnose eines vegetativen Status gestellt werden darf.[3] Zunächst müssen bestimmte Vorbedingungen erfüllt sein, ehe die Diagnose eines vegetativen Status überhaupt in Erwägung zu ziehen ist. Die Ursache der Hirnschädigung sollte so weit wie möglich aufgeklärt sein. Sie kann die Folge einer akuten Einwirkung sein, auf degenerativen Prozessen, auf Erkrankungen des Stoffwechsels, auf Infektionen oder Missbildungen beruhen. Es muss zudem ausgeschlossen sein, dass sedierende, anästhesierende oder die neuromuskuläre Übertragung beeinflussende Arzneimittel oder andere Substanzen ähnlicher Natur noch wirksam sind. Zwar können Arzneimittel oder Drogen durchaus Auslöser einer akuten Hirnschädigung, gewöhnlich einer hypoxischen (durch Sauerstoffmangel bedingten) Schädigung, sein, aber auf ihnen beruhende fortwirkende Effekte dürfen, sei es durch die seit dem auslösenden Ereignis verflossene Zeit, sei es durch Labortests, nicht mehr nachweisbar sein. Ebenso muss die Möglichkeit, dass Störungen des Stoffwechsels für den vegetativen Zustand ursächlich verantwortlich zu machen sind, ausgeschlossen sein, wiewohl Stoffwechselentgleisungen, etwa solche des Zuckerstoffwechsels, im Verlauf eines vegetativen Zustands durchaus vorkommen. Letztlich muss durch bildgebende Verfahren sichergestellt sein, dass keine behandelbare strukturelle Hirnerkrankung vorliegt, etwa eine Blutung oder ein Tumor.

Das Schlüsselkriterium für die Diagnose des vegetativen Status ist der eindeutig nicht zu führende Nachweis, dass die betreffende Person sich selbst oder ihre Umgebung zu einer beliebigen Zeit wahrnehmen kann. Es existieren im vegetativen Status keinerlei gezielte oder willentliche Antworten auf visuelle, akustische, taktile oder andere Reize (Hitze, Kälte, Schmerz). Es fehlen Hinweise für ein Sprachverständnis oder ein reproduzierbares Ausdrucksvermögen, dem eine Bedeutung beigemessen werden kann. Typischerweise beobachtet man ein zyklisches Öffnen und Schließen der Augen im Sinne eines Schlaf-Wach-Rhythmus. Die Funktionen des Hirnstamms und des Zwischenhirns sind in ausreichendem Maße erhalten, so dass die Aufrechterhaltung der Spontanatmung und des Kreislaufs sichergestellt ist. Hieraus ist zu folgern, dass *die Diagnose des vegetativen Status immer eine klinische Diagnose ist,* das heißt, dass sie nicht durch eine einzelne Untersuchung oder ein technisches Verfahren zu stellen ist, sondern allein durch die Würdigung aller Symptome und Untersuchungsergebnisse in ihrem zeitlichen Verlauf.

Die Bedeutung bildgebender und anderer technischer Verfahren für die Diagnose des vegetativen Status

Mithilfe verschiedener moderner apparativer und labor-chemischer Zusatzuntersuchungen lässt sich die Diagnose des vegetativen Status und die Wahrscheinlichkeit seiner Unumkehrbarkeit (= permanenter vegetativer Status) weiter erhärten oder entkräften. So kann zum Beispiel durch die cerebrale Computertomografie (CCT) die Ausdehnung des Hirnschadens oftmals sichtbar gemacht werden. Die neuronenspezifische Enolase, ein im Blut bestimmbares Enzym aus Gehirnzellen, das nach Hirnschädigungen frühzeitig und stark ansteigt, hat für die Bestimmung der Prognose eines Patienten im vegetativen Status hohe Bedeutung. Eine außerordentlich hohe Aussagekraft kommt auch den sogenannten »somatosensorischen evozierten Potenzialen« (SSEP) zu: Sind diese elektrischen Potenziale über vier Wochen lang nicht auslösbar, so ist die Wahrscheinlichkeit einer Wiedererlangung des Bewusstseins praktisch gleich null.

Besondere Bedeutung für die Erforschung der Strukturen und Funktionen des Gehirns erlangte im vergangenen Jahrzehnt die *neurofunktionelle Bildgebung.* Sie ermöglicht die Messung und Sichtbarmachung von Hirnfunktionen, wobei mit verschiedenen Verfahren unterschiedliche Korrelate neuronaler Aktivierung direkt elektromagnetische Felder durch Elektroencephalografie (EEG) oder Magnetoencephalografie (MEG) beziehungsweise indirekt Hämodynamik und Stoffwechsel durch funktionelle Magnetresonanztomografie (fMRT) oder Positronen-Emissons-Tomografie (PET) gemessen werden.

Neuere Untersuchungen legen es nahe, dass diesen Verfahren auch bei der Diagnose des (permanenten) vegetativen Status, insbesondere aber auch bei der so bedeutsamen Unterscheidung des *vegetativen Status* vom *Zustand minimalen Bewusstseins* (Minimal Conscious State = MCS) eine zumindest flankierende Rolle zukommt.[4]

Klinische Erscheinungsformen des vegetativen Status

Das klinische Bild des vegetativen Status kann in gewissen Grenzen variieren. Man unterscheidet ein typisches klinisches Bild von einem atypischen. Darüber hinaus ist es erhellend, auch klinische Erscheinungen zu beschreiben, deren Auftreten mit einem vegetativen Status nicht vereinbar ist. Es handelt sich dann um eine neurologische Schädigung anderer Natur.

Neben den schon erwähnen Schlaf-Wach-Zyklen zeigen Patienten im vegetativen Status typischerweise vielfältige spontane Bewegungen: Kauen, Zähneknirschen, Schlucken, Augenrollen sowie ungezielte Bewegungen der Glieder beobachtet man ebenso regelmäßig wie Veränderungen der Mimik, Grunzen, Stöhnen oder Tränenfluss ohne erkennbare Ursache. Auch zeigen sie oftmals ein ausgeprägtes Reflexverhalten. Hirnstammreflexe wie der Pupillen- oder Cornealreflex sind oftmals nachzuweisen. Auch können verschiedenartige

Reize wie Lärm oder Hitze einen generalisierten Erregungszustand einschließlich einer Beschleunigung der Atemfrequenz, Grimassieren oder Bewegungen der Gliedmaßen auslösen. Auch der Greifreflex ist oftmals noch vorhanden. Diese motorischen Aktivitäten erwecken beim unwissenden Betrachter den Eindruck bewussten und zielgerichteten Verhaltens und Erlebens. Doch zeigt sorgfältigste Prüfung und Untersuchung von Patienten im permanenten vegetativen Status, dass sie weder über bewusste Wahrnehmung noch zielgerichtetes Verhalten, weder über die Fähigkeit zu lernen noch über Schmerzempfindung und Leiderfahrung verfügen: Patienten im vegetativen Status weinen eben nicht, sondern zeigen Tränenfluss. Selbst Ärzte und Pflegepersonal geraten angesichts dieser »ausdrucksreichen«, nur scheinbar von Bewusstsein zeugenden Verhaltensweisen und Bewegungen oftmals in Zweifel oder Konfliktsituationen, die ihnen die richtige Deutung dieser Phänomene erschweren oder unmöglich machen. Erst recht trifft dies auf Laien zu, insbesondere auf Angehörige von Patienten im vegetativen Status, wenn sie über die Eigenheiten dieses Zustands nicht hinreichend aufgeklärt wurden.

Untypisch für Patienten im vegetativen Status ist es, einem bewegten Objekt für mehr als einen Sekundenbruchteil zu folgen, ein Objekt zu fixieren oder auf eine visuelle Bedrohung zu reagieren. Auch zeigen Patienten hin und wieder Verhaltensfragmente, wie beispielsweise die immer wiederkehrende zusammenhanglose Formulierung eines einzelnen Wortes. Solche klinischen Beobachtungen bei Patienten, die sonst alle Kriterien des vegetativen Status erfüllen, sind Ausdruck des Überlebens winziger isolierter Hirnrindenareale, die aber nicht mehr Teil des thalamo-corticalen Systems sind. Die Intaktheit und Integrität dieses Systems sind aber wiederum für das Vorhandensein von Bewusstsein unabdingbar.

Nicht zu vereinbaren mit dem Bild des vegetativen Status sind hingegen Hinweise auf die Fähigkeit zur unterscheidenden Wahrnehmung, auf zielgerichtete Handlungen und kommunikatives Verhalten. So würde das reproduzierbare Lächeln bei Ankunft eines Verwandten oder Freundes, der Versuch, nach einem Objekt zu greifen, oder das Einsetzen eines angemessenen sprachlichen Ausdrucks auf integrierte und daher funktionsfähige Hirnstrukturen hinweisen, die Ausdruck eines wiederkehrenden Bewusstseins sind, mag sich dieser Prozess auch, wie so oft bei Patienten mit schweren neurologischen Schäden, in noch so engen Grenzen abspielen.

Unterscheidung des vegetativen Status von anderen neurologischen Schäden und Erkrankungen

Eine Reihe anderer schwerer neurologischer Defekte und Krankheiten müssen vom vegetativen Status unterschieden werden. Hierzu gehören der Zustand minimalen Bewusstseins (MCS = Minimal Conscious State), Zustände lebenslanger schwerer Behinderung mit erhaltenem Bewusstsein einschließlich der dementiellen Erkrankungen, das sogenannte »Locked-in-Syndrome«, der akinetische Mutismus, das »einfache« Koma sowie schließlich der Hirntod.[5]

Im Zustand minimalen Bewusstseins verfügt ein Patient trotz schwerster kognitiver Beeinträchtigungen definitiv über die Wahrnehmung seiner selbst und seiner Umgebung. Wenigstens eine der folgenden Verhaltensweisen muss dauerhaft oder zu verschiedenen Zeiten reproduzierbar nachweisbar sein: einer einfachen Aufforderung Folge leisten; verbale oder gestische ja/nein-Antworten geben; verständlich sprechen; zielgerichtet agieren; auf Umgebungsreize antworten, die keine Reflex-Aktivität darstellen.

Das Verlassen des Zustands minimalen Bewusstseins im Sinne des Übergangs zu einer höheren Stufe kognitiver Kapazität ist definitorisch gebunden an die Rückkehr gesicherter und beständiger wechselseitiger Kommunikation oder an funktionalen Objektgebrauch. Patienten, die sich vom vegetativen Status erholen, können in den Zustand minimalen Bewusstseins eintreten, der entweder ein Durchgangsstadium auf dem Weg weiterer Besserung darstellt oder zum Endpunkt ihres Erholungsprozesses wird.

Menschen mit *schweren geistigen Beeinträchtigungen,* die zumeist mit nicht weniger schweren körperlichen Behinderungen assoziiert sind, haben oftmals nur begrenzt das Vermögen, mit ihrer Umgebung zu kommunizieren. Aber gerade den ihnen nahestehenden Menschen erschließt sich, dass sie Menschen mit Bewusstsein und Erleben sind und sich mit ihnen und ihrer Umwelt austauschen können. Keinesfalls können und dürfen solche Menschen als »vegetativ« klassifiziert werden.

Auch Zustände schwerster *Demenz,* die mit chronischer Verwirrtheit, Gedächtnisverlust, Persönlichkeitsveränderungen und dem Verlust aller intellektuellen Fähigkeiten einhergehen, sind vom vegetativen Status abzugrenzen. Eine durch die Alzheimer'sche Erkrankung oder Gefäßerkrankungen verursachte Demenz kann jedoch so weit fortschreiten, dass sie faktisch einem vegetativen Status gleichkommt.

Sind Bewusstsein und Wahrnehmung gänzlich erhalten, Sprachvermögen und Bewegungsfähigkeit wegen vollständiger und anhaltender Lähmung des motorischen Systems unmöglich, spricht man vom *»Locked-in-Syndrom«* (»Eingeschlossensein«). Dieser Zustand, in dem die Patienten allein durch Bewegungen der Augäpfel und der Augenlider mit anderen Personen kommunizieren können, ist meist die Folge einer Schädigung der motorischen Nervenbahnen auf der Höhe des verlängerten Rückenmarks im Bereich der Brücke, nicht selten bedingt durch die Thrombose der Basilarisarterie, eines für die Versorgung dieses Hirnteils zentralen Blutgefäßes.

Ein sehr seltener Zustand wird mit der Bezeichnung *akinetischer Mutismus* beschrieben: Er ist durch pathologisch verlangsamte oder völlige Abwesenheit von körperlicher Bewegung und Stummheit gekennzeichnet. Der Kranke ist erweckbar und sein Bewusstsein erhalten, die mentalen Funktionen sind jedoch erheblich eingeschränkt. Diesem Zustand können verschiedene Ursachen, so zum Beispiel eine Mittelhirnschädigung durch einen Tumor oder eine Entzündung oder Verletzung des Frontalhirns, zugrunde liegen.

Ein *Koma* ist ein durch vielfältige Ursachen hervorgerufener pathologischer Zustand, in dem gleichermaßen Wachheit beziehungsweise Erweckbarkeit und Bewusstsein zumeist vorübergehend erloschen sind, weil die aktivierenden Systeme des Rauten-, Mittel- und Zwischenhirns, wie beispielsweise in tiefer Narkose oder im Rahmen einer Heroinüberdosierung, außer Funktion sind. Im Koma sind die Augen immer geschlossen und der Patient ist nicht erweckbar. Um es von anderen Zuständen kurzzeitiger Bewusstlosigkeit, die beispielsweise als Ohnmacht bekannt sind oder im Rahmen einer Gehirnerschütterung auftreten, zu unterscheiden, spricht man von einem Koma erst dann, wenn eine Bewusstlosigkeit mehr als eine Stunde anhält.

Im Zustand des *Hirntods* schließlich, der mit dem Tod des Menschen identisch ist, sind alle Funktionen des Gehirns, einschließlich derer des Hirnstamms und des Kleinhirns erloschen. Der Hirntod unterscheidet sich vom vegetativen Status durch den zusätzlichen Totalausfall des Hirnstamms: Hirntote Patienten sind irreversibel bewusstlos und atmen nicht mehr spontan. Atmung und Kreislauf können allein durch künstliche Beatmung, erfahrungsgemäß für nur wenige

Wochen aufrechterhalten werden. Die Hirntoddiagnose muss klar definierte Voraussetzungen erfüllen und nach bestimmten Kriterien den Nachweis der Unumkehrbarkeit der klinischen Ausfallsymptome führen.

Der vegetative Status im zeitlichen Verlauf

Die Prognose von Patienten im persistierenden vegetativen Status, also solcher Patienten, bei denen der vegetative Status länger als vier Wochen besteht, wird beeinflusst vom Alter des Patienten, der Art der zugrunde liegenden Hirnschädigung und der aktuellen Dauer des vegetativen Status. Patienten mit einer traumatischen Ursache haben nach einem Monat eine geringfügig bessere Prognose als solche mit einer diffusen Hirnschädigung zum Beispiel nach einer frustranen Wiederbelebung. Unter diesen erlangen nur etwa 20 % jenseits einer Vierwochenfrist das Bewusstsein wieder. Die Chancen auf Wiederherstellung des Bewusstseins fallen mit der Dauer des vegetativen Status. Jenseits der Dauer eines Jahres ist bei einem traumatisch bedingten vegetativen Status, jenseits der Dauer eines halben Jahres bei einem nicht traumatisch bedingten vegetativen Status die Chance auf Wiedererlangung des Bewusstseins extrem niedrig. Bei einem vegetativen Status, der nach einem ursächlichen Trauma länger als zwölf Monate und nach einem ursächlichen Sauerstoffmangel länger als drei Monate besteht, liegen nach dem Erstbeschreiber des vegetativen Status, Bryan Jenett, die Chancen einer Erholung des Bewusstseins unter einer Promille!

Eine große Untersuchung, die nach Kriterien für eine möglichst frühzeitige und weitestgehend sichere Prognosestellung suchte, kam für Patienten mit hypoxisch bedingtem vegetativen Status zu folgendem Schluss: Sind drei Tage nach dem auslösenden Ereignis weder Pupillenreflexe noch

Cornealreflexe und im Bereich der Extremitätenmuskulatur allein Streckreflexe auslösbar, ist mit an Sicherheit grenzender Wahrscheinlichkeit ein permanenter vegetativer Status zu erwarten.

In den wenigen gut dokumentierten Fällen, in denen es jenseits dieser Fristen noch zu einer gewissen Erholung der Hirnfunktionen gekommen ist, endete diese in einem Zustand schwerster Behinderung und entwickelte sich keineswegs so weit, dass von Erholung oder gar Gesundung hätte die Rede sein können.

Patienten im traumatisch bedingten persistierenden vegetativen Status sollten daher in jedem Fall über zwölf Monate, Patienten im vegetativen Status anderer Ursache über sechs Monate beobachtet werden, ehe sie als im permanenten vegetativen Status befindlich klassifiziert werden.

Behandlung, Pflege und Fürsorge im vegetativen Status

Die Versorgung von Patienten im vegetativen Status ist eine Domäne der Pflege und, gerade in seinem Frühstadium, der medizinischen Rehabilitation. Der *Pflege* dieser Patienten kommt ein besonders hoher Stellenwert zu, gilt es doch, den zahlreichen möglichen Komplikationen vorzubeugen, denen diese Patienten in ihrem hochgradig abhängigen Zustand ausgesetzt sind. Standardmaßnahmen beinhalten eine adäquate Ernährung, regelhaft über eine PEG-Sonde, häufiges Umlagern, um Druckgeschwüre zu vermeiden, passives Durchbewegen der Gelenke zwecks Vermeidung von Kontrakturen, Absaugen von Luftröhrensekret zur Vorbeugung von Atemkomplikationen und Lungenentzündungen, Haut-, Mund- und Zahnpflege sowie die engmaschige und hygienische Pflege des Intimbereichs, da diese Kranken sowohl blasen- als auch darminkontinent sind.

Solange Anzeichen dafür bestehen, dass *medizinische Behandlungsmaßnahmen* im Sinne physiotherapeutischer und rehabilitativer Aktivitäten zu Fortschritten bei der Genesung der Patienten führen, ist die Entscheidung über ihre Fortführung und ihre letztendliche Dauer eine Frage ärztlich-klinischer Beurteilung, in die das gesamte Behandlungsteam und die Angehörigen einbezogen werden sollten.

Sicherheit der Diagnose, Fehlerquellen, Irrtümer

Sowohl bei der initialen Diagnose eines vegetativen Status wie auch bei der eventuellen späteren diagnostischen Festlegung auf einen permanenten vegetativen Status müssen äußerste Sorgfalt und große Vorsicht walten. Unzweifelhaft wird die Diagnose des (permanenten) vegetativen Status oftmals falsch gestellt, das heißt, mancher Patient ist als im vegetativen Status lebend diagnostiziert, obwohl er tatsächlich im Zustand minimalen Bewusstseins (MCS) lebt. Dies würde zumindest einen Teil der späten, oftmals erst nach vielen Jahr auftretenden »Wunderheilungen« erklären, weil bei diesen Patienten nicht ein im eigentlichen Sinne spätes Wiedererwachen eintrat, sondern ihr Wiedererwachen erst sehr spät *aufgedeckt* wurde! Keineswegs also handelte es sich bei ihnen um Patienten im permanenten vegetativen Status, vielmehr entwickelten sie nach ihrer Hirnschädigung wieder Bewusstsein und Erleben, wenn auch noch so begrenzt.

Zwei britischen Studien zufolge, die allerdings bereits vor etwa 15 Jahren durchgeführt wurden, liegt der Anteil der Fehldiagnosen, selbst in neurologischen Rehabilitationseinrichtungen, die über entsprechende Experten verfügen sollten, zwischen 20 und 40 %.[6] Wie kann es zu einem solch hohen Anteil an Fehlbeurteilungen kommen, der auf anderen Feldern fachlich-medizinischer Beurteilung niemals akzeptiert und zu einem Aufschrei in der Fach- und allgemeinen Presse führen würde? Man stelle sich vor, in den Notaufnahmen der Krankenhäuser würde bei jedem dritten Patienten mit Brustschmerzen ein Herzinfarkt und bei jedem fünften Patienten mit Bauchschmerz ein durchgebrochener Blinddarm übersehen!

Ein weites Spektrum möglicher, aber beherrschbarer Fehlerquellen steht einer exakten Diagnostik des permanenten vegetativen Zustands im Wege und erschwert seine Abgrenzung von Patienten mit anderen schwersten Hirnschädigungen.

Wenig durchdachte *Untersuchungsbedingungen* gehören zu den häufigsten Fehlerquellen: Sind vor der Untersuchung Fieber und Infektionen ausgeschlossen worden? Befindet sich der Patient in einem ausreichenden Ernährungszustand? Sind rechtzeitig vor der Untersuchung sedierende Medikamente und Psychopharmaka abgesetzt worden? Ist der Patient in verschiedenen Positionen untersucht worden?

Eine ganz herausragende Rolle spielt die *Erfahrung* des Untersuchers in der Beurteilung von Patienten mit Hirnschädigungen. Allein neurologische Fachärzte, die in der Diagnostik von Bewusstseinsstörungen große Erfahrung besitzen, dürfen mit der Untersuchung und Beurteilung solcher Patienten beauftragt werden.

Wie bedeutsam die klinische Erfahrung für eine exakte Diagnosestellung ist, soll ein Beispiel verdeutlichen, das einen Patienten betrifft, der *bewusst erscheint,* tatsächlich aber nur Reflexantworten gibt: Der Untersucher beobachtet, dass die Augen des Patienten in Richtung eines Geräusches oder eines sich rasch bewegenden Objektes blicken, doch nur für einen Moment und ohne die Reizquelle zu fokussieren. Dies kann einen unerfahrenen oder unvorsichtigen Untersucher dazu veranlassen, Bewusstsein zu konstatieren. Tatsächlich aber geht etwas anderes vor sich: Subcorticale Hirnanteile, die eingehende Reize dem Gehirncortex übermitteln, wie die Sehhügel für optische und der Thalamus für taktile Reize, sind zwar selbst noch funktionstüchtig, können jedoch die eingehenden Reize zum Cortex nicht mehr »durchstellen«, wo sie »verstanden« und interpretiert werden. Diese Schädigung ist der sogenannten »corticalen Blindheit« vergleichbar: Ein cortical blinder Patient kann zwar bei intakter Netzhaut der Augen auf visuelle Reize reagieren und in diesem Sinne auch »sehen«, dennoch ist er blind, weil die geschädigte Sehrinde des Großhirns die ankommenden visuellen Reize nicht mehr zu einem Bild zusammensetzen kann.

Niemals sollte zudem die Diagnose allein durch *einen* Untersucher während *einer* Sitzung gestellt werden, vielmehr sollten *zwei Untersucher* zu jeweils *verschiedenen Zeiten* die Diagnose unabhängig voneinander stellen, das heißt, keiner von beiden darf das Untersuchungsergebnis des anderen vor der eigenen Untersuchung kennen.

Verfahren der *neurofunktionellen Bildgebung* sollten je nach Klarheit und Eindeutigkeit der Ergebnisse der klinischen Untersuchung großzügig zur Entkräftung oder Bestätigung der klinischen Diagnose eingesetzt werden.

Unbedingt sind die *Beobachtungen und Erfahrungen der Angehörigen und professioneller Pflegekräfte* mit einzubeziehen. Hierbei ist vom untersuchenden Arzt zu berücksichtigen, dass einerseits gerade Angehörige auch für kleinste, eventuell bedeutsame Zustandsänderungen höchste Sensibilität haben, dass sie andererseits aber auch zur Überinterpretation von Verhalten oder dessen Veränderung neigen, beispielsweise den Greifreflex eines Patienten im permanenten vegetativen Status aus Unwissenheit für eine gezielte, also bewusste Bewegung halten.

Ethik der gewissenhaften Diagnostik

Jeder Kranke mit Kopfschmerzen, Prellungen oder Harnverhalt hat ein Recht auf eine exakte und gewissenhafte Diagnostik, die dem Stand des diagnostisch Möglichen zu entsprechen hat, bevor er angemessen behandelt werden kann. Um wie viel mehr haben dieses Recht Patienten mit schweren Hirnschäden, deren Ausmaß und Prognose eine so große Varianz an den Tag legen können. Erst wenn eine Diagnose unter optimalen Bedingungen, unter Einhaltung der oben genannten zeitlichen Vorgaben und unter Einsatz der aussagekräftigsten Methoden gestellt worden ist, liegen die Voraussetzungen dafür vor, eine *Prognose* zu stellen. Erst jetzt ist es zu verantworten, gegebenenfalls mit den Angehörigen über Hoffnungen, Erwartungen und therapeutische Konsequenzen zu sprechen.

Gerade die so große klinische Ähnlichkeit zwischen dem vegetativen Status und dem Zustand minimalen Bewusstseins und die damit gegebenen Täuschungs- und Verwechslungsmöglichkeiten einerseits, die andererseits aber so unterschiedlichen Prognosen, die mit diesen beiden Krankheiten einhergehen, erfordern ihre klare und disziplinierte diagnostische Abgrenzung durch kompetente Untersucher, die sich ihrer Verantwortung bewusst sind: Denn für einen Menschen im permanenten vegetativen Status gibt es mit an Sicherheit grenzender Wahrscheinlichkeit keine Bewusstseinserholung. Ein Patient im Zustand minimalen Bewusstseins dagegen verfügt über Bewusstsein, mag es auch schwer zu entdecken und nachzuweisen sein. Darüber hinaus sind ihm grundsätzlich die Chancen auf weitere Erholung und Wiedergewinnung seiner Hirnfunktionen nicht verschlossen.[7]

Mit den hier dargestellten Mitteln und Wegen lassen sich folglich sehr weitgehend diejenigen Patienten identifizieren, die über ein Erholungspotenzial verfügen und die deshalb in für sie optimale Rehabilitationsstrategien eingebunden werden sollten. Zudem darf den Angehörigen dieser Patienten begründete, vorsichtige Hoffnung gemacht werden.

Komplementär lassen sich auch diejenigen Patienten »herausfiltern«, die nach menschlichem Ermessen auch von noch so intensiven Rehabilitationsbemühungen nicht profitieren würden. Den Angehörigen dieser im permanenten vegetativen Status lebenden Patienten gegenüber haben Ärzte aus meiner Sicht die ethische Verpflichtung, ihnen in angemessener Weise falsche oder überzogene Hoffnungen oder gar die Hoffnung auf eine Wunderheilung zu nehmen.

Abbruch lebensverlängernder Maßnahmen im permanenten vegetativen Status – Die Rechtslage in Deutschland

Von nahezu keinem Arzt, der die wissenschaftliche Medizin als Grundlage seines Handelns anerkennt, wird bestritten, dass ein Patient im *gewissenhaft diagnostizierten* permanenten vegetativen Status nach menschlichem Ermessen keine Chance auf Wiedererlangung seines Bewusstseins hat. Aus medizinischer Sicht liegt also die Frage nahe, ob und, wenn ja, unter welchen Voraussetzungen bei solchen Patienten, deren Leben im Sinne der »bloßen physischen Existenz« bei entsprechender Pflege und künstlicher Nahrungszufuhr über Jahre und Jahrzehnte aufrechterhalten werden kann, die Maßnahmen zur Erhaltung ihres Lebens begrenzt oder abgebrochen werden dürfen, um sie sterben zu lassen.

Bis zur Einführung der künstlichen Ernährung in den 8oer Jahren des 20. Jahrhunderts – ein medizinischer Fortschritt mit weitreichenden Folgen – starben Patienten im permanenten vegetativen Status nach wenigen Wochen eines natürlichen Todes. Seitdem erst ist die Rechtsprechung aller Länder gefordert, zur lebenserhaltenden künstlichen Ernährung am Lebensende überhaupt und zum Recht auf Selbstbestimmung von Patienten auch in diesem Krankheitszustand Stellung zu nehmen.

In Deutschland kommt der sogenannten »Kemptener Entscheidung« des Bundesgerichtshofes von 1994, dem bisher bedeutendsten weil folgenreichsten Urteil auf dem Gebiet der Sterbehilfe auch in der weiterhin ethisch strittigen Frage des Therapieabbruchs bei Patienten im permanenten vegetativen Status, höchste Bedeutung zu. Im Falle der »Kemptener Entscheidung« war der Hausarzt einer 70-jährigen Patientin aufgrund eines nach Auffassung Dritter nicht gerechtfertigten Behandlungsabbruchs wegen versuchten Totschlags angeklagt. Die schwer demente Frau wurde nach einem 15 Minuten anhaltenden Herzstillstand wiederbelebt. Das Bewusstsein erlangte sie jedoch nicht wieder, vielmehr verblieb sie im permanenten vegetativen Status und wurde künstlich über eine Sonde ernährt. Nachdem sie zweieinhalb Jahre in diesem Zustand verbracht hatte, entschlossen sich der Arzt und der zum Pfleger (heute: Betreuer) bestellte Sohn gemeinsam, die Sondenernährung einzustellen und ihr nur noch Tee zu verabreichen. Infolgedessen wäre die Frau wohl zwei bis drei Wochen später verstorben. Diese Entscheidung hatte eine vom Sohn wiedergegebene Aussage der Mutter zur Grundlage, die in gesunden Tagen anlässlich einer im Fernsehen von ihr verfolgten Sendung über einen schwerst pflegebedürftigen Patienten eindeutig geäußert hatte, niemals so enden zu wollen.

Der bestellte Pflegedienst folgte der gemeinsamen Aufforderung des Arztes und des Sohnes jedoch nicht, vielmehr verständigte der Pflegedienstleiter das Vormundschaftsgericht, das auf dem Weg der einstweiligen Anordnung, später durch Beschluss, die Genehmigung zum Abbruch der Sondenernährung versagte. Arzt und Sohn wurden wegen versuchten Totschlags zu Geldstrafen verurteilt. Nach Revisionseinlegung der Angeklagten hob der BGH das Urteil jedoch auf und schließlich wurden beide Angeklagten freigesprochen.

Entgegen der Auffassung des Vormundschaftsgerichts kam der Bundesgerichtshof zu einer anderen Bewertung des Falles. Erstmals verkündete nämlich das höchste deutsche Strafgericht nicht allein die absolute Verbindlichkeit des direkt geäußerten Patientenwillens, sondern erklärte darüber hinaus, dass auch die *mutmaßliche* Entscheidung eines Patienten gegen eine Behandlung als verbindlicher Wille des Patienten zu gelten habe. Bis zu diesem Urteil durfte eine lebenserhaltende ärztliche Behandlung nach den Richtlinien zur ärztlichen Sterbehilfe allein dann ihr Ende finden, wenn die Sterbephase bereits eingetreten war. Mit der »Kemptener Entscheidung« erklärte der Bundesgerichtshof erstmals, dass ein Therapieabbruch auch dann zulässig und rechtmäßig sei, wenn die Sterbephase noch nicht eingetreten ist. Zudem wurde erstmals auch die Gabe von Flüssigkeit und Nährstoffen mittels einer Sonde als ärztliche Behandlung eingestuft und nicht als zur Pflege gehörig, auch wenn dem Pflegepersonal nach ärztlicher Anordnung die praktische Durchführung der Sondenernährung übertragen wird. Klargestellt wurde zugleich, dass die Anlage einer solchen Sonde einen ärztlichen Eingriff darstellt, der weder gegen den ausdrücklich erklärten noch den mutmaßlichen Willen des Patienten vorgenommen werden darf.

Es ist einleuchtend, dass der Bundesgerichtshof an die Ermittlung des mutmaßlichen Willens, der ein mögliches Weiterleben verhindert, höhere Anforderungen stellt als an einen Abbruch lebensverlängernder Maßnahmen im bereits begonnenen Sterbeprozess. Der Sterbeprozess weist sich nach Auffassung des Gerichts durch drei Merkmale aus: »infaust« (aussichtslos), »irreversibel« (unumkehrbar) und »todesnah«. Eine im Sinne dieser drei Kriterien zulässige Sterbehilfe habe bei der Patientin keineswegs vorgelegen, da das dritte Kriterium, die Todesnähe, fehlte. Es handelte sich also um den Abbruch einer einzelnen lebenserhaltenden Maßnahme, die jedoch als Ausdruck allgemeiner Entscheidungsfreiheit und des Rechts auf körperliche Unversehrtheit statthaft sei. Ummissverständlich macht die Entscheidung des BGH deutlich, dass der Wille des Patienten zum Weiterleben einziges Entscheidungskriterium ist. Während beispielsweise ein Dialysepatient sich jeden Tag im Zustand voller Einsichts- und Willensfreiheit für oder gegen die Fortführung seiner Dialyse entscheiden kann, ist dies einem Bewusstlosen verwehrt. Hier kommt dem Betreuer oder Bevollmächtigten die Aufgabe zu, sich ständig ein Bild davon zu machen, ob die Behandlung noch vom Willen des Patienten getragen ist. Der Betreuer hat Garantenstellung für den Patientenwillen, das heißt, er ist nicht nur berechtigt, sondern verpflichtet, ihn mit allen ihm zur Verfügung stehenden Mitteln durchzusetzen.

Die Tatsache, dass das Kriterium der »Todesnähe« nicht gegeben sein muss, um einen Abbruch lebenserhaltender Maßnahmen zu rechtfertigen, hat keineswegs zur Folge, dass die beiden anderen Kriterien, das der »infausten Prognose« und das der »Irreversiblität«, erfüllt sein müssen, wie die höchstrichterliche Rechtsprechung klargestellt hat. Beide Kriterien lagen zwar im Falle der die »Kemptener Entscheidung« betreffenden Patientin vor, die Entscheidung des Gerichts machte sie aber nicht zu Voraussetzung.

Sowohl in einer 2002 getroffenen Entscheidung des Bundesverfassungsgerichts, die die Patientenverfügung einer Angehörigen der Religionsgemeinschaft der Zeugen Jehovas betraf, wie auch an einem spektakulären, die deutsche Öffentlichkeit erschütternden Fall einer lebensrettenden Transfusionsablehnung einer Zeugin Jehovas wird deutlich, wie weit die Ablehnung ärztlicher Maßnahmen und Therapieentscheidungen verfassungsrechtlich gedeckt ist: Im zweiten Fall hatte eine junge Mutter aus Landau, bekennende Zeugin Jehovas, nach der Geburt eines Kindes eine starke Nachblutung erlitten und war transfusionspflichtig geworden. Eine Blutübertragung lehnte sie jedoch strikt ab. Die Ärzte mussten dies respektieren und die Frau starb. In einer Erklärung des bayrischen Justizministeriums wurde der Öffentlichkeit erläutert, dass sich die behandelnden Ärzte rechtstreu verhalten hatten.

Für Patienten im vegetativen Status ergibt sich, dass ihrem eindeutig erklärten oder mutmaßlichen Willen hinsichtlich einer Weiterführung oder eines Abbruchs lebenserhaltender Maßnahmen unbedingt Folge zu leisten ist. Liegt weder ein erklärter Wille vor noch ist ein mutmaßlicher Wille glaubhaft und plausibel darzustellen, dürfen»allgemeine Wertvorstellungen« zur Entscheidungsfindung herangezogen werden. Im Falle von Patienten im permanenten vegetativen Status darf davon ausgegangen werden, dass praktisch niemand in einem derartigen Zustand am Leben gehalten werden möchte. Dieses Faktum ist zumindest ein starkes Argument dafür, dass bei nicht eruierbarem Willen eines Patienten in dieser Lage lebenserhaltende Maßnahmen unterlassen werden dürfen.

Bilanziert man die bisherige bundesdeutsche Rechtsprechung, so ist festzuhalten, dass ein Patient auch bei Aussicht auf jahrelanges gesundes Weiterleben jede ärztliche Behandlung ablehnen kann, weil die Kriterien der Ablehnung allein der betroffene Mensch festlegt, niemand sonst. Unsere Verfassung gestattet eben auch Entscheidungen, die nach Auffassung der Ärzte oder anderer Allgemeingültigkeit beanspruchender Vorstellungen unvernünftig sind, letztlich eben auch solche, die das eigene Leben verwerfen. Menschenwürde ist somit nach unserer Verfassung eine höchst persönlich definierte Wertbestimmung, die auch darüber befinden darf, wie weit der Schutz des eigenen Lebens zu reichen hat.[8]

Mensch ohne Selbst

Abbruch lebenserhaltender Maßnahmen
im permanenten vegetativen Status – Eigene Position

Von verschiedener Seite, insbesondere den Kirchen, manchen
Ärzten, Vertretern von Behindertenorganisationen und anderen wird erhebliche Kritik daran geübt, der Forderung nach
einem Abbruch lebenserhaltender Maßnahmen bei Patienten
im permanenten vegetativen Status stattzugeben.

Die Kritik ist zweifellos da berechtigt, wo Exaktheit und
Kompetenz bei der Diagnosestellung fragwürdig sind, wenn
also letztlich die ärztliche Gewissenhaftigkeit nicht gegeben
ist. Steht sie nicht im Zentrum ärztlicher Professionalität und
Ethik, so ist dies überaus beschämend und nicht hinnehmbar.
Vermutlich würde ein Großteil der Kritik entfallen, wenn die
diagnostische Differenzierung schwerster Hirnschädigungen
ernster genommen würde und Angehörigen auf der Grundlage der verfügbaren wissenschaftlichen Evidenz mehr Klarheit zur Frage der Prognose, sei sie nun infaust oder günstiger,
wie im Falle des Zustands minimalen Bewusstseins, gegeben
werden könnte. Eine weitere Folge gesteigerter diagnostischer
Qualität würde sich auch in rückläufigen oder gar gänzlich
unterbleibenden Berichten in der Fachpresse und den Medien
bemerkbar machen, die sogenannte Wunderheilungen von
»Wachkomapatienten« betreffen: Exakte Diagnostik würde
eben dazu führen, dass mancher »Wachkomapatient« gar
nicht als solcher qualifiziert würde und damit auch medial
nicht in Erscheinung träte.

Wer behauptet, dass derjenige, der sich vom vegetativen
Status nicht erholt, das heißt im permanenten vegetativen
Status lebt, »mit dem Wachkoma die ihm gemäße Lebensform
und Seinsweise gefunden hat«; wer vom »Reichtum des Kom-
munikations-Codes mit Wachkomapatienten« spricht oder
sich gar zu der Aussage versteigt, »die Daseinsform der Wachkomapatienten hat so viel mit dem Sterben zu tun wie die

der Autofahrer«[9], hat entweder die Diagnose des permanenten vegetativen Status falsch gestellt, ist einer anderweitig falsch gestellten Diagnose aufgesessen oder bewegt sich in einem Koordinatensystem, das nicht Teil der klassisch-wissenschaftlichen Medizin ist.

Auch die Interpretation des permanenten vegetativen Status als »eine isolative Lebenssituation, die von einem Menschen zu Überlebenszwecken eine gesamtorganismische Antwort im Sinne einer archaischen Schutzfunktion (›Totstellreaktion‹) erzwingt«[10], verliert sich in puren Spekulationen, die man getrost als abwegig bezeichnen darf. Sie werden weder in neurologischen Fachgesellschaften noch von anderen in Fragen der Koma-Problematik ausgewiesenen Wissenschaftlern ernsthaft diskutiert.

Derartige Einschätzungen von Patienten im vegetativen Status unterliegen, wie dargelegt, einer Täuschung oder einer Fehlinterpretation. Zu den Fallstricken der Beurteilung von Patienten im vegetativen Status hat der amerikanische Ethiker und Schmerzforscher Eric J. Cassell treffend Stellung genommen: »Appearance overrides scientific knowledge – not a rare phenomenon« (»Der äußere Schein übertüncht wissenschaftliche Erkenntnis – kein seltenes Vorkommnis«).[11]

Auf einer anderen Ebene bewegen sich die von manchen Kritikern vorgebrachten Einwände gegen die vom Bundesgerichtshof bemühte Konstruktion des »mutmaßlichen Willens« eines Patienten. Wenn keine eindeutige Patientenverfügung vorliegt, so fordern die Kritiker des Konzepts des mutmaßlichen Willens, müsse über neue Möglichkeiten nachgedacht werden, um die Entscheidungsprozesse nicht einwilligungsfähiger Menschen etwa über einen »bedürfnisorientierten Ansatz« verlässlicher zu steuern: Letztlich soll das Verständnis *aktueller* Körpersprache, Mimik und Gestik eines Patienten im vegetativen Status dazu führen, besser beurteilen zu können, welche Bedürfnisse ein Patient *gegenwärtig* ausdrücken will.

Dagegen ist zunächst einzuwenden, dass hier nicht allein das Konzept des mutmaßlichen Willens infrage gestellt wird, sondern mit ihm auch das der erklärten und niedergelegten Patientenverfügung, die ja gleichfalls nicht die aktuelle Einwilligungsfähigkeit des Patienten zur Grundlage hat, sondern seinen in der Vergangenheit vorausverfügten Willen. An dessen Stelle soll nun eine Konstruktion treten, die das wissenschaftlich fundierte Konzept des permanenten vegetativen Status negiert: Zur neuen Grundlage der Willensermittlung werden Körpersprache, Mimik und Gestik der Patienten, *die auf Bedürfnisse hinweisen!* Aber wie sollten sie dies können? Handelte es sich dann doch um Patienten, für die eine andere Diagnose zuträfe, jedoch nicht die des permanenten vegetativen Status, der definitionsgemäß zielgerichteten Ausdruck oder die wie auch immer geartete Formulierung von Bedürfnissen ausschließt?

Eine befriedigende Alternative zur zutreffend formulierten Patientenverfügung oder ersatzweise zur gewissenhaften Erforschung des mutmaßlichen Willens existiert nicht. Einzuräumen ist aber, dass die Ermittlung des mutmaßlichen Willens mit Unsicherheiten oder Uneindeutigkeiten behaftet sein kann. Doch die Alternative bestünde allein darin, dass diejenigen, die gehalten sind, den Patientenwillen umzusetzen, ihn ignorieren und an seiner statt ihren eigenen Vorstellungen Geltung verschaffen, die sie mangels Einspruchsmöglichkeit des Patienten auch umsetzen könnten. Nicht Selbstbestimmung, sondern Fremdbestimmung wäre die natürliche Folge.

Ich selbst plädiere ohne Einschränkung dafür, sich dem Sterben dieser Patienten, die schwerer nicht beschädigt sein könnten, nicht zu verweigern, es sei denn, sie hätten in einer Patientenverfügung anderes hinterlegt oder ihr mutmaßlicher Wille stünde dem entgegen.

Kaum zurückzuweisen ist, dass die Abgründe der Medizin nirgendwo sichtbarer werden als im Zustand des permanenten vegetativen Status, in den der Patient, und das sei hier nochmals betont, ohne die moderne Medizin nicht geraten wäre. Insofern kann und darf man ihn, zweifellos einen lebenden Menschen, dem jeder Respekt gebührt, dennoch als ein medizinisches Artefakt bezeichnen. Und dieses Artefakt soll nun auf unabsehbare Zeit in völliger Abhängigkeit und ohne jede Aussicht auf Teilhabe an menschlicher Gemeinschaft und Umwelt im »bloßen« Leben gehalten werden? Ist es unangemessen, ein solches Leben – erzwungen im Schweigen und in der Isolation – als faktische Misshandlung zu bezeichnen? Ist es wirklich abwegig, so meine Frage an diejenigen, die einem Abbruch lebenserhaltender Maßnahmen bei Patienten im permanenten vegetativen Status niemals zustimmen würden, diesen Zustand als einen zu beschreiben, der bitterer und bedrückender ist als der Tod?

Des Menschen Wille –
Selbstbestimmung am Lebensende

»Keine Schläuche bitte«

Schwer atmend, reglos, mit offenen Augen und linksseitig hängender Gesichtshälfte liegt Erna K. am 4. Januar 2008 unter dem grellen Licht der Untersuchungsleuchte im Schockraum der Rettungsstelle. Vor wenigen Minuten hat Dr. S. sie vom Rettungsdienst übernommen. »Können Sie mich anschauen, Frau K., oder meine Hand drücken?« Weder ihr Blick noch ihre Hand antworten auf die Frage des Internisten. Selbst leichtes Kneifen in die Arme führt zu keiner Reaktion. Schlaff fällt ihr angehobener Arm zurück auf die Trage. Zweifellos – die Patientin ist wach, doch eine Kontaktaufnahme mit ihr ist nicht möglich. Rasch ist die Verdachtsdiagnose des Arztes gestellt: ausgedehnter Schlaganfall. Dr. S. lässt eine Infusion vorbereiten, legt ihr eine Sauerstoffsonde in die Nase und platziert im Mundraum einen Güdel-Tubus, damit die Atemwege durch das Zurücksinken des Zungengrundes nicht blockiert werden. Zur Sicherung seiner Diagnose ruft er den Neurologen hinzu.

Der Krankenpflegebericht des Heims, das die Einweisung der 86-Jährigen veranlasst hat, vermerkt mehrere Vorerkrankungen: »Zustand nach Schlaganfall im Januar 2005 mit Halbseitenlähmung rechts, Diabetes mellitus, Morbus Parkinson, Herzinsuffizienz, chronische Bronchitis, Psoriasis, Druckgeschwür an der linken Ferse.« Unter »Besonderheiten« ist festgehalten: »Patientin kann nicht sprechen. Kontakt sehr erschwert. Spuckt Medikamente oft aus. Blasen- und

Darminkontinenz. Kann nicht mehr alleine aufstehen. Ohne Anhang.«

Dr. S. telefoniert mit dem Pflegeheim. Röchelnd und reaktionslos hatte die Nachtschwester Frau K. während des morgendlichen Rundgangs im Bett ihres Zimmers gefunden und gleich die notfallmäßige Einweisung veranlasst. Sie habe in letzter Zeit mehr im Bett zugebracht, als im Sessel gesessen. Kontakt zu ihr habe man kaum herstellen können, sie aß wenig, man musste sie füttern. Erhielt sie noch Besuch? Selten kam eine alte Freundin, aber die blieb nie lange, weil es ja nichts zu reden gab. Angehörige? Ein Neffe, aber der sei nie aufgetaucht. Ob es vielleicht eine Willensbekundung oder gar eine schriftliche Patientenverfügung gebe, will der Arzt schließlich noch wissen. Ganz sicher nicht, davon wüsste man im Heim etwas.

Wohl in der weisen Voraussicht, dass Frau K. nicht mehr zurückkehren würde, hat das Heim ihre persönlichen Habseligkeiten in eine Tasche gepackt und dem Krankentransport mitgegeben. Penibel untersucht Schwester D. nun deren Inhalt; jeden einzelnen Gegenstand listet sie auf. Aus einer Plastikhülle, vollgestopft mit alten Fotos, kaum mehr lesbaren Quittungen und Zetteln, fördert sie ein Papier zutage:»Mein Wille. Keine Schläuche, bitte. 18. April 2007. Erna K.« Mit zittriger Hand quer über ein weißes Blatt Papier geschrieben, sorgfältig gefaltet und mit einer Büroklammer an ihrem Personalausweis befestigt.

Ist dieses Schriftstück Ausdruck eines zu beachtenden Patientenwillens, gar eine rechtsverbindliche Patientenverfügung? Oder nicht doch nur ein Stück Papier, dem hinsichtlich ärztlicher Behandlungsentscheidungen keinerlei Bedeutung zukommt?»Keine Schläuche.« Ist das wörtlich zu nehmen oder bildlich? Was meinte die alte Dame überhaupt mit »Schläuchen«? Einen Venen- oder Blasenkatheter? Eine Ernährungssonde? Ist auch ein Beatmungstubus ein Schlauch oder doch etwas anderes, ein Tubus eben? Und für welche kritischen Krankheitssituationen wollte sie »keine Schläuche«?

Ein Labyrinth von Fragen und Interpretationsmöglichkeiten tut sich auf, das die Ermittlung ihres vorausverfügten, sehr allgemein gehaltenen Willens nicht gerade leichtmacht. Und doch, auch dieses auf den ersten Blick wenig aussagekräftige Schriftstück einer betagten Frau von offensichtlich einfacher, nichtsdestoweniger Respekt einfordernder Denkungsart ist Ausdruck eines Willens, der sich auf eine Situation schwerster Krankheit bezieht und keinesfalls übergangen werden darf. Ärztliche Pflicht ist es, allen erreichbaren Quellen nachzuspüren und sie auszuwerten, um den Willen der Patientin so genau wie möglich zu ermitteln. Dann ist er zu vollziehen.

Obwohl es mühevoll, zeitaufwendig und manchmal auch unergiebig sein kann, den Willen eines Menschen, mit dem man nicht mehr kommunizieren kann, zu ermitteln, darf keinesfalls nach der in der Ärzteschaft immer noch weit verbreiteten Devise verfahren werden: »Ich (als Arzt) tue alles, was ich kann, dann bin ich ethisch und rechtlich immer auf der richtigen Seite.« Das Gegenteil ist der Fall: Schon weil diese Art, Medizin zu betreiben, schaut man genau hin, eher das Wohl des Arztes als das des Patienten im Auge hat, ist sie ethisch verwerflich. Und rechtlich hat sie, wenn ein erklärter Patientenwille vorliegt und ein Angehöriger Anzeige erstattet, nach höchstrichterlicher Rechtsprechung des Bundesgerichtshofes für den Arzt fatale Folgen: eine Anklage wegen Körperverletzung, wie das folgende Beispiel zeigt.

Im September 2008 wurde der Oberarzt der Intensivstation einer deutschen Universitätsklinik nach einem über Jahre sich hinziehenden Gerichtsverfahren wegen Missachtung einer Patientenverfügung verurteilt: Der Zustand des schwerst nierenkranken Patienten Günter M. hatte sich nach einem Eingriff gravierend verschlechtert, er blieb bewusstlos. In einer Patientenverfügung hatte er für diesen Fall festgelegt, dass

Dialyse, Beatmung und künstliche Ernährung einzustellen seien. Seine Ehefrau versuchte mehrfach, der Patientenverfügung ihres Mannes den Ärzten gegenüber Geltung zu verschaffen und verlangte, die Ernährungssonde zu entfernen und die Dialyse zu beenden, um auf diese Weise das Sterben ihres Mannes zu ermöglichen. Der verantwortliche Oberarzt weigerte sich mit der Begründung, dass er »kein Mörder« sei, dem in der Patientenverfügung niedergelegten Verlangen des Patienten, der jetzt durch seine Ehefrau vorgebracht wurde, nachzukommen.

Das Gericht urteilte, dass sich der Arzt der »rechtswidrigen und vorsätzlichen Körperverletzung« schuldig gemacht hatte. Es sah die Schuld allerdings als gering an und verzichtete auf eine Bestrafung, nicht zuletzt deswegen, weil für das Handeln des Arztes auch die Berufsordnung der zuständigen Landesärztekammer Bedeutung hatte, die jedoch in Teilen rechtswidrig war.

Im Falle von Erna K. kam der Arzt zu einer guten Entscheidung: Angesichts ihres hohen Alters und ihrer vielen Vorerkrankungen, der Informationen des Pflegeheims und eines zweiten ausgedehnten Schlaganfalls interpretierte Dr. S. Erna K.s Verfügung »Keine Schläuche, bitte« als ihren Willen, auf lebenserhaltende Maßnahmen zu verzichten. Er beließ zwar den zuvor gelegten »Schlauch«, einen Venenkatheter, weil über ihn Medikamente wegen mehrerer im Rahmen des Schlaganfalls aufgetretener Krampfanfälle infundiert werden mussten. Er verzichtete aber auf die Einleitung lebensverlängernder Maßnahmen, wie beispielsweise den Beginn einer künstlichen Ernährung oder einer Thromboseprophylaxe. Ohne das Bewusstsein wiedererlangt zu haben, verstarb Erna K. wenige Tage nach ihrer Aufnahme im Krankenhaus an Atemversagen infolge ihres Schlaganfalls.

Selbstbestimmung am Lebensende –
Ein Gesetz war überfällig

Über viele Jahre erlebte unser Land eine zeitweise einem Kulturkampf gleichkommende Diskussion darüber, inwieweit das grundgesetzlich verankerte und garantierte Selbstbestimmungsrecht auch am Lebensende seine Gültigkeit behält oder unter bestimmten Bedingungen Einschränkungen erfahren darf. Eine gewisse »Mitschuld« für die streckenweise mit ungewöhnlicher Heftigkeit und Unversöhnlichkeit geführte Debatte trifft dabei auch den XII. Zivilsenat des Bundesgerichtshofes, der im Jahr 2003 eine vorausgegangene Entscheidung seines I. Strafsenats dahingehend missverstanden hatte, dass es mit absoluter Sicherheit eines unumkehrbaren und tödlichen Krankheitsverlaufs bedürfe, um einem rechtmäßigen, vom Willen des Patienten gedeckten Behandlungsabbruch nachkommen zu dürfen.

Die Debatte fand ihren Niederschlag zunächst in der von der damaligen Justizministerin Brigitte Zypries im Juni 2004 eingesetzten Kommission »Patientenautonomie am Lebensende« (»Kutzer-Kommission«). An ihm orientierte sich der erste von insgesamt drei in der Folgezeit in den Bundestag eingebrachten interfraktionellen Gesetzesvorlagen des SPD-Abgeordneten Joachim Stünker, der die Verbindlichkeit einer Patientenverfügung ohne Einschränkung festschrieb. Es folgte ein zweiter, unter der Federführung des Abgeordneten Wolfgang Bosbach erarbeiteter Gesetzentwurf, der die Wirksamkeit von Patientenverfügungen auf den »unumkehrbar tödlichen Verlauf« einer Erkrankung einengte, sowie ein von einer Gruppe um den CSU-Abgeordneten Wolfgang Zöller eingebrachter dritter Gesetzentwurf, dessen Schwerpunkt auf der »dialogischen Umsetzung« der Patientenverfügung lag. Ein vierter Antrag zielte darauf, auf ein Gesetz ganz zu verzichten. Obwohl es lange Zeit so schien, als wäre es keinem der Entwürfe vergönnt, eine Mehrheit der Stimmen der Abgeordneten auf sich zu vereinen, erhielt bei der Abstimmung Mitte Juni 2009 die Vorlage des Abgeordneten Stünker überraschend eine klare Mehrheit. Das nun seit dem 1. September 2009 gültige »Dritte Gesetz zur Änderung des Betreuungsrechts« (sogenanntes »Patientenverfügungsgesetz«) schreibt im Wesentlichen die bisherige Rechtsprechung des Bundesgerichtshofes fort, die sich an der Vorrangstellung des Selbstbestimmungsrechts am Lebensende orientiert.

Die Rechtslage nach Inkrafttreten des Dritten Gesetzes zur Änderung des Betreuungsrechts (»Patientenverfügungsgesetz«) am 1. September 2009[1]

– Eine von einem einwilligungsfähigen, volljährigen Patienten für den Fall des Verlustes späterer Einwilligungsfähigkeit schriftlich niedergelegte Patientenverfügung ist verbindlich. Sie ist vom Stadium der Erkrankung unabhängig (keine Reichweitenbegrenzung). Die in der Patientenverfügung niedergelegten Entscheidungen gelten unmittelbar, das heißt, ein eventueller Vertreter des Patienten hat keine eigene Behandlungsentscheidung zu treffen. Sofern also ein vom Patienten bestimmter Bevollmächtigter oder ein vom Gericht bestellter Betreuer für den einwilligungsunfähigen Patienten handelt, hat er dem Willen des Patienten gegenüber Ärzten, Pflegeeinrichtungen und anderen mit der medizinischen Versorgung des Patienten befassten Einrichtungen unmittelbar Ausdruck und Geltung zu verschaffen.

– Liegt eine schriftliche Verfügung des Patienten nicht vor, gelten seine mündlichen Erklärungen oder Wünsche hinsichtlich einer medizinischen Behandlung; wurden solche nicht geäußert, ist sein mutmaßlicher Wille anhand konkreter Anhaltspunkte zu ermitteln. Mündlichen Erklärungen sowie dem mutmaßlichen Willen kommt die gleiche Bindungswirkung zu wie einer schriftlichen Patientenverfügung.

– Eine notarielle Beurkundung oder anderweitige Bezeugung einer Patientenverfügung ist ebenso wenig erforderlich wie eine vorausgehende ärztliche oder juristische Beratung.

– Das Gesetz stellt klar, dass vor einer Behandlungsentscheidung zunächst zu prüfen ist, ob der in der Patientenverfügung niedergelegte Wille auf die Behandlungssituation zutrifft und ob der Patient seinen bekundeten Willen vor dem Verlust seiner Entscheidungsfähigkeit möglicherweise (formlos) widerrufen hat.
Das Gesetz schreibt zudem die Vorgehensweise bei der Ermittlung des Patientenwillens im konkreten Fall vor. Sie ist einzuhalten, bevor eine definitive Behandlungsentscheidung fällt:
• zunächst: Prüfung der ärztlichen Behandlungsindikation
• gefolgt von der Erörterung der ärztlichen Behandlungsindikation zwischen Arzt und Patientenvertreter »unter Berücksichtigung des Patientenwillens«
• letztlich: Behandlungsentscheidung des Bevollmächtigten oder Betreuers

– Eine richterliche Genehmigung durch das Betreuungsgericht (früher Vormundschaftsgericht) ist für den Abbruch oder die Nicht-Aufnahme einer Behandlung nicht erforderlich, wenn Arzt und Betreuer sich einig sind, dass eine Behandlung bzw. Nichtbehandlung dem Patientenwillen entspricht. Das Gericht kann und darf nur in Konfliktfällen hinzugezogen werden und hat den Patientenwillen zur Grundlage seiner Entscheidung zu machen.

War ein »Patientenverfügungsgesetz« notwendig?

Im Mittelpunkt der Auseinandersetzungen, die mit dem nun geltenden Gesetz kaum ihr Ende gefunden haben dürften, stand die rechtliche Verbindlichkeit der Patientenverfügung als eines Instruments, das bei eingetretener Einwilligungsunfähigkeit den Willen ihres Verfassers zum Maßstab ärztlichen und pflegerischen Handelns machen soll. Besonders umstritten war dabei die Frage, ob einer Patientenverfügung auch dann Folge zu leisten ist, wenn die Krankheit noch keinen *unumkehrbaren tödlichen* Verlauf genommen hat oder die Einwilligungsunfähigkeit des Patienten auf anhaltende und unumkehrbare Bewusstlosigkeit, auf fortgeschrittene Demenz oder einen permanenten vegetativen Status (sogenanntes Wachkoma) zurückzuführen ist. Strittig war auch, welche Geltung bei fehlender schriftlicher oder mündlicher Patientenverfügung dem *mutmaßlichen* Patientenwillen zukommen sollte.

Die Auseinandersetzungen über diese Fragen wurzeln letztlich in einem hoch ambivalenten Umgang der Ärzteschaft mit dem medizinischen Fortschritt. Dessen technisches und pharmakologisches Arsenal zur Hinauszögerung des Sterbens und Verhinderung des Todes scheint noch längst nicht erschöpft und gebiert ganz offensichtlich mehr Fragen als Antworten. Die Leidenschaft und Schärfe, mit der die Meinungsverschiedenheiten ausgetragen wurden – ob im Bundestag, auf Juristentagungen, ärztlichen Fortbildungsveranstaltungen oder in Gerichtssälen –, darf daher kaum verwundern, berühren sie doch, wie andere bioethische Fragen auch, beispielsweise Abtreibung und Stammzellforschung, ethische und rechtliche Grundsatzfragen. Eben deswegen und wegen der ebenso offensichtlichen Ungewissheiten und Unsicherheiten in der ärztlichen Praxis im Umgang mit dem Selbstbestimmungsrecht und seiner Wertigkeit am Lebensende war eine gesetzliche Regelung dieser Fragen unumgänglich.

Noch im Jahr 2004 hielt ein Drittel der deutschen Ärzteschaft einer Befragung zufolge die zweifelsfrei rechtlich zulässige sogenannte indirekte Sterbehilfe für strafbar und 60 % befürchteten, nach einem Abbruch lebenserhaltender Maßnahmen bei einem Sterbenden zur Rechenschaft gezogen zu werden, selbst wenn er vom Patienten ausdrücklich gewünscht war. Ähnliche Unsicherheiten bestanden erstaunlicherweise auch in der Richterschaft, besonders unter Vormundschaftsrichtern. Und das, obwohl der Bundesgerichtshof in Gestalt zahlreicher Urteile tatsächlich nahezu alle rechtlichen Fragen zur Medizin am Lebensende beantwortet hat, so dass das Votum der Bundesärztekammer, ein Rahmengesetz zur Patientenverfügung sei überflüssig, auf den ersten Blick plausibel erschien. Die Kammer würdigte jedoch nicht, dass es sich hier allein um »Richterrecht« handelte, das keinen Richter bindet, solange Inhalt und Form einer Patientenverfügung nicht in einem vom Parlament beschlossenen Gesetz, wie es jetzt vorliegt, niedergelegt sind.

Auf den nun folgenden Seiten will ich die Kernpunkte der Debatte, die dem neuen Gesetz vorausging und die mit ihm keineswegs beendet sein wird, noch einmal nachzeichnen.

Selbstbestimmung – Der Kern der Menschenwürde

Betrachtet man den Konflikt um Patientenverfügungen aus der Nähe, so fällt auf, dass die verfassungsrechtlich so elementare Figur der Selbstbestimmung zusehends unter Druck und in Rechtfertigungsnot gerät. Zum einen deshalb, weil ihre Tragfähigkeit als Grundlage der Patientenverfügung bezweifelt wird, zum anderen, weil sie nach Auffassung mancher ihrer Kritiker in Konflikt mit dem grundgesetzlich ebenfalls garantierten Lebensschutz gerät, und letztlich, weil sie auf die Gestaltung einer Zukunft zielt, deren Voraussetzungen, da sie doch in der Gegenwart liegen, die Konstruktion der Patientenverfügung an sich hinfällig werden lassen. Diese Bedenken finden sich ganz konkret in bestimmten »Bereichsethiken« wieder, also verschiedenen weltanschaulich oder religiös geprägten Vorstellungen vom Lebensende, die sich mehr oder weniger nachdrücklich gegen das Selbstbestimmungsrecht als dominierendes Konzept der Patientenverfügung aussprechen. Dies trifft auch auf Teile der Ärzteschaft zu, wiewohl die ärztliche Standesethik sich offiziell unmissverständlich zur Patientenautonomie bekennt.

Stellvertretend für diejenigen Ärzte, die offen oder verdeckt das Selbstbestimmungsrecht des Patienten torpedieren, ihr Anteil an der gesamten Ärzteschaft ist nicht auszumachen, mag hier ein bekannter deutscher Herzchirurg genannt werden, dessen Äußerungen nur als skandalös bewertet werden können. Die Debatte um Patientenverfügungen hält er für »absurd« und tut sie als »Scheindiskussion« ab. Im Jahr 2007 ließ er in einem Interview mit der Wochenzeitung *Die Zeit* verlauten: »Wenn Patienten oder Angehörige von Patienten kommen und sagen, Herr Doktor, hier ist die Patientenverfügung, dann sage ich: Die können Sie ruhig in Ihrem Nachtkästchen liegen lassen. Sie interessiert mich nicht.«[2]

Anmaßender und respektloser kann man sich als Arzt seinen Patienten gegenüber nicht verhalten, ganz zu schweigen davon, dass ein solcher Arzt gegen die ärztliche Berufsordnung und die Charta zur ärztlichen Berufsethik verstößt. Unverständlich ist, warum er für diese Äußerungen von der zuständigen Ärztekammer nicht zur Rechenschaft gezogen und disziplinarisch belangt worden ist. Hier mag zwar ein glänzender Mediziner und Herzchirurg sprechen, jedoch nach meinem Verständnis kein guter Arzt.

Der gute Arzt – ein Phantom? Manch ratlosem Zeitgenossen und verzweifelten Patienten mag sich der Eindruck aufdrängen, die Suche nach einem guten Arzt gleiche der nach einer Stecknadel im Heuhaufen, zumal wenn er zur Kenntnis nehmen muss, dass kaum eine Woche ohne immer neue Medienberichte über inkompetente und gewissenlose, korrupte oder gar kriminelle Ärzte, ja mafiöse Ärztenetzwerke vergeht. Und doch darf ich dem Leser versichern: Es gibt ihn noch, den guten Arzt, dem Empathie und Redlichkeit, Gewissenhaftigkeit und Wissenschaft gleichermaßen Fundament seiner Arbeit sind; der seine Patienten mit Klugheit und Überzeugung durch die Untiefen der Krankheit zu führen vermag; der die Tragweite seiner Verordnungen und Vorgehensweisen überblickt; der die viel geschmähte »Apparatemedizin« gezielt, differenziert und für den Patienten gewinnbringend einsetzt; der die Überweisung seines Patienten an einen Kollegen nicht unterlässt, weil er fürchtet, er käme vom »Feindflug« nicht zurück; der das Rückgrat hat, Pharmavertretern, die ihn zu unseriösen, doch bestens dotierten »Anwendungsstudien« überreden wollen, die Tür zu weisen; und der schließlich gerade im Sterbeprozess als Anwalt und Freund des Kranken ihm selbst und seinem Wunsch und Willen besonderen Respekt erweist.

Nicht nur manche Vertreter der Ärzteschaft stellen das Selbstbestimmungsrecht des Patienten infrage. Da wird in Talkshows, Radiomagazinen, Feuilletons und Leitartikeln, in denen das Sterben immer wieder thematisiert wird, das Selbstbestimmungsrecht als eine »Suggestionsvokabel« charakterisiert, zum »bloßen Generalnenner« oder zur »Chimäre« deklassiert. Von einer »am grünen Tisch der Gesunden erdachten Selbstbestimmungsrhethorik«, von der »Zauberformel Patientenautonomie« ist die Rede; ja, man scheut sich nicht einmal, von der Selbstbestimmung als einem »Götzen« zu sprechen.

Niemand leugnet, dass die Selbstbestimmung des Individuums immer auch eine soziale Dimension hat, dass sie auch der Formung durch andere Personen und Gruppen unterliegt und eine Fülle von politischen und gesellschaftlichen Kräften auf sie einwirken. Der *dialogische Prozess* mit dem Arzt vor der Abfassung einer Patientenverfügung oder die Ermittlung des mutmaßlichen Willens eines einwilligungsunfähigen Patienten *im Dialog* zwischen Betreuer, Arzt und Angehörigen ist von kaum zu überschätzender Bedeutung. Doch ungeachtet dessen, ja vielleicht gerade im Wissen um dieses Spannungsfeld hat unsere Rechtsordnung die Selbstbestimmung einschließlich derjenigen zum Tode als eine eigenverantwortlich zu nutzende Freiheit in ihrem Zentrum verankert, die, wie von Verfassungsjuristen immer wieder betont, kleinzureden oder als menschliche Selbstüberschätzung an den Pranger zu stellen, vollkommen verkennen würde, dass gerade sie, die Selbstbestimmung, die tragende Säule unseres Grundgesetzes und den Kern unseres Grundrechtsverständnisses ausmacht.

Die Selbstbestimmung und nicht, wie so häufig angenommen, der Lebensschutz, so hoch auch dieser anzusiedeln ist, ist es, die den Kern der Menschenwürde ausmacht. Sie wird von unserer Verfassung *garantiert,* aus gutem Grund von ihr jedoch nicht *definiert.* Denn nur der einzelne Mensch als Grundrechtsträger ist befugt, darüber zu befinden, was seine Würde ausmacht, einschließlich der Verfügung darüber, wie weit seine körperliche Unversehrtheit und sein Leben zu schützen sind. Mit den Worten des Bundesverfassungsgerichts: »Die Freiheit des Einzelnen besteht in der Selbstbestimmung eben dieses Einzelnen über den eigenen Lebensentwurf und seinen Vollzug.«[3] Als Quintessenz ließe sich sagen: Die Menschenwürde, so wie unsere Verfassung sie versteht, schützt den Menschen eben auch davor, zum Objekt der Menschenwürdedefinitionen anderer zu werden – ein Entwurf, der, wie ich meine, umfassender, überzeugender und unanfechtbarer nicht sein könnte.

Zum Leben verpflichtet?

Bezogen auf die Gestaltung des Lebensendes bedeutet dies: Jeder Kranke ist vollkommen frei darin, sein Lebensende, soweit es ihm vergönnt sein wird und er dieses Recht wahrnehmen will, nach eigenen Vorstellungen zu gestalten, die ihre Grenzen allein in den Freiheiten anderer finden. Letztlich kann jeder Kranke auch solche Entscheidungen für sich treffen, die in den Augen Dritter unvernünftig erscheinen oder der medizinischen Rationalität nicht gehorchen. Wir, und hier meine ich ganz gezielt meine eigene Profession, die Ärzteschaft, haben zu akzeptieren, dass Menschen mit einer Patientenverfügung auch im Voraus und ganz bewusst auf letzte Chancen der Lebensverlängerung verzichten und sich lieber ihrer Selbstbindung als ärztlichem Urteil unterwerfen, etwa wenn sie, gerade im fortgeschrittenen Lebensalter, ein Wiederbelebungsverbot für den Fall eines plötzlichen Herzstillstandes verfügt haben.

Ist es nicht hoch plausibel und geradezu ein Ausdruck eines reichen und erfüllten Lebens, das man eben deswegen im Einklang mit sich selbst und der Welt auch heiter und gelassen aufgeben kann, wenn ein gesunder und rüstiger alter Mensch es ablehnt, im Falle eines plötzlichen Herz-Kreislauf-Stillstandes wiederbelebt zu werden? Wie könnte jemand, gerade im hohen Alter, sein Leben glücklicher abschließen als durch einen »Sekundenherztod«? Wer würde sich einen solchen Tod nicht wünschen? Wie könnte man freier von Qualen und Angst aus dem Leben scheiden als in der Plötzlichkeit einer tiefen Bewusstlosigkeit, die unmerklich in den Tod übergeht. Sollte der Arzt in das Glück eines auf diese Weise gewollten Lebensendes hineingrätschen dürfen oder gar müssen, allein weil ihm die Mittel dazu gegeben sind?

Tragischerweise lässt sich ein solches Sterben nur schwer »organisieren«. Der Notarzt, der in einer Akutsituation vor der

Frage steht, ob er das Sterben zulassen soll oder einen Versuch der Lebensrettung durch Reanimation unternehmen soll, wird in der Regel den Patientenwillen nicht kennen. Daher ist der Notarzt im Rahmen seiner Garantenpflicht sofort und fraglos dem objektiv mutmaßlichen Willen des Patienten verpflichtet und muss sofort alle Möglichkeiten der Wiederbelebung ausschöpfen, es sei denn, einer Reanimation ist beispielsweise wegen eines terminalen Tumorleidens oder einer schwersten offenen Hirnverletzung die Indikation entzogen. Wer seine Reanimation unter allen Umständen verhindern möchte, muss sich ein absolutes Reanimationsverbot quasi auf die Brust tätowieren lassen. Wie sonst sollte der Notarzt in der Akutsituation von einem solch bedingungslosen Willen des Patienten rechtzeitig erfahren? Eine Patientenverfügung bezieht sich regelmäßig auf stabile Zustände schwerster Krankheit und in aller Regel nicht auf akute Notsituationen mit unsicherer Prognose.

Letztendlich lässt ein Versuch einer solchen Wiederbelebung völlig offen, ob man später das Sterben zulässt oder das Leben dauerhaft weiter erhält, je nach dem Willen des Patienten. Ist die Wiederbelebung primär erfolgreich, so ist über die Weiterbehandlung gemäß dem Patientenwillen neu zu entscheiden.

Dem würden zahlreiche Ärzte hierzulande immer noch widersprechen, weil sie ein solches Vorgehen mit der ärztlichen Standesethik und mit ihrer Fürsorgepflicht für nicht vereinbar halten, wie auch der oben geschilderte Fall des Oberarztes illustriert. Dennoch, hier muss die Ärzteschaft umdenken: Ärztliche Standesethik und Fürsorgepflicht sind wahrhaftig nicht gering zu schätzen. Doch die Pflicht zur Fürsorge, einschließlich der zur Lebenserhaltung, *konkurriert* keinesfalls mit dem Selbstbestimmungsrecht. Vielmehr hat Erstere an Letzterem *ihre Grenze zu finden*. Wie sollte denn auch ein guter Sterbeprozess zustande kommen, wenn ärztliche Fürsorge in Widerspruch zum Patientenwillen geriete und ihn unberücksichtigt ließe! Aufgabe und Verpflichtung des Arztes kann es eben nicht sein, das Leben um jeden Preis zu erhalten und seine Erhaltung nach eigenem Gutdünken gleichzusetzen mit dem Patientenwohl. Zu Ende gedacht wäre dies zweifellos ein Freibrief dafür, das Dogma von der »Heiligkeit des Lebens« bis zur Unmenschlichkeit strapazieren zu dürfen!

Unmenschlich am Lebensende verhalten sich, auch wenn dieser Vorwurf manche religiösen Menschen empören mag, selbst manche Glaubensgemeinschaften wie beispielsweise die katholische Kirche. Sie relativiert das Selbstbestimmungsrecht mit Verweis auf die Gottgegebenheit allen menschlichen Lebens, nicht zuletzt im Übrigen auch aus Gründen der dem christlichen Menschenbild zugehörigen Leidensbereitschaft. Schon 1995 stellte Papst Johannes Paul II. im Rahmen der Enzyklika *Evangelium vitae* klar, dass der Abbruch einer lebenserhaltenden Behandlung *immer* eine schwere Verletzung des göttlichen Gesetzes darstellt. Diese Haltung bekräftigte der Vatikan erst zu Beginn des Jahres 2009 wieder, als die Einstellung der künstlichen Ernährung der italienischen Patientin Eluana Englaro, die seit einem 17 Jahre zurückliegenden Autounfall im permanenten vegetativen Status (Wachkoma) lag, mit seiner indirekten Billigung zu einem monströsen und entwürdigenden Medien- und Politspektakel in Italien geriet. Die Grenzen seiner Befugnisse und Kompetenzen weit hinter sich lassend, dekretierte der Papst erneut, dass die künstliche Ernährung von Sterbenden, insbesondere Komapatienten, keine ärztliche Behandlungsmaßnahme, sondern eine unter allen Umständen unverzichtbare Maßnahme der Basisbetreuung darstelle, mit der Folge, dass Patienten selbst *entgegen ihrem erklärten Willen* und entgegen ärztlicher Indikation nach kirchlicher Lehre am Lebensende *faktisch zwangsernährt* werden müssen.[4]

Ähnlich verfährt auch die orthodoxe jüdische Ethik. Einige ihrer bedeutendsten Vertreter, wie zum Beispiel der einflussreiche, mittlerweile verstorbene Rabbiner Elieser Jehuda Wal-

denberg, interpretieren die Halacha, den jüdischen Rechts-
codex, dahingehend, dass das Leben eines jeden Menschen,
selbst wenn er als Sterbender schwer leidet und den Wunsch
vorbringt, man möge seinen Tod beschleunigen, unter *allen
Umständen* zu erhalten ist.[5] So wird dem ehemaligen israeli-
schen Ministerpräsidenten Ariel Sharon, der seit Januar 2006
nach einem ausgedehnten Schlaganfall im Koma liegt, seit
mehr als drei Jahren in und trotz aussichtsloser Krankheit ein
natürlicher Sterbeprozess vorenthalten – ein aus meiner Sicht
zutiefst inhumanes Vorgehen.

Verbindlichkeit und Reichweite der Patientenverfügung

Die rechtliche Verbindlichkeit von Patientenverfügungen nach
eingetretener Einwilligungsunfähigkeit war *das* Kernthema der
Diskussion um ein Rahmengesetz zur Patientenverfügung in
Deutschland. Uneinigkeit war vor allem darüber nicht aus-
zuräumen, ob Patientenverfügungen auch dann Verbind-
lichkeit beanspruchen können, wenn ihre Verfasser an einer
Erkrankung leiden, die noch keinen unumkehrbar tödlichen
Verlauf genommen hat oder bei der der Verlust der Einwilli-
gungsfähigkeit auf dauerhafter Bewusstlosigkeit oder schwerer
Demenz beruht.

Hierbei stellt sich, wie führende Verfassungsrechtler, beispielsweise der Ordinarius für Öffentliches Recht, Staats- und
Verwaltungsrecht an der Universität Mainz, Friedhelm Hufen,
anmerken, nicht die Frage, ob nach eingetretener Einwilligungsunfähigkeit eine Patientenverfügung überhaupt beacht-
lich ist. Vielmehr lautet die Frage, ob eine Einschränkung der
Verbindlichkeit einer Patientenverfügung mit den Grundrechten des Patienten vereinbar ist, was gleichzusetzen wäre mit
einem verfassungsrechtlich nicht gerechtfertigten Eingriff in
die Privatsphäre des Patienten.[6]

Artikel 1, Absatz 1 des Grundgesetzes schützt die individuelle Menschenwürde, an der im Zweifel – etwa in Situationen, in denen Patienten gegen ihren Willen zwangsernährt
werden – auch der grundgesetzlich garantierte Lebensschutz
seine Grenze findet, wie überhaupt jede medizinische Maßnahme, ob sie aus medizinischer Sicht sinnvoll oder gar
lebenserhaltend ist oder nicht, *immer* der Zustimmung des
Patienten bedarf. Wenn der Patient nicht aktuell seinen Willen
äußern kann, sei es im Notfall, sei es dauerhaft bei schwerer
Erkrankung, so ist dennoch nach dem Patientenwillen zu handeln. Dieser ergibt sich dann aus der Patientenverfügung, den
Behandlungswünschen, als mutmaßlicher Wille auf der Basis
der Wertewelt des Patienten oder als sogenannter objektiver
mutmaßlicher Wille, der letztendlich das darstellt, was man
unter der Indikation für ärztliches Handeln verstehen kann.

Der Schutz der hier genannten Grundrechte des Patienten
gilt auch für die in einer Patientenverfügung vorweggenom-
mene Situation der Einwilligungsunfähigkeit unter den beiden einzigen Voraussetzungen, dass die Patientenverfügung in
freier Entscheidung zustande gekommen ist und die vorweg-
genommene auf die jetzt eingetretene Situation des Verfassers
der Verfügung zutrifft. Der grundrechtliche Schutz ist zudem
nicht abhängig von einem bestimmten Krankheitsstadium
oder einer bestimmten Krankheitsart.

Die letztgenannte Einschränkung, die manche Kritiker eines
zu weit gehenden Selbstbestimmungsrechts in ein Gesetz
zur Patientenverfügung hätten aufgenommen sehen wollen,
wäre gleichbedeutend mit einer *»Reichweitenbegrenzung«* der
Patientenverfügung gewesen. Bereits im Zusammenhang mit
der Diskussion um die Frage eines Behandlungsabbruchs bei
permanentem vegetativem Status war von der sogenannten
»Kemptener Entscheidung« des Bundesgerichtshofes von 1994
die Rede (siehe Kapitel »Mensch ohne Selbst«). In dieser Entscheidung, der bis heute bedeutendsten weil folgenreichsten

Rechtsfortbildung in Fragen der Sterbehilfe, wie auch in nachfolgenden Urteilen hat der Bundesgerichtshof eine Reichweitenbegrenzung für unzulässig erklärt.

Das Urteil des Bundesgerichtshofes im »Kemptener Fall« enthielt zum ersten Mal richtungweisende Aussagen für die legale »passive Sterbehilfe«:

Erstmals hatte ein hohes deutsches Strafgericht unmissverständlich bekräftigt, dass der Patientenwille gültig ist.

– Darüber hinaus kommt auch dem *mutmaßlichen* Patientenwillen, eine Behandlung abzulehnen, prinzipiell gleiche Bedeutung zu.

– Erstmals wurde die künstliche Ernährung über eine durch die Bauchdecke gelegte Sonde (PEG-Sonde) korrekt als ärztliche Behandlung ausgewiesen.

– Ein solcher Eingriff darf niemals gegen den erklärten oder den mutmaßlichen Willen eines Patienten stattfinden.

– Die Zulässigkeit eines Behandlungsabbruchs ist grundsätzlich nicht auf den Sterbeprozess beschränkt.

Warum sind die Gründe, die eine Reichweitenbegrenzung der Patientenverfügung oder die Nichtbeachtung des erklärten oder mutmaßlichen Patientenwillens zu rechtfertigen versuchen, nicht tragfähig? Der Verfassungsrechtler Hufen führt hierzu aus:

– Den Patienten im Sinne eines paternalistischen Ansatzes »vor sich selbst schützen zu müssen« widerspricht dem gültigen Leitbild vom »mündigen Patienten«. Den vorausverfügten Willen deshalb nicht zu beachten, weil eine prinzipielle Unkenntnis darüber besteht, in welchem Zustand man sich bei Einwilligungsunfähigkeit befindet, wäre verfassungswidrig.

– Im Interesse des Schutzes des nicht mehr erklärbaren wirklichen Willens in der Sterbesituation oder -phase den vorausverfügten Willen zu übergehen wäre ebenfalls außer in Fällen offensichtlicher Irrtümer – unvertretbar. Im Zustand des Wachkomas oder schwerster Demenz eine aktuelle Willensäußerung abzugeben ist schlicht nicht möglich. Daher kann sie den zuvor und in gesunden Tagen geäußerten Willen nicht entkräften.

– Auch die grundsätzliche Pflicht des Staates, das Leben über den einzelnen Patienten hinaus zu schützen (Generalprävention), kann nicht dazu herangezogen werden, Eingriffe in das höchst individuell definierte (!) Selbstbestimmungsrecht des Menschen zu rechtfertigen. Möglicher Missbrauch ist mit rechtlichen Mitteln zu unterbinden, nicht aber dadurch, Patientenverfügungen für unverbindlich zu erklären.

– Die Gewissensfreiheit des Arztes und von Pflegepersonen lässt ihnen das Recht, eine Maßnahme der passiven Sterbehilfe nicht durchzuführen, doch rechtfertigt sie nicht einen Eingriff in die Grundrechte ihrer Patienten.

Aus ärztlicher Sicht gilt die Charta zur ärztlichen Berufsethik, die neben der Priorität des Patientenwohls die Patientenautonomie (und die Verteilungsgerechtigkeit der Mittel im Gesundheitswesen) zur obersten Richtschnur ärztlichen Handelns erklärt. Nicht nur diesem Prinzip Achtung zu zollen, sondern darüber hinaus ihm aktiv Geltung zu verschaffen, gehört zum Kern des ärztlichen Auftrags. Diesen Grundsatz ernst zu nehmen kann niemals bedeuten, den Willen des Patienten nur zu beachten, wenn er hinreichend schwer krank ist und mehr oder weniger bald stirbt – und ansonsten nach eigenen Maßstäben und gegen den Patientenwillen zu behandeln. Dies würde zutiefst gegen die ärztliche Ethik verstoßen.

Todesnähe – unumkehrbar tödlicher Verlauf – unheilbare tödliche Erkrankung

In die Erste-Hilfe-Stelle eines Krankenhauses wird eine rüstige 87-jährige Patientin mit ausgedehntem Schlaganfall eingeliefert. Sie ist wach und atmet spontan, wenn auch eingeschränkt. Ob sie sich ihrer Situation bewusst ist, ist fraglich. Eine Verständigung mit ihr ist nicht möglich. Die Computertomografie des Kopfes bestätigt die Diagnose.

Wenn man diese Frau ihrem natürlichen Krankheitsverlauf überlässt, das heißt unüberwacht und unbehandelt lässt und ihr ausschließlich das zukommen lässt, was Basispflege heißt, stirbt sie mit hoher Wahrscheinlichkeit innerhalb weniger Tage. *Unter diesen Umständen ist ihr Krankheitsbild zweifellos ein todesnahes.* Führt man ihr hingegen auf künstlichem Wege Flüssigkeit und Kalorien zu, sorgt für freie Atemwege und eine künstliche Harnableitung, beginnt eine Thrombose- und Infektionsprophylaxe, dann ist diese Patientin keineswegs in einem todesnahen Zustand, sie hat vielmehr unter Umständen eine Lebenserwartung von mehreren Jahren.

Ein 81-jähriger gesunder alter Herr bricht unvermittelt in einer Arztpraxis zusammen. Vom Personal der Praxis wird er ohne Zeitverzug, also prognostisch günstig, erfolgreich wiederbelebt und über den Notarztwagen in eine Klinik eingewiesen. Die Wiederbelebung war »primär erfolgreich«, was nur so viel bedeutet, dass seine Herz- und Kreislauffunktion wiederhergestellt sind; ob er jemals wieder zu Bewusstsein kommen wird, steht dahin. Zu dem Zeitpunkt, da er in der Arztpraxis mit Herzflimmern bewusstlos zusammenbrach, war er *mit Beginn der Wiederbelebungsmaßnahmen nicht* in einem unumkehrbaren zum Tode führenden Krankheitsprozess oder unheilbar krank. *Ohne Wiederbelebung* wäre er allerdings in einem Zeitraum, der sich eher nach Minuten als nach Stunden bemisst, verstorben.

Ob und, wenn ja, wann eine Erkrankung tödlich verläuft, hängt nicht allein von der der Krankheit innewohnenden Dynamik, sondern in erheblichem Ausmaß von den Bedingungen ab, unter denen sie verläuft. Welche therapeutischen Mittel hält der Arzt für angezeigt, zumutbar und Erfolg versprechend? Welche stehen ihm überhaupt zur Verfügung?

Wenn ein Arzt also die Möglichkeit der Behandlung hat, insbesondere die des Ersatzes oder der Aufrechterhaltung lebenswichtiger Funktionen, beispielsweise die Atemfunktion durch ein Beatmungsgerät, die Nierenfunktion durch Dialyse, die natürliche Flüssigkeits- und Nahrungsaufnahme durch eine Ernährungssonde (PEG) oder einen Venenkatheter ersetzen kann, ergeben Begriffe wie »Unheilbarkeit«, »Unumkehrbarkeit« und »Todesnähe« kaum Sinn, wie die obigen Beispiele verdeutlichen. Und selbst wenn sie Sinn machten, hätten sie wegen des Vorrangs des Patientenwillens keine Bedeutung.

Was heißt »todesnah«? Wann ist ein Kranker im Zustand der Todesnähe? Wenn sein ohnehin nur zu *vermutendes* Lebensende sich nach Tagen bemisst? Nach Monaten? Darf auch schon von Todesnähe gesprochen werden, wenn ein Tumorpatient eine geschätzte Überlebenszeit von einem Jahr hat?

Die dramatischen Behandlungserfolge bei manchen Tumoren oder Leukämieformen sprechen für sich: *Mit Chemotherapie,* selbst bei fortgeschrittener Erkrankung, gewinnt der Kranke unter Umständen viele Monate, wenn nicht Jahre Leben, ohne Chemotherapie verstirbt er innerhalb weniger Wochen. Im Begriff der Todesnähe und der Unumkehrbarkeit eines Krankheitsbildes versteckt sich also eine Zeitspanne bis zum Eintritt des Todes, der *grundsätzlich* eine hohe Unschärfe zukommt.

Manche Kritiker einer »zu weit reichenden Patientenverfügung«, wie etwa eine Gruppe um den Bundestagsabgeordneten Wolfgang Bosbach, forderten: »Soweit in einer Patientenverfügung ohne Beratung der Abbruch einer lebenserhaltenden Behandlung angeordnet ist, ist das für Arzt und Betreuer nur verbindlich, wenn eine unheilbare, tödlich verlaufende Krankheit oder eine Situation vorliegt, in der der Patient mit an Sicherheit grenzender Wahrscheinlichkeit trotz Ausschöpfung aller medizinischer Möglichkeiten das Bewusstsein niemals wiedererlangen wird...« Eine solche Definition bezieht allerdings entscheidende Behandlungsmaßnahmen, *um deren Zulässigkeit es in der Patientenverfügung ja gerade geht,* immer schon mit ein! Die Logik nennt dies einen Zirkelschluss!

Selbstbestimmung – Ohne innere Auseinandersetzung, Dialog und Beratung bleibt sie ein Torso

Auch wenn Selbstbestimmung die Möglichkeit eröffnet, auf das eigene Sterben in gewissen faktischen Grenzen Einfluss zu nehmen, so ist sie dennoch nur eine notwendige und keinesfalls auch eine hinreichende Voraussetzung eines guten Sterbens. Die Selbstbestimmung muss getragen sein von Dialog und Beratung, von Wissen und Aufgeklärtheit, von Nähe und Aufgehobenheit. Sie muss zu einem persönlichen Entwurf des Lebensendes werden, der Bestand hat, weil er von der Verantwortung dessen zeugt, der über sich selbst verfügt. Umgekehrt hieße es, sich seiner eigenen Willkür zu überlassen, wenn man sich der Verantwortung sich selbst gegenüber verweigerte. Eine wirklich reife und tragfähige Patientenverfügung kann also nur zustande kommen, wenn ihr Verfasser bereit ist und die Möglichkeit wahrnimmt, sich selbst zu befragen, sich zu informieren und vertrauensvoll und kompetent beraten zu lassen. Dieser Prozess beginnt damit, mit sich selbst über das eigene Sterben ins Gespräch zu kommen: *Weiß* ich nicht nur, dass ich sterblich bin, sondern kann ich darüber hinaus die eigene *Sterblichkeit* auch wirklich *annehmen?* Kann ich ihr gelassen begegnen? Wie sehr bin ich dem Leben zugetan oder verhaftet? Unter welchen Umständen kann ich mich aus ihm verabschieden? Was sind für mich die Voraussetzungen für ein friedliches Sterben und Aufgehobenheit am Lebensende?

Neben dem Gespräch mit sich selbst sind es meist wohl die nächsten Angehörigen, mit denen gemeinsam auf diese Fragen Antworten gesucht und gefunden werden können. Eine besondere Rolle fällt sicher dem Arzt des eigenen Vertrauens zu, der unter dem Gesichtspunkt der Kenntnis der Krankengeschichte des Ratsuchenden wie dem der sachlichen Information und Aufklärung über die so zahlreichen medizinischen Möglichkeiten der Behandlung bei schwerster Krankheit und am Lebensende, wie beispielsweise Wiederbelebung, künstliche Ernährung, Beatmung, Dialyse sowie die Möglichkeiten der Palliativmedizin, der kompetenteste Gesprächspartner und Berater bei der Vorbereitung einer Patientenverfügung ist – oder zumindest sein sollte.

Denn es kann nicht übersehen oder bagatellisiert werden, dass nur wissende und aufgeklärte Ärzte ihrerseits Patienten aufklären und beraten können. Doch Ärzte, die die Voraussetzungen mitbringen, eine unvoreingenommene, sachlich-medizinisch korrekte und umfassende Beratung zur Patientenverfügung anbieten zu können, und obendrein noch in der Führung eines solchen Gesprächs geschult sind, sind rar, weil bisher diejenigen, die das ärztliche Studium und die ärztliche Weiterbildung strukturieren, auf diesen Aspekt des ärztlichen Auftrags, der im weitesten Sinne der Prävention zuzurechnen ist, kaum Wert gelegt haben.

Zwar stellen Beratung und Aufklärung vor der Niederschrift einer Patientenverfügung, wie gerade verdeutlicht, ein hochrangiges Gut dar, um von Unwissen und Unvernunft gezeichnete Patientenverfügungen weitgehend auszuschließen. Deshalb auch sollte für Beratungs- und Aufklärungsangebote künftig verstärkt geworben werden und die ihnen folgenden Kosten in den Leistungskatalog der Gesetzlichen Krankenversicherung aufgenommen werden.

Niemand allerdings darf zu einer Beratung in dem Sinne genötigt werden, dass Patientenverfügungen, denen eine offizielle und dokumentierte ärztliche Beratung vorausgegangen ist, als verbindlicher eingestuft werden als solche, die ohne ärztliche Beratung zustande gekommen sind. So unklug es sein mag, auf eine Beratung zu verzichten, eine Beratungspflicht einzuführen, von der die Gültigkeit einer Patientenverfügung überhaupt abhinge, hätte sehr wahrscheinlich einer verfassungsrechtlichen Prüfung nicht standgehalten. Denn zum grundgesetzlich geschützten Privatbereich gehört auch, ohne oder mit Beratung über sich entscheiden zu dürfen. Eine Beratungspflicht kennt das deutsche Recht grundsätzlich nur da, wo die Interessen *Dritter* berührt sind (z. B. Verträge). Wo immer man *allein* über sich persönlich entscheidet (z. B. Erbe, Spende, Schenkung), wie eben auch bei einer Patientenverfügung, kann eine Beratung allein empfohlen, nicht aber verbindlich vorgeschrieben werden. Auch dem trägt das neue Gesetz Rechnung.

Die Patientenverfügung: Ein Recht, keine Pflicht

Allzu leicht könnte angesichts der Kontroversen um die Patientenverfügung der Eindruck entstehen, sie gehöre wie das Grundschulzeugnis zur individuellen Grundausstattung eines jeden aufgeklärten Menschen und ein nicht durch eine

Patientenverfügung vorbereitetes Sterben müsse zwangsläufig auf irgendeine Weise entgleisen. Manchmal bedarf auch das Selbstverständliche nicht allein der Erwähnung, vielmehr der Betonung: *Die natürliche Alternative zur Abfassung einer Patientenverfügung besteht darin, auf sie zu verzichten.* Viel zu selten wir auf diese so naheliegende Option hingewiesen. Nicht zuletzt wird auch mit ihr der Kritik all derjenigen der Boden entzogen, die der abwegigen Auffassung sind, dass das Instrument der Patientenverfügung sich letztlich gegen seine Verfasser wendet, weil es allein einer medizinökonomischen Rationalität dient, mit der »Schwerkranke, Bewusstlose und verwirrte Betagte aktiv zu Tode gebracht werden, die keineswegs in absehbarer Zeit sterben müssen«.[7]

Wer es schlicht ablehnt, sich mit seinem Sterben überhaupt zu befassen, wird Gründe haben, die er niemandem offenbaren muss und die fraglos zu akzeptieren sind. Wer sein Sterben vertrauensvoll in die Hände seiner Angehörigen oder die seines Hausarztes legen möchte, kann dies mündlich oder durch eine Zwei-Zeilen-Vollmacht kundtun. Wer die Last der Entscheidung, was an seinem Lebensende zu tun oder zu unterlassen sei, nicht tragen will, hat das Recht dazu, ihr durch Schweigen auszuweichen, wie ihm auch das Recht zusteht, auf ein Schicksal zu vertrauen, das alles in seinem Sinne fügen wird. Auch dies ist eine Haltung, die zu respektieren ist. Im Umkehrschluss heißt dies allerdings auch, dass diejenigen, die sich nach reiflicher Überlegung, klugerweise ergänzt durch eine profunde ärztliche Beratung, zu einer Patientenverfügung entschlossen haben, erwarten dürfen, dass diese gemäß den verbürgten Grundrechten auch befolgt wird.

Patientenwille unbekannt – Entscheiden ohne Mandat?

So richtungsweisend für die Behandlung und entlastend für den Arzt Patientenverfügungen auch sein mögen, sie müssen in den kritischen Lebenssituationen, auf die hin sie formuliert wurden, dem Arzt auch vorliegen. Gerade im Alltag der außerklinischen Notfallversorgung, der Erste-Hilfe-Stellen und Intensivstationen der Krankenhäuser stehen die dort tätigen Ärztinnen und Ärzte angesichts einwilligungsunfähiger, weil bewusstloser Patienten häufig vor dringlichen Entscheidungssituationen, in denen weder auf eine Patientenverfügung noch auf einen mutmaßlichen Willen zurückgegriffen werden kann.

Der 45-jährige Jürgen S. wird über den Rettungsdienst der Johanniter bewusstlos und mit versagender Atmung in die Notaufnahme eingewiesen. Die Diagnose auf dem mitgebrachten Dokumentationsbogen einer ambulanten Pflegeeinrichtung nennt »Amyotrophe Lateralsklerose« als Grundleiden, eine bis heute unbehandelbare neurologische Erkrankung mit fortschreitender Lähmung der gesamten Muskulatur, die schließlich auch die Atemmuskulatur mit einbezieht. »Verwahrloste Wohnung, zugezogene Vorhänge, überall Bierflaschen, der Nachbar hat alarmiert«, berichten die Rettungskräfte dem Aufnahmearzt Dr. D., der unverzüglich den Nachbarn anruft. »Wir hatten nicht viel Kontakt, aber ich glaube, der wollte nicht mehr«, ist alles, was Dr. D. aus ihm herausbekommen kann. Der Versuch, den Hausarzt zu erreichen – am Freitagnachmittag –, schlägt fehl. Auch beim Pflegedienst des Patienten meldet sich nur der Anrufbeantworter. Was also tun? Jürgen S. ist in desolater Verfassung und offensichtlich in einem weit fortgeschrittenen Stadium seiner Erkrankung. Er wiegt vielleicht noch 45 Kilogramm. Durch das beginnende Atemversagen hat er sich selbst narkotisiert, er atmet flach und ist nicht erweckbar. Warum atmet er so schlecht? Was tun? Das Röntgenbild der Lunge zeigt keine Entzündung; Schleim, der die Atmung behindern könnte, ist kaum abzusaugen; der Atemalkohol-test ist negativ. Insgesamt Befunde, die eindeutig nicht für eine behandelbare Komplikation seiner Erkrankung, sondern für ein zentrales Atemversagen als Folge der Grundkrankheit sprechen. Die Zeit drängt, eine kurzfristige Entscheidung ist unumgänglich. Soll Dr. D. die Intensivstation benachrichtigen, um ihn dort maschinell beatmen zu lassen? Er schaut seinen Patienten an. Liegt Jürgen S. im Sterben? Noch einmal beugt er sich zu ihm und spricht ihn laut an. Sachte rüttelt er seine Schulter – keine Reaktion. Noch einmal misst er den Blutdruck: 60 systolisch. »Er ist schon weit weg, lassen wir ihn gehen«, sagt er zu Schwester K., »bitte eine Ampulle Morphin.« Die spritzt er ihm unter die Haut. Zwei Stunden später ist Jürgen S. tot, verstorben in einem Behandlungsraum der Erste-Hilfe-Stelle.

Ob das Vorgehen von Dr. D. dem Willen von Jürgen S. entsprach? Vieles spricht dafür, doch wissen wird man es nie. Sicher aber ist, dass Dr. D. eine verantwortliche und besonnene Entscheidung traf, ja treffen musste. Sie stand rechtlich auf absolut sicherem Boden, weil jeder anderen Entscheidung die ärztliche Indikation gefehlt hätte. Allein das Wohl des Patienten hatte sie im Auge. Und dieses Wohl konnte für Dr. D. nicht darin bestehen, den aussichtslos kranken, dem Tode nahen Jürgen S. der Intensivstation zu übergeben, um ihn beatmen zu lassen, sondern zu akzeptieren, dass der Sterbeprozess seines Patienten eingesetzt hatte. Die Ampulle Morphin gab er ihm aus palliativen Gründen: um ganz sicher zu sein, dass Jürgen S., obwohl bereits tief bewusstlos, nicht unter Luftmangel und Angst litt.

Die Hoffnung stirbt zuletzt –
Vom Wert der Palliativmedizin

Palliativmedizin – Ein verkanntes medizinisches Fachgebiet

Wollte man das Spektrum dessen, was Medizin heute zu leisten vermag, anhand eines Fächers darstellen, so fände sich an seinem einen Ende ein schmaler Sektor weniger Erkrankungen, die mittels pharmakologischer, operativer und technologischer Verfahren ausheilen und den Kranken vollständig, das heißt *folgenlos gesunden* lassen, so dass sein Zustand nach Überwindung der Krankheit mit demjenigen vor seiner Krankheit praktisch identisch ist. Als exemplarisch für derartige, *kurativ* genannte Therapien (curare = heilen) darf die operative Knochenbruchbehandlung gelten, die, keineswegs immer, aber doch sehr häufig, ein praktisch perfektes Behandlungsergebnis erzielt. Auch die Behandlung vieler Infektionen gehört hierher: Ein Schwerstkranker, wie etwa ein Patient mit einer ausgedehnten beidseitigen Lungenentzündung, die vor dem Beginn der Ära der Antibiotika und vor der Einführung der maschineller Beatmung noch unweigerlich zu seinem Tod geführt hätte, kann heute mithilfe dieser beiden medizinischen Errungenschaften so behandelt werden, dass seine Krankheit *folgenlos ausheilt.* Selbst die Behandlung mancher Tumoren, wie zum Beispiel die einiger Leukämieformen im Kindesalter, erfüllt den hohen Anspruch kurativer Medizin.

Die weitaus meisten Erkrankungen allerdings sind, genau betrachtet, nicht kurativ behandelbar. Sie nähmen einen sehr großen Anteil des sich anschließenden Teils unseres Fächers ein. Zu ihnen gehören die großen Volkskrankheiten wie zum

Beispiel die Gefäßerkrankungen des Herzens und des Gehirns (Herzinfarkt und Schlaganfall), der Diabetes mellitus, die meisten Tumorerkrankungen sowie viele Erkrankungen des Bewegungsapparates und des Nervensystems, wie Osteoporose und die Parkinson'sche Erkrankung.

Bis heute sind diese Krankheiten, die durch einen chronischen Verlauf charakterisiert sind und den weitaus größten Teil aller für die Medizin aufgewendeten Behandlungsressourcen beanspruchen, einer kurativen Therapie im oben erklärten Sinne nicht zugänglich. Erreicht werden kann aber eine weitgehende Wiederherstellung oder Stabilisierung von Organfunktionen. So sind zum Beispiel die Gefäßerkrankungen durch eine Vielzahl aufwendiger und kostenträchtiger medikamentöser und technischer Maßnahmen, wie der Einnahme gerinnungshemmender (»Aspirin«), Cholesterin und Blutdruck senkender Arzneimittel (»Statine«, »ACE-Hemmer«) sowie der Aufdehnung verschlossener Herzkranzgefäße mittels eines Ballonkatheters, mehr oder weniger so wirkungsvoll behandelbar, dass ein großer Teil der von ihnen betroffenen Menschen über eine zufriedenstellende Lebensqualität und viele von ihnen auch über eine nahezu normale Lebenserwartung verfügen. So haben heute die meisten jugendlichen Diabetiker, die ihren Blutzuckerspiegel mittels Insulin konsequent im Normbereich halten, die diätetischen Empfehlungen einhalten und sich regelmäßig bewegen, eine normale Lebenserwartung. Auch die Lebensqualität und -quantität HIV-Infizierter nähert sich dank gezielterer medikamentöser Behandlung derjenigen ihrer gesunden Altersgenossen immer mehr an. Diese ehemals relativ rasch zu Organkomplikationen oder zum Tode führenden Krankheiten haben damit viel von ihrem bedrohlichen und *akuten* Charakter verloren und stattdessen einen eher *chronischen* Charakter angenommen.

Die beiden vorangehend dargestellten, den linken und mittleren Teil des Fächers einnehmenden Erkrankungen verbindet miteinander, dass bei ihnen die *gezielte Behandlung der Krankheit selbst im Mittelpunkt aller Therapie steht,* sei es, um sie zur Ausheilung zu bringen, sei es, um dem Patienten ein Leben mit der Krankheit zu ermöglichen.

Auf der rechten Seite des Spektrums finden sich dagegen Erkrankungen oder Krankheitsstadien, bei denen nicht die Krankheit selbst, sondern das *subjektive Wohlbefinden und die Beschwerdefreiheit ihrer Träger* im Vordergrund aller therapeutischen Bemühungen stehen oder stehen sollten. Die Behandlung dieser Kranken erfährt also eine Änderung des Therapieziels in dem Sinne, dass bei ihnen zwar der ärztliche *Heilungs*auftrag ein Ende gefunden hat, der ärztliche *Behandlungs*auftrag aber fortbesteht: Jetzt geht es nicht mehr um die Heilung von Krankheit, sondern um die Linderung der von ihr ausgehenden Beschwerden und Symptome, einschließlich der psychischen, spirituellen und sozialen Befindlichkeit des Kranken. Derartige Behandlungen, in deren Genuss idealerweise alle schwerst und chronisch Kranken sowie dem Tode nahen Patienten kommen sollten, werden als *palliative (pallium* = Mantel) Behandlungen bezeichnet.

Gemeinhin wird Palliativmedizin mit Schmerzbehandlung gleichgesetzt, so als wären Schmerzen das häufigste und quälendste Symptom Schwerstkranker und Sterbender. Dem ist keineswegs so. Schmerzen sind zwar ein gängiges Symptom schwerer Krankheit, doch keineswegs das häufigste und schwerwiegendste, zumal im Sterbeprozess.

Luftnot und unstillbarer Husten, Appetitlosigkeit bis hin zum Widerwillen gegen Speisen, Übelkeit, Erbrechen, Schluckauf, Durchfall, Verstopfung, Muskelzittern, Juckreiz, anhaltend nachlaufendes Bauchwasser – zahllos sind allein die im engeren Sinn körperlichen Symptome und Begleiterscheinungen schwerster Erkrankungen, von denen jedes für sich zum beherrschenden Symptom der Krankheit werden kann. Aber auch Angst, Verwirrtheit, Depression, Lethargie, Ruhe- und

Schlaflosigkeit, die nagende Sorge um die Familie, berufliche Aufgaben oder ungelöste spirituelle Fragen können zur alles dominierenden Qual in der letzten Lebensphase werden. Tumor- und AIDS-Patienten in fortgeschrittenen Stadien ihrer Erkrankung waren die Ersten und lange Zeit Einzigen, denen eine palliative Behandlung zuteil wurde und auch heute noch verknüpfen viele Ärzte und erst recht die Öffentlichkeit allein Patienten, die an diesen Erkrankungen leiden, mit einem palliativmedizinischen Behandlungskonzept. Doch auf wie viele Patienten mit anderen Erkrankungen trifft die obige Definition der Palliativmedizin zu! Man denke nur an die zahllosen Patienten mit weit fortgeschrittener Herzschwäche (Herzinsuffizienz), an die vielen Kranken mit schwersten chronischen, nicht tumorbedingten Lungenerkrankungen wie zum Beispiel Lungenüberblähung (Lungenemphysem) oder die Folgen schwerer Knochen- und Gelenkerkrankungen, die zu völliger Immobilität führen können, oder an Patienten mit angeborenen oder degenerativen Erkrankungen des Nervensystems wie der kindlichen Zerebralparese, der multiplen Sklerose oder amyotrophen Lateralsklerose, ganz zu schweigen von zwar seltenen, doch ursächlich noch unbehandelbaren Erbleiden wie Mucoviscidose oder den Veitstanz (Chorea Huntington).

Richard S.: Sterben wollen – sterben lassen

Schon seit vielen Jahren leidet der 81-jährige Richard S. unter der Parkinson'schen Erkrankung, einem Leiden, das ursächlich auf der Verarmung eines bestimmten Botenstoffes (Dopamin) im Gehirn beruht und vielfältige Folgen hat. Es begann mit einer gewissen Bewegungsarmut, einem merkwürdigen feinschlägigen Zittern der Hände und damit, dass er sich seine Jacke nicht mehr zuknöpfen konnte, was besonders seiner

Frau aufgefallen war. Er sprach langsamer, seine Gesichtszüge wurden immer starrer, sein Gang immer kurzschrittiger. Es entwickelte sich eine bedrohliche Fallneigung nach vorn, aufgrund derer es vor zwei Jahren auf der Straße tatsächlich zu einem Sturz gekommen war. Wegen eines Schenkelhalsbruches musste man ihm ein künstliches Hüftgelenk einsetzen, sein Genesungsprozess erstreckte sich über Monate. Richtig »auf die Beine gekommen« war Herr S. seitdem nicht wieder. Seine Frau starb kurz nach seiner Entlassung aus der Rehabilitationsklinik. Ihre beiden Söhne, die schon vor Jahrzehnten nach Neuseeland ausgewandert waren, hielten jetzt nur noch spärlichen Kontakt zu ihm, zumal sie ihn in einem Pflegeheim gut aufgehoben glaubten und eine schleichende demenzielle Entwicklung bei ihrem Vater auch ihnen nicht verborgen geblieben war. Eine sogenannte »akinetische Krise«, bei der es als Folge der Erkrankung zu einem nahezu völligen Einfrieren der gesamten Muskulatur mit einer weitgehenden Starre des ganzen Körpers kommt, führte vor drei Monaten zu einem erneuten Aufenthalt in einer neurologischen Spezialklinik. Seitdem war Herr S., jedenfalls schien es den Pflegekräften so, zu einem aktivitäts- und initiativlosen Objekt pflegerischer Zuwendung geworden. Auch das Sprechen war ihm zur Anstrengung geworden; selbst ein Gefühl oder eine Regung auszudrücken, ein Lächeln oder Unwohlsein, schien ihn viel Kraft zu kosten.

In dieser Verfassung stellen sich bei Herrn S., zwei Monate nach seinem letzten Klinikaufenthalt, Fieber und Husten ein. Er macht einen schwer kranken Eindruck. Die Diagnose einer Lungenentzündung wird vom Hausarzt ohne Anfertigung eines Röntgenbildes allein durch Abhorchen der Lungen am Bett des Kranken gestellt. Daraufhin drängt das Pflegeheim auf die sofortige Verlegung in ein Krankenhaus, einerseits, weil nach Auffassung der Heimleitung ein Heimbewohner mit einer Lungenentzündung nur in einem Krankenhaus angemessen zu behandeln sei, andererseits, weil die ohnehin schon aufwendige pflegerische Versorgung von Herrn S. noch mehr Personal binden würde, was zulasten der anderen Heimbewohner ginge.

In einem mühevollen Gespräch mit dem Hausarzt gibt Herr S. mehr noch durch Kopfschütteln und unmissverständlich ablehnende Handbewegungen zu verstehen, dass er »nicht mehr will« und sterben möchte. Der Hausarzt, der seinen Patienten seit vielen Jahren kennt, macht keinerlei Versuche, ihn von seinem Wunsch abzubringen, vielmehr verspricht er ihm, an seiner Seite zu bleiben und ihm den Transport in die Klinik zu ersparen. Unter Aufbietung seiner gesamten Überzeugungskraft ringt der Arzt schließlich dem Heim die Bereitschaft ab, Herrn S. weiter zu pflegen, auch dann, wenn seine Pflege letztlich in eine Sterbebegleitung übergehen würde.

Zwei grundverschiedene Vorgehensweisen bei der Behandlung eines schwerst kranken Patienten stehen hier einander gegenüber:

Die eine, die das Heim wünscht, besteht im unverzüglichen Beginn einer *kurativen* Therapie: Herr S. sollte schnellstmöglich in ein Krankenhaus verlegt werden, in dem alles getan werden kann, seine *Krankheit* erfolgreich zu behandeln – Antibiotika, Sauerstoff und Sekretverflüssigung zur direkten Behandlung der Lungenentzündung, eventuell künstliche Flüssigkeits- und Nahrungszufuhr, Thromboseprophylaxe und manches mehr, was heute zum therapeutischen und pflegerischen Standard der Behandlung eines schwerst Lungenkranken zählt. Falls keine Besserung eintritt, es vielmehr zu einer Ausdehnung der Lungenentzündung kommt, müsste konsequenterweise eine Übernahme des Patienten durch die Intensivstation mit dem Ziel erfolgen, Herrn S., falls erforderlich, mittels maschineller Beatmung im künstlichen Koma, Verabreichung eines wirksameren Antibiotikums und des Einsatzes des übrigen Arsenals einer Intensivstation weiterzubehandeln, um die

Lungenentzündung letztlich doch noch zu kurieren und sein Weiterleben zu gewährleisten.

Ob Herr S. dieses Vorgehen, das auf dem Hintergrund seines Alters und des Stadiums seiner Vorerkrankung eher Züge einer Tortur annimmt, als einer Therapie gleichkommt, überlebt, ist ungewiss, aber keineswegs ausgeschlossen. Doch selbst wenn er es überlebt – zu welchem Ziel? Erfährt der Kranke wirklich eine Behandlung zu seinem *Wohl?* Wann ist für einen Patienten wie Herrn S., der das Endstadium einer chronischen und unheilbaren Erkrankung erreicht hat und nun von einer ernsten Komplikation heimgesucht wird, der Zeitpunkt gekommen, an dem er sterben darf? Wann muss der behandelnde Arzt sein Sterben zulassen? Sollte nicht die schlichte Vergegenwärtigung des langen und quälenden Verlaufs seiner Parkinson'schen Erkrankung zu der Erkenntnis führen, dass sie jetzt in ein letztes Stadium eingetreten ist und es nun naheliegt, einem friedlichen Abschied vom Leben den Weg zu ebnen?

Eben dies ist das Anliegen des *palliativen* Vorgehens, des zweiten möglichen Weges, sich des schwerst kranken Herrn S. anzunehmen. Ein Weg, der ganz offensichtlich dem im Gespräch mit dem Hausarzt zum Ausdruck gebrachten Wunsch des Kranken entspricht (und dem der Hausarzt Geltung zu verschaffen hat). Nicht Lebensverlängerung, wie es das erste Szenario vorsieht, ist jetzt das Ziel der Behandlung, sondern Leidenserleichterung und körperliches wie seelisches Wohlbefinden.

Eine Lungenentzündung tritt bei chronisch kranken und bettlägrigen, insbesondere aber alten Patienten überaus häufig auf: Veränderungen des Immunsystems, eine flachere Atmung und ein herabgesetzter Hustenreflex tragen gemeinsam dazu bei, dass die meist bakteriellen Erreger dieser Erkrankung oftmals ein schnelles und schmerzfreies Sterben bei Schwerstkranken nach sich ziehen. Einen »Freund des alten Menschen« (»the old man's friend«) nannte deswegen der bedeutende amerikanische Arzt William Osler 1892 die Lungenentzündung,

»denn der alte Mensch entgeht auf diese Weise dem Verfall, der für ihn selbst und seine Nächsten so schwer zu ertragen ist«[1]. In gewisser Weise beschreitet hier die Natur aus sich selbst heraus den Weg der palliativen Medizin, weil sie auf diese Weise hoffnungsloses Leiden erleichtert und verkürzt. Welche Gestalt sollte ein palliativmedizinisches Vorgehen im Falle von Herrn S. annehmen? Was tritt an die Stelle von lebensverlängernden Maßnahmen wie Antibiotikatherapie und künstlicher Ernährung? Neben dem Stillen von Hunger und Durst durch Darreichen häufiger, aber kleiner Mengen von gewünschten Getränken und Speisen auf natürlichem Wege ist unter körperlichen Gesichtspunkten besonders darauf zu achten, dass das Gefühl der Luftnot gar nicht erst aufkommt. Dies gelingt durch eine halb aufrechte Körperhaltung, vorsichtiges Absaugen von Schleim aus den oberen Luftwegen sowie die Gabe kleiner Mengen von Opioid-Arzneien, wie Morphin- oder Fentanylpflastern, die zugleich auch angstnehmend wirken. Von überragender Bedeutung ist es, Herrn S. das Gefühl der Geborgenheit durch Zuwendung zu vermitteln. Gerade bei Kranken wie ihm, denen es schwerfällt, sprachlich mit ihrer Umgebung in Kontakt zu treten, kann häufigem Körperkontakt, wie dem Ergreifen der Hand oder der Berührung der Stirn, ein hoher Stellenwert zukommen. Von einem solchen Schwerstkranken zu erfragen oder auf andere Weise herauszufinden, was ihm in seiner letzten Lebensphase ein besonderes Anliegen ist, kann für diejenigen, denen die palliative Behandlung und Versorgung obliegt, eine besondere Hürde darstellen: Wünscht Herr S. beispielsweise geistlichen oder spirituellen Beistand? Möchte er über ein bedrückendes Erlebnis sprechen? Drängt es ihn vielleicht, sich vor seinem Tod bei einem ihm nahestehenden Menschen zu entschuldigen? Jeder Kranke – und besonders der, dessen Leben zu Ende geht – ist, wie auch jeder Gesunde, ein Kosmos aus Gedanken, Gefühlen, Wünschen, Verzweiflung, Ängsten und

Schmerzen. Diesem Kosmos öffnet sich Palliativmedizin und versucht, ihn mit dem Sterbenden so zu gestalten, dass er sein Leben friedlich, zumindest ohne Hader, lassen kann.

Palliativmedizin ist in ihrem Kern, wie sich hier schon andeutet, weit mehr als eine auf die Bedürfnisse Sterbender in besonderer Weise zugeschnittene »Lebensendemedizin«. In ihr schlummert vielmehr das Potenzial, in unserer Medizin einen Kulturwandel zu bewirken, ja, sie in geradezu revolutionärer Weise zu verändern: Weg von einer Medizin, in deren Mittelpunkt die Krankheit und nicht der von ihr erfasste Mensch steht! Weg von der Lebenserhaltung um jeden Preis! Weg von einer Medizin, der Empathie ein Fremdwort ist! Weg von einer Ärzteschaft, die dem irrigen Gedanken aufsitzt, dass ein sterbender Patient gleichzusetzen sei mit einer Niederlage ärztlichen Könnens! Weg von Ärzten, die es scheuen, sich mit der eigenen Sterblichkeit auseinanderzusetzen! Stattdessen hin zu einer Medizin, man schämt sich, eine solche Selbstverständlichkeit überhaupt aussprechen zu müssen, in deren Mittelpunkt der kranke Mensch und nicht das kranke Organ steht! Hin zu einer Medizin, die zwischen sinnvoller Lebensverlängerung und qualvoller Sterbeverzögerung zu unterscheiden vermag! Hin zu einer Medizin, die nicht nur weiß, sondern auch annimmt und ernst nimmt, dass ihr *palliativer* Auftrag ihr zentrales Anliegen ist und sein muss, ihr *kurativer* Auftrag dagegen nachgeordnet ist. Hin zu Ärzten, die berührbar sind!

Dem Gedanken eines klugen Kollegen, des Münchener Palliativmediziners Gian Domenico Borasio, ist zu wünschen, dass er in einer nicht zu fernen Zukunft Wirklichkeit wird: dass nämlich die Palliativmedizin zum »trojanischen Pferd«[2] der Medizin wird, das von innen heraus ihr Selbstverständnis sowie das Selbstbild des Arztes hin zu einem wirklich menschlichen Umgang mit dem Kranken verändert, ganz unabhängig von der Schwere und vom Stadium seiner Erkrankung.

»Kein Abschied – das war das Schlimmste!«

Ein menschliches, friedliches Sterben und empathische Ärzte – wie sehr hätte ich beides auch Dr. Monika R. gewünscht, Internistin und Kollegin, mit der ich lange in derselben Abteilung zusammengearbeitet hatte. Sie starb 63-jährig an einem spät gestreuten Gebärmutterhalskrebs, nachdem sie 17 Jahre zuvor bereits eine Brustkrebserkrankung überstanden hatte und anlässlich dieser ersten Krebserkrankung ihr Durchhaltevermögen und Lebenswille schon auf eine harte Probe gestellt worden waren.

Ihr Schicksal geht mir besonders nahe, weniger deswegen, weil ich sie gut kannte, als vielmehr weil sie ihren Beruf auf eine Weise verstand und ausfüllte, die dem oben skizzierten Bild des Arztes, der heute eine Ausnahmeerscheinung darstellt, sehr weitgehend entsprach. Sie war ihren Patienten mehr als eine kompetente und zugewandte Ärztin, sie war *freundlich* im eigentlichen Wortsinn. Denn vielen Kranken war sie eine *Freundin* und damit eine Vertraute, die wirkliches Verstehen, Ermutigung und Wärme in der Beziehung von Krankem und Arzt lebendig werden ließ, in einer Zeit, in der die Kälte des Krankenhausbetriebs sprichwörtlich zu werden begann. Viele, die sie kannten, erinnerten sich später mit Wehmut an sie, so als vermissten sie nicht nur den Menschen Monika R. sondern mit ihr auch eine besondere, verloren gegangene Weise ärztlichen Handelns und Fühlens.

Im Herbst 1992 diagnostizierte man anlässlich einer gynäkologischen Untersuchung bei Monika einen Gebärmutterhalskrebs. Dieser häufige Tumor wird, weil er gut sichtbar und einer genaueren Untersuchung leicht zugänglich ist, oftmals schon in seinem Frühstadium erkannt. Er kann durch einen kleinen Eingriff, die trichterförmige Ausschneidung des erkrankten Gewebes (»Konisation«), vollkommen entfernt, das heißt *kurativ* behandelt werden. Diesem Eingriff unterzog sich auch Monika R. und sie schien damit zunächst wie Tausende anderer Frauen vor einer bedrohlichen Erkrankung gerettet zu sein.

Doch es sollte anders kommen: Ganz offensichtlich hatte die 1993 durchgeführte Konisation nicht alles Tumorgewebe erfasst, vielmehr war der Krebs weiter in die Gebärmutter hineingewachsen. 1996 unterzieht sie sich in der gynäkologischen Abteilung einer Universitätsklinik einer sogenannten Totaloperation, das heißt, es werden die Gebärmutter und beide Eierstöcke in der Hoffnung entfernt, mit ihnen jetzt auch den Tumor endgültig beseitigt zu haben. Auch dieser Eingriff scheint zunächst erfolgreich: Monika, ihr Mann und ihre Tochter atmen auf. Wieder aber folgt, wenn auch erst einige Jahre später, die Enttäuschung. Zunehmende Schmerzen im Beckenbereich seit 2001 deuten darauf hin, dass auch die letzte Operation den Tumor nicht hatte beseitigen können. Im Frühjahr 2002 wird sie in derselben Klinik wiederum operiert: In der Beckenwand findet sich Tumorgewebe. Damit ist klar, dass der Krebs die Organgrenzen längst überschritten und sich im Becken ausgebreitet hatte. Dies bedeutet: Monikas Lebensende ist absehbar.

Für Monika beginnt ein tragischer Leidensweg. Tragisch vor allem deswegen, weil sie zwar manchen ihrer Patienten darin hat beistehen können, eine aussichtslose Erkrankung anzunehmen und sich einer palliativmedizinischen Behandlung anzuvertrauen. Doch *selbst* eine aussichtslos Kranke zu sein, konnte oder wollte sie nicht zulassen – eine Haltung, die gerade unter Menschen verbreitet ist, die selbst im Gesundheitswesen tätig sind. Besonders Ärztinnen und Ärzte sind oftmals durch nichts davon abzubringen, eigene Symptome, Beschwerden und Krankheiten zu verharmlosen, zu verschieben oder gar vollkommen zu ignorieren. Man sollte meinen, dass angesichts ihres Wissens eher das Gegenteil der Fall sei. Doch die andere Seite des Wissens um Krankheit, ihren Verlauf und ihre Prognose ist die Angst: Angst, die den Wissenden früher, elementarer und heftiger ergreift und erschüttert als den eher unwissenden, nicht ärztlichen Patienten. Angst, die mächtige Verdrängungsimpulse zur Folge hat, die ihrerseits dazu führen, an der Machbarkeit von Heilung festzuhalten.

So verkennt auch Monika über Monate hinweg, dass ihre Krankheit nicht mehr heilbar ist. Bis zuletzt kann sie die Hoffnung auf Gesundung nicht aufgeben. Ende 2002 entschließt sie sich, das Angebot einer lokalen zytostatischen Therapie anzunehmen. Wird die Tatsache, dass ihre Heilungschancen von dieser neuerlichen Behandlung unberührt bleiben, dass sich ihr Sterben allenfalls um eine kurze Zeitspanne hinauszögert, von den behandelnden Ärzten überhaupt mit ihr erörtert? Über einen Katheter, der mittels eines kleinen, aber komplizierten Eingriffs in eine Beckenarterie eingebracht wird, werden in vier Sitzungen Zytostatika direkt an den Tumor in der Beckenwand herangebracht. Im Zusammenhang mit dieser Behandlung, eventuell infolge einer Fehlpunktion der Arterie, kommt es zu einer Lähmung des linken Beines. Zum ersten Mal ist Monika, so ihr Mann, tief bestürzt: »Werde ich jetzt zum Pflegefall?«, fragt sie ihn, obwohl sie längst schon auf Hilfe und Pflege angewiesen ist.

Doch unbeirrbar bleibt sie auf dem einmal eingeschlagenen Weg. Die Ärzte äußern nicht einmal gegenüber ihrem Mann Zweifel daran, dass das Festhalten seiner Frau an Heilung ihrer Ansicht nach aussichtslos ist. Zwischen Januar und März 2003 unterzieht sich Monika weiteren zytostatischen Behandlungen. »Es kann doch wohl nicht sein, dass wir diesen Tumor nicht in den Griff bekommen«, konstatiert der Chefarzt der Abteilung dem Ehemann gegenüber, nachdem eine erneute computertomografische Untersuchung des Beckens ergeben hat, dass die vorausgegangenen Therapien auf das Tumorwachstum keinerlei Einfluss gehabt haben.

Mitte Juni wird Monika erneut wegen bohrender Schmerzen im Beckenbereich stationär aufgenommen. Über einen in den Rückenmarkskanal eingebrachten Katheter erhält sie nun zusätzlich Morphin. Es stellt sich Besserung ein, doch keine Schmerzfreiheit; vielmehr driftet sie allmählich in einen Dämmerzustand, der ein Gespräch mit ihr kaum mehr zulässt. Für Monikas Mann wird es zur schmerzlichen Gewissheit, dass ein bewusstes Voneinander-Abschiednehmen nun nicht mehr möglich sein wird. Noch einmal setzen die behandelnden Ärzte eine MRT-Untersuchung (Magnet-Resonanz-Tomografie) an, die über die Ausbreitung des Tumors im Becken Auskunft geben soll, obwohl Monika schon eine Sterbende ist!

Deprimierend die täglichen Visiten: Wortlos betritt ein Schwarm Weißkittel Monikas Zimmer; Unverständliches murmelnd, vertiefen sie sich in ihr Kurvenblatt, so als müssten sie Hieroglyphen entziffern; sekundenlang starren sie auf den Tropfenzähler der Morphininfusion; gewissenhaft prüft der Stationsarzt die Durchgängigkeit des Venenkatheters; schweigend und gesenkten Hauptes verlassen sie den Raum der Sterbenden. Zehn Tage vor Monikas Tod ist nun, angesichts ihres sich rapide verschlechternden Allgemeinzustands, zum ersten Mal von der »Palliativstation« die Rede. Ein freies Bett jedoch steht nicht zur Verfügung. Bedauern. Achselzucken. »Aber von 1986 bis 2003 hat Ihre Frau doch eine gute Zeit gehabt, nicht wahr, Herr R.?«, ist einer der hilflosen Sätze der Ärzte, die das Desaster ihres Sterbens verbrämen sollen – hingesagt im Vorbeigehen auf dem Stationsflur.

Wenige Tage später stellen sich bei Monika Symptome eines Darmverschlusses ein, Anzeichen dafür, dass der Krebs nun auch auf Darm und Bauchfell übergegriffen und ihre Krankheit das finale Stadium erreicht hat. Wiederholt erbricht sie, schon nahezu bewusstlos. Kann es sein, fragen sich Ehemann und Tochter, dass Monika so enden muss?

Ist da wirklich niemand in diesem hoch gerüsteten Medizinbetrieb der Klinik, der sich erbarmt und einfach nur das Richtige tut? Zeigt sich hier das tatsächliche Versorgungsniveau der gynäkologischen Abteilung einer deutschen Universitätsklinik?

»Die holst du eh nicht mehr zurück!« Stunden bevor Monika am frühen Morgen verstirbt, machen sich zwei Ärzte hektisch ein letztes Mal an ihr zu schaffen, um ihre Atemwege freizuhalten, sie droht an Erbrochenem zu ersticken. Sie reagiert kaum noch. Nach mehreren Versuchen gelingt es schließlich einem der beiden Ärzte, einen Tubus durch eines ihrer mittlerweile blutigen Nasenlöcher bis in den Kehlkopf zu legen und damit den Rachenraum gegen die Luftröhre abzudichten. Stolz über das gelungene Manöver steht im Gesicht des Arztes, der aus ihrer Lungen einen halben Liter Darminhalt abgesaugt hat. Beim Verlassen des Raumes wendet er sich an ihren Mann mit den Worten: »Herr R., hin und wieder mal absaugen, wenn Ihre Frau hustet, das können Sie ja wohl auch, oder? Hier, ich zeig's Ihnen mal! Ich muss rasch zum nächsten Patienten, tut mir leid für Ihre Frau!«

Eine Stunde später atmet Monika nicht mehr. Ehemann und Tochter sind ergriffen von Entsetzen und zugleich von Erleichterung: Die Tortur ihres Sterbens hat ein Ende. Aber der Krankenhausbetrieb läuft ungerührt weiter. Herr R. und seine Tochter werden von der Nachtschwester aufgefordert, doch bitte nicht allzu lange zu bleiben. »Bett und Zimmer werden dringend benötigt, die nächste Patientin wartet schon auf dem Flur. Bitte haben Sie Verständnis.«

»Dass ich nicht Abschied nehmen konnte«, erzählte Herr R. mir Jahre nach Monikas Tod, »das war das Schlimmste; das kann ich nicht vergessen.«

Die Krankheit behandeln oder den Kranken –
Vom Sündenfall der Medizin

Die tiefe Kluft zwischen den Angeboten und Möglichkeiten der ganz auf *kurative* Medizin ausgerichteten »normalen« Stationen unserer Kliniken erst recht der Universitätskliniken!, einerseits und den Notwendigkeiten der *palliativen* Behandlung und Versorgung Schwerstkranker und Sterbender andererseits wird an Monika R.s Krankheits- und Sterbeverlauf überdeutlich: Ob Kreiskrankenhäuser, städtische Großkliniken oder Universitätskliniken – Orte zum Sterben sind sie nicht.

Schon für nicht Sterbenskranke sind allein Ausstattung und Atmosphäre eines Krankenhauses oftmals nur schwer zu ertragen. Erstmals erfasste eine 2007 in Berlin publizierte Studie[3] die spontanen Assoziationen, die Patienten beim Betreten eines Krankenhauses haben: Ein als penetrant und nachhaltig empfundener Geruch nach Desinfektionsmitteln, der Übelkeit und heftige Abwehr auslöst, wird überraschenderweise von vielen Patienten als dominanter Ersteindruck genannt. Ihm folgen die unwirtliche Einrichtung der Behandlungsräume; die triste Schmucklosigkeit und kalte Sachlichkeit der Patientenzimmer; endlos erscheinende Flure in labyrinthartigen Gebäuden; unvertraute Geräusche wie quietschende Gummisohlen auf Linoleumböden; die zumeist minimalistische, wenig teilnahmsvolle Kommunikation zwischen Patient und Krankenhauspersonal, die eher durch den Begriff »Informationsaustausch« als durch den des »Gesprächs« beschrieben wird. Zusammen mit dem Erlebnis eigener Krankheit, der Furcht vor Behandlungsfehlern und unzureichender ärztlicher Kompetenz, vor Unterlassung notwendiger Behandlungsmaßnahmen oder vor unnötigen Prozeduren (aus Gründen der Geräteamortisation) addieren sich die Eindrücke in einem Krankenhaus in der Wahrnehmung der meisten Patienten zu einer kalten, abweisenden und bedrohlichen Welt, in der sich aufhalten zu müssen eine extreme Belastung darstellt. Um wie viel mehr muss dies erst für Menschen zutreffen, die ahnen oder wissen, hier die letzten Tage oder Wochen ihres Lebens verbringen zu müssen!

Unsere Krankenhäuser sind, sieht man einmal von den wenigen Ausnahmen ab, der Stein und Stahl gewordene Gegenentwurf zu dem, was ein Mensch am Ende seines Lebens braucht. Sowohl ihre bauliche Gestaltung und Innenausstattung wie auch die Bereitschaft und Kompetenz des weitgehend überlasteten ärztlichen und pflegerischen Personals sind nicht dazu angetan, einem zu Ende gehenden menschlichen Leben Aufgehobenheit und Fürsorge angedeihen zu lassen. Als mehr oder weniger perfekte Maschinerien vermitteln sie dem Kranken und erst recht dem Sterbenden vielmehr das Gefühl, Sand in ihrem Getriebe zu sein. Sie flößen ihm Hilflosigkeit, Abhängigkeit und zudem etwas ein, was schließlich den Erfolg mancher therapeutischen Bemühung infrage stellt: existenzielle Angst.

Wie war es möglich, dass der Fortschritt der Medizin eine solche Richtung nahm? Wie konnte sich das Selbstverständnis des Arztes und der Institution Krankenhaus so weit vom Bedürfnis und Interesse des Patienten entfernten?

Seit es Menschen gibt, haben sie versucht, Leid und Schmerz ihrer Artgenossen zu lindern. So beschränkt und nach heutigen Maßstäben unprofessionell auch immer die Mittel waren, die ihnen gegeben waren, so war in diesem zutiefst unmittelbaren menschlichen Verhalten doch der Keim professioneller Heilkunde gelegt. Mit ganz wenigen Ausnahmen, wie etwa dem schon im Altertum zur Schmerzbekämpfung eingesetzten Opium, bestanden diese Mittel in gelebter Zuwendung und pflegerischen Maßnahmen, wie sie seit dem frühen Mittelalter in institutionalisierter Form, den Hospizen – ursprünglich Pilgerherbergen, heute weltweit verbreiteten Einrichtungen der

Betreuung und Pflege Schwerstkranker –, aufkam. Den Kranken der Teilnahme an seiner Krankheit versichern und ihm mit mehr oder weniger geeigneten »Heilmitteln« Erleichterung, Trost und Stärkung verschaffen – eine Medizin also, die den *ganzen* Menschen im Blick hatte, als Leidenden, Genesenden und Sterbenden, bildete den Kern ärztlicher Behandlung bis in die ersten Jahrzehnte des 20. Jahrhunderts hinein. Palliativmedizin, als allumfassende medizinische Praxis existierte sie längst, aber der Begriff machte erst Sinn, als sich die kurative Medizin von ihr schied und fortan vorgab, was unter Medizin zu verstehen sei.

Stolz ob des Fortschritts, der die Medizin seit der Mitte des 20. Jahrhundert erstmals in die Lage versetzte, Krankheiten effektiv zu behandeln und einen vorzeitigen Tod zu verhindern, ist mehr als gerechtfertigt. Doch für den Fortschritt bezahlte die ärztliche Profession einen hohen Preis, den medizinischen »Sündenfall«. Im ärztlichen Denken und Selbstverständnis vollzog sich ein schwerwiegender, zunächst kaum wahrnehmbarer Wandel, den weder die Universitäten gelehrt noch einzelne Arztpersönlichkeiten in Gang gesetzt hatten: Der sich zunehmend als Wissenschaftler begreifende Arzt richtete sein diagnostisches und therapeutisches Bemühen unmerklich und überwiegend auf das *Objekt Krankheit.* Das an ihr »hängende« *Subjekt Mensch,* heimgesucht von wenig fass- und objektivierbaren Zuständen wie Schmerz und Angst, wurde mehr und mehr zum Störfaktor.

Dieser Wandel, ausgelöst durch die zu Anfang des Buches beschriebenen epochalen medizin-technologischen und pharmakologischen Neuerungen, ging einher mit einem bis heute anhaltenden »Selbstzerlegungsprozess« der Medizin, dessen Verlauf und Auswirkungen uns erst allmählich deutlich werden: Die Einheit der Medizin und mit ihr die Betrachtung des Patienten als einer »Ganzheit« schwand dahin. Die Medizin begann sich aufzufächern in Spezialitäten und Subspezialitäten: Die Innere Medizin beispielsweise teilte sich in die Spezialitäten Kardiologie, Pulmonologie, Gastroenterologie, Nephrologie, Rheumatologie, Endokrinologie, Diabetologie, um nur die wichtigsten zu nennen. Die Kardiologie wiederum brachte die Subspezialitäten der invasiven Kardiologie (Herzkatheter/Stent), der Rhythmologie (Herzrhythmusstörungen), der Echokardiografie (Ultraschall des Herzens) und Nuklearkardiologie (Isotopenuntersuchung des Herzmuskels) hervor. Gleiches gilt für viele andere medizinische Fachrichtungen. Entscheidend für diesen Prozess war, dass er ärztliche Spezialisten und Subspezialisten hervorbrachte, die methodenorientiert ausgebildet wurden und nur noch »Teile« des Patienten, etwa seine Koronararterien, verstehen und beurteilen konnten, den »ganzen Patienten« aber mehr und mehr aus dem Blick verlieren mussten. *Er* aber ist nach wie vor eine *Ganzheit* und sein *Gesamtwohl* wiederherzustellen oder zu erhalten ist immer noch Gegenstand und Zentrum des ärztlichen Auftrags. Ihn wirklich zu erfüllen, sind jedoch Ärzte gefragt, ich nenne sie Generalisten, die in der Lage sind, den »zerlegten« Patienten auch wieder »zusammenzusetzen«. Dies aber wird für eine dem Spezialistentum huldigende Ärzteschaft, die sich zudem einer wachsenden Zahl *multimorbider* Patienten gegenübersieht, zu einer zusehends unlösbaren Aufgabe, weil synthetisch denkende Ärzte, die eine Vielzahl von Untersuchungsbefunden eines Patienten in seinen biografischen, psychischen und sozialen Kontext im Sinne einer für ihn bestmöglichen Behandlungsempfehlung integrieren können, selten geworden sind.

Vormalige Hospitäler, die nun Kliniken hießen, wurden nach und nach zu kostenträchtigen Instituten, deren Hauptaufgabe heute darin besteht, die »Krankheitsträger« komplexen investigativ-diagnostischen Prozeduren und zielgenauen Organeingriffen unter dem Druck einer unaufhaltsam und gnadenlos sich verkürzenden »Krankenhausliegedauer« zu unterziehen. Denjenigen Patienten, denen Heilung oder zumindest eine erhebliche Besserung ihrer Krankheit versagt bleibt, wird nicht selten deutlich gemacht, dass sie weniger willkommen sind als diejenigen, deren Krankheit zu behandeln Erfolg verspricht und nicht zuletzt dem Arzt zu Ansehen und Wohlstand verhilft. Dass Schwerstkranken und Sterbenden die geringste Aufmerksamkeit zuteilwird, ist demnach nur folgerichtig. Und der Tod, der bis zum Beginn der wissenschaftlichen Medizin als Teil des Lebens begriffen worden war, erscheint nun als medizinische Niederlage oder, ärger noch, als statistischer Störfaktor.

Besondere Verantwortung für die Fortschreibung dieser unguten Entwicklung ist denen anzulasten, in deren Händen die Ausbildung des ärztlichen Nachwuchses lag und liegt. Zusehends fanden unüberschaubare Datenmengen und eine gewaltige Faktenfülle, die Resultate des medizinisch-wissenschaftlichen Fortschritts eben, Eingang in das Studium der Medizin und die ärztliche Weiterbildung, zulasten vermeintlich »softerer« Ausbildungsinhalte wie beispielsweise Ethik, Gesprächsführung oder psychologischer Aspekte der Krankheit und ihrer Bewältigung. Trotz aller Reformen der Medizinerausbildung hat sich daran bis heute kaum etwas geändert: Nach wie vor verlassen auch im 21. Jahrhundert angehende Ärzte und Ärztinnen unsere Universitäten, die an die zentralen Fragen ärztlicher Ethik, wie sie auch Gegenstand dieses Buches sind, nicht herangeführt worden sind. Ihre kommunikativen Fähigkeiten sind zumeist nicht geschult und ihr Wissen, ihre Fertigkeiten und ihre Geisteshaltung lassen, bei allem Respekt vor ihrem Interesse und ihrer Neugier, als Voraussetzung einer wirklich humanen medizinischen Praxis viel zu wünschen übrig.

Die »Unheilbaren« und Sterbenden sind auch heute noch in unserem Gesundheitssystem die am meisten benachteiligten Patienten. In zahlreichen, immer neuen Untersuchungen weist die medizinische Fachliteratur darauf hin, dass die Kontrolle von Schmerzen und anderen am Lebensende häufigen Symptomen inadäquat ist, Angst zu wenig ernst genommen wird, spirituelle Nöte unerkannt bleiben und in ihrer häuslichen Umgebung Sterbende nur noch vereinzelt von Ärzten besucht und behandelt werden.

Hospize, die Sterbende betreuten, waren die Vorläufer stationärer palliativmedizinischer Einrichtungen. Obwohl das erste Hospiz bereits 1842 in Frankreich gegründet wurde, darf Großbritannien als das Land gelten, von dem aus sich palliativmedizinische Behandlungskonzepte und Behandlungseinrichtungen in alle Welt verbreiteten. In Großbritannien existierte schon um die Mitte des 20. Jahrhunderts eine starke Hospizbewegung, die 1967 in London zur Gründung des St.-Christopher-Hospizes – der weltweit ersten stationär-palliativmedizinischen Einrichtung – durch die Krankenschwester und Ärztin Cicely Saunders führte. Als eigenes medizinisches Fachgebiet existiert die Palliativmedizin erst seit 1987. Heute erstreckt sie sich nicht allein auf die Behandlung und Betreuung von Menschen in ihrer Sterbephase, sondern sie umfasst nach der Definition namhafter Palliativmediziner die wissenschaftliche Untersuchung und Behandlung von Patienten mit einer aktiven und fortschreitenden Erkrankung in ihrem Spätstadium, deren Lebenserwartung begrenzt ist und deren Behandlung allein auf die Aufrechterhaltung und Besserung ihrer Lebensqualität zielt. Dementsprechend versteht sich Palliativmedizin nicht als Krisenintervention, vielmehr als geplante und strukturierte Behandlungsstrategie für Patienten, für die eine kurative Behandlung nicht mehr existiert.

Obwohl hierzulande die Versicherten einen seit 2007 gesetzlich verbürgten Anspruch auf eine spezialisierte ambulante Palliativversorgung (SAPV) haben, kommen ihm die Krankenkassen nur äußerst schleppend nach. Ihn umzusetzen brächte zweifellos eine spürbare Verbesserung der Versorgung von Menschen in ihrer letzten Lebensphase und ihrer Angehörigen. Es ist schwer zu ertragen, dass in einem Land wie der Bundesrepublik, die sich ihre Gesundheit jährlich mehr als 250 Milliarden Euro kosten lässt, eine Petition der Bürger notwendig ist, um eine Bundestagsanhörung zu erzwingen, die Schwerstkranken und Sterbenden zur Durchsetzung ihrer Rechte verhilft.[4]

Wie so häufig ist es der Initiative einzelner Ärzte und kleinen palliativmedizinischen Netzwerken zu verdanken, dass die Forderung, Behandlungs- und Hilfsangebote für Menschen in der letzten Phase ihres Lebens auszuweiten, in der Öffentlichkeit mehr und mehr Gehör findet und, wenn auch zögerlich, die Palliativmedizin auch als wissenschaftliches Teilgebiet der Medizin allmählich Anerkennung findet. Dabei bedeutet »bessere Versorgung von Schwerstkranken und Sterbenden« keineswegs eine Rückkehr zu den alten Zeiten karitativer Fürsorge und die Zurückweisung medizinisch-wissenschaftlicher Errungenschaften. Im Gegenteil: Sich dem Kranken zuzuwenden *und* ihn zugleich nach den jüngsten, wissenschaftlich erarbeiteten und erprobten Erkenntnissen bestmöglich zu behandeln und zu versorgen – das ist nicht allein das Prinzip guter Palliativmedizin, sondern darüber hinaus die große Herausforderung an die Medizin der Zukunft überhaupt, will sie denn ihrem Auftrag künftig wieder gerecht werden und ihren vormaligen »Sündenfall« wiedergutmachen. Besonderer Nachdruck wird dieser Herausforderung durch die in Zukunft weit überproportional wachsende Zahl geriatrischer, chronisch kranker und pflegebedürftiger Patienten verliehen.

Erfreulich ist, dass in der Bundesrepublik seit einigen Jahren zumindest Fortschritte in der palliativmedizinischen Betreuung schwerst kranker und sterbender Menschen erkennbar sind, doch bleiben sie weit hinter dem Bedarf zurück. Denn obwohl bundesweit etwa 180 Hospize und Palliativstationen und mittlerweile auch einige ambulante Netzwerke existieren, werden immer noch vier von fünf Menschen, die eine solche Betreuung benötigen, nicht erreicht. Im September 2008 gaben deshalb die Deutsche Gesellschaft für Palliativmedizin (DPV), der Deutsche Hospiz- und Palliativverband (DHPV) sowie die Bundesärztekammer (BÄK) das Startsignal zur Ausarbeitung einer nationalen »Charta zu Betreuung schwerst kranker und sterbender Menschen«. Ihr Ziel ist es, der Palliativmedizin in ihren verschiedenen Angebotsformen (Hospiz, Palliativstation, ambulante palliative Versorgung) in qualitativer wie quantitativer Hinsicht die Geltung zu verschaffen, die ihrem Bedarf entspricht – die größte Herausforderung, die unser Gesundheitswesen mittelfristig zu bestehen und zu gestalten hat.

Die Qualen Schwerstkranker zu lindern, macht es manchmal notwendig, ausgetretene Pfade der »Schulmedizin« zu verlassen und Risiken nicht auszuweichen. Jahrzehnte ist es her, dass ich Herbert K. kennenlernte und auf meiner Station behandelte. Seit seiner Jugend – nun war er 64 Jahre alt – litt er an einem Lungenemphysem, er lebte also in einem Zustand unablässiger Luftnot; mit einem – bildlich gesprochen – aufgeblähten Ballon im Brustraum, in den die Luft zwar einströmen, jedoch nur noch gegen wachsenden Widerstand ausströmen kann. Sein Leben war ein einziges, immer mühsamer werdendes Ringen um Luft. Seit nunmehr vier Jahren wurde seine Atmung unterstützt durch ein Sauerstoffgerät, mit dem er über eine Nasensonde Tag und Nacht verbunden war, eine meterlange Nabelschnur, die er hinter sich herzog, wenn er sich bewegte. Seit Jahren schon schlief er kaum noch, nachts dämmerte er sitzend für einige Stunden dahin. Er litt an groteskem Untergewicht, einerseits wegen der Appetit mindernden Wirkung der Medikamente, andererseits weil er wegen der Anstrengung, die Mahlzeiten für ihn bedeuteten, kaum noch etwas zu sich nahm. Wenige Meter nur noch konnte er zu Fuß zurücklegen. Wenn er sich bewegte, stand jeder Muskel seines Körpers im Dienst des Ringens um ein eben noch ausreichendes Luftquantum. Wenn er sprach, waren seine Worte kaum hörbar, kaum mehr als ein Hauchen. Selbst im Zustand völliger Ruhe schien er der ihn umgebenden Luft jedes noch so kleine Quäntchen Sauerstoff abringen zu müssen: aufrecht dastehend, sich mit seinen Händen bei gestreckten Armen auf eine Tischplatte stützend oder sich an etwas festhaltend, die Augen weit geöffnet, so als wäre jeder Atemzug der letzte.

Herr K. hatte, was der Fachjargon eine »ausgebrannte Lunge« nennt. Jede denkbare Therapie war ihm zuteilgeworden. Mehrfach in der Vergangenheit hatte man gar eine Lungentransplantation erwogen, doch Herr K. hatte abgelehnt. Papierdünn war seine Haut jetzt und von zahllosen kleinflächigen Blutungen gezeichnet, eine Nebenwirkung der Unmengen Cortison, die er als Tablette, als Injektion und Aerosol über so viele Jahre erhalten hatte. Er rührte uns alle, die wir ihn von mehreren Klinikaufenthalten kannten, Schwestern ebenso wie Ärzte: weil er nicht aufgab und weil er, wie er mir während einer Visite einmal zuhauchte, so sehr am Leben hing.

Wieder einmal standen wir nach der Visite auf dem Flur vor der Tür seines Zimmers, wort- und ratlos angesichts seines erbärmlichen Zustands. Schließlich beendete D., der Leitende Arzt der Abteilung, die Stille: »Wir geben ihm Morphin, eine kleine Dosis, zweimal täglich 2,5 Milligramm oral; wir versuchen es; es muss ihm helfen.«

Ich war sprachlos. Morphin? Bei Herbert K.? Wenn es in der Medizin einen Grundsatz gibt, den sich ein junger Arzt frühzeitig einprägt, um ihn nie wieder zu vergessen, dann den, dass Lungenerkrankungen und die Verordnung stark wirkender Opiate einander ausschließen, ein Dogma, weil diese Stoffklasse das Atemzentrum dämpft und in höheren Dosen lähmt, was wiederum den Tod des Patienten bedeuten kann.

Andererseits wollten und mussten wir etwas tun, um Herrn K.s unaufhörliches und quälendes Ringen um Luft zu mildern.

Dabei folgte die Verordnung von Morphin in seinem Fall durchaus einer Logik, wenn auch nicht der der pharmakologischen Lehrbücher: Morphin, so erläuterte uns D., lindert die Luftnot vornehmlich bei Erkrankungen des Herzens, zudem nimmt es Unruhe, Angst und Schmerz. War es ausgeschlossen, dass bei der Gabe einer eher geringen Dosis Morphin unser Patient von den Angst und Unruhe lösenden Eigenschaften dieses Arzneimittels profitierte, ohne dass gleichzeitig seine Atmung weiter geschwächt und er damit ernsthaft gefährdet würde?

Streng genommen handelte es sich bei dem, was wir in Erwägung zogen, um einen klinischen Arzneimittelversuch am lebenden Menschen, durch nichts gedeckt oder gerechtfertigt, es sei denn durch das, was Mediziner »ultima ratio« nennen, ein letztes, mit ungewissen Risiken behaftetes Vorgehen oder Mittel, das anzuwenden nur gerechtfertigt ist, wenn alle bekannten und bewährten Mittel versagt haben.

Und in der Tat – Herr K., unser »Versuchsobjekt«, überlebte unsere waghalsige Behandlung mit niedrig dosiertem Morphin nicht nur, sie wurde zu einem Gewinn für ihn! Schon nach wenigen Tagen atmete er tiefer und ruhiger, er kämpfte weniger um Luft und seine Züge entspannten sich. Er selbst schien die Besserung seines Befindens kaum fassen zu können, und selten nur war ich, waren wir alle, Schwestern und Ärzte der Station, ob eines Behandlungserfolges so beglückt.

Sechs Wochen nach seiner Entlassung besuchte ich ihn bei seiner Tochter, die ihn nun versorgte und pflegte. Er deckte den Tisch und gemeinsam tranken wir Kaffee. So viel Luft hatte ihm das wenige Morphin verschafft, dass er wieder zusammenhängend sprechen konnte, zwar wenige Sätze nur, aber ich merkte, wie glücklich ihn dieser kleine Fortschritt gemacht hatte. Acht Monate noch verbrachte Herbert K., ohne ein weiteres Mal die Klinik aufsuchen zu müssen, in der Obhut seiner Tochter, die sich rührend um ihn kümmerte. Er starb eines plötzlichen Todes im Schlaf.

An den Grenzen der Palliativmedizin –
Wann endet der ärztliche Auftrag?

Katharina S. – »ein beatmeter Kopf«

»Schön, dass Sie da sind.« Mit leiser, fast flüsternder Stimme hatte Dr. Katharina S. mich begrüßt und dabei aus den Augenwinkeln, ohne den Kopf in meine Richtung zu wenden, angesehen. Aus blitzblanken, wachen Augen hat mich ihr Blick getroffen, ein wenig kritisch und abschätzend, doch nicht im Geringsten unfreundlich. »Bitte, nehmen Sie doch Platz!«

Ihr Zimmer auf der Rehabilitationsstation der Neurochirurgischen Abteilung gleicht eher einem multimedialen Elektroniklabor als einem Krankenzimmer: Am Kopfende des Bettes werden kontinuierlich auf einem Monitor ihr Blutdruck, ihre Körpertemperatur sowie ihre Herz- und Atemfrequenz angezeigt. An der Wand ist ein Laptop installiert, das einerseits mit einer Telefonanlage, andererseits über einen Schwenkarm mit einem Beamer verbunden ist, der den Bildschirm des Computers an die Decke projiziert. Auf einem Rolltisch faucht eine Beatmungsmaschine, mit der Katharina S. Tag und Nacht verbunden ist. Seit viereinhalb Monaten schon hängt ihr Überleben von diesem Gerät ab. Am Rahmen ihres Bettes ist ein Stativ mit einem Mikrofon angebracht, das direkt vor ihren Mund reicht und an seiner Spitze eine Sonde trägt, die, wenn Katharina S. sie mit der Zunge berührt, der Stationszentrale signalisiert, dass sie einen Wunsch hat oder Hilfe braucht. Auf der Fensterbank steht eine große Glasschale mit frischen, klein geschnittenen Früchten, auf dem Tisch Blumen und Kuscheltiere, zwischen denen eine kleine Buddhafigur hervorlugt.

Gerade habe ich auf einem Stuhl neben ihrem Bett Platz genommen, als ein ätherisch anschwellender Klang den Raum füllt.

»Sprachsteuerung!«, haucht sie angestrengt ins Mikrofon, und zu mir gewandt: »Bitte entschuldigen Sie einen Moment, ein Telefonanruf. Wahrscheinlich aus San Diego, bleiben Sie ruhig im Zimmer.«

Ein Lautsprecher lässt mich alles mithören.

»Telefonsteuerung!«, fährt sie fort.

»This is Jack. Hi, Katharina, how are you today?«, meldet sich eine ferne Stimme.

»Hello Jack! I told you not to call so early today, I have a visitor, let's talk later, okay?«

Katharina S. wollte unbedingt, wenn sie und ich das erste Mal aufeinanderträfen, mit mir unter vier Augen sprechen, hatte mir ihr früherer Lebensgefährte Thomas L., der seit zwei Monaten auch zu ihrem Betreuer bestellt war, vor einigen Tagen anlässlich einer allerersten persönlichen Kontaktaufnahme mitgeteilt, die über eine Beratungseinrichtung einer freidenkerischen Organisation zustande gekommen war.

Katharina S. und Thomas L. kennen sich seit Studententagen und waren für einige Jahre sehr glücklich miteinander. Zwar trennten sie sich später als Paar, nicht aber als Freunde und Partner. Seite an Seite entwickelten sie sich zu begeisterten und ungewöhnlich begabten Naturwissenschaftlern. Stipendien und Preise blieben nicht aus, beide veröffentlichten zahlreiche brillante Aufsätze in hochrangigen wissenschaftlichen Fachzeitschriften. Schließlich übernahmen sie gemeinsam die Leitung einer molekularbiologischen Forschungsgruppe. Doch dann kam jener 15. Oktober 2008. An diesem Tag hatte Katharina S. im Alter von 41 Jahren einen verheerenden Autounfall. Sie hatte als Beifahrerin im Wagen gesessen. Die Verletzungen, die sie an diesem Tag erlitt, hatten eine hohe Querschnittslähmung zur Folge. Von nun an musste sie über einen Luftröhrenschnitt dauerhaft künstlich beatmet werden. »Ein Tag«, so Katharina S., »an dem mein Leben abstürzte.«

Unter ungünstigeren Umständen hätte ein solch schwerer Unfall sich kaum ereignen können. Im Rahmen eines wissenschaftlichen Austauschprogramms hatte Katharina S. eine Reihe von Seminaren an der Universität eines asiatischen Landes geleitet, eine einwöchige Exkursion in den Dschungel mit Freunden und Kollegen sollte ihren Aufenthalt abrunden. Am vorletzten Tag der Exkursion wurde das Fahrzeug, in gebirgigem Gelände und fernab jeder Zivilisation, aus einer Kurve getragen. Alle Insassen kamen leicht verletzt davon, nur Katharina S. erlitt ein schweres Schleudertrauma der Halswirbelsäule. Sie erinnert sich sehr genau: Benommen lag sie abseits der Straße und spürte heftige Nackenschmerzen. Sie rührte sich nicht, weil sie ahnte, dass ein Halswirbel gebrochen war und bei Bewegung des Halses ihr Rückenmark verletzt werden könnte. Vorsichtig prüfte sie: In Armen und Beinen waren Gefühl und Motorik erhalten. Dann jedoch verlor sie das Bewusstsein und erwachte erst wieder, als sie, auf der Rückbank des Fahrzeugs liegend, in rasender Fahrt über holprige Straßen von ihren besorgten Freunden zur nächsten Krankenstation gefahren wurde.

»Es war ein schwerer Schock, eine Art geistiger Schreckstarre: Plötzlich spürte ich, von meinem Kinn an abwärts war ich nicht mehr vorhanden.«

Was war geschehen? Die gut gemeinte Hilfe ihrer Freunde, die die Grundsätze richtiger Lagerung und vorsichtigen Transports eines Wirbelsäulenverletzten aus Unkenntnis nicht beherzigten, wurde ihr zum Verhängnis: Erst durch den unsachgemäßen Transport kam es zur Verletzung ihres Rückenmarks. Erschwerend wirkte sich aus, dass eine Klinik, die sie angemessen hätte versorgen können, vor Ort nicht existierte. Wertvolle Zeit ging verloren, ehe schließlich, 36 Stunden nach dem Unfall, notfallmäßig ein Rückflug nach Deutschland organisiert und sie in einer Universitätsklinik neurochirurgisch versorgt werden konnte: Ihr Rückenmark hatte auf der Höhe des vierten Halswirbels eine schwere Quetschung mit einer Einblutung erlitten, deren Folgen mit hoher Wahrscheinlichkeit unumkehrbar waren. Ihre Wirbelsäule wurde operativ stabilisiert. Nach Tagen erwachte sie, vom Hals abwärts gelähmt wie zuvor, auf der Intensivstation und blickte in das freundlich lächelnde Gesicht einer Krankenschwester: »Die Maschine hier neben Ihnen pumpt jetzt Luft in Ihre Lungen, Sie werden sich dran gewöhnen!«

In der Tat, ihr Körper hat die Maschine nach wenigen Wochen angenommen und sie hat perfekt gelernt, die Ausatmungsphase zur Stimmbildung zu nutzen. Doch innerlich, wie sollte es auch anders sein, sträubt sie sich zutiefst gegen das Gerät: »Mein Kopf lehnt dieses Ersatzorgan ab… schon alleine sein unentwegtes Geräusch… ich hasse es und wünschte, irgendwann fiele der Strom aus, es bliebe einfach stehen und niemand würde es bemerken.« Vor Erregung rötet sich ihr Gesicht und sie sieht mich an aus weit geöffneten Augen.

Im Übrigen, fährt sie fort, nachdem sich ihr innerer Aufruhr gelegt hat, seien hier in der Klinik alle sehr freundlich und außerordentlich bemüht um sie und sie sei überzeugt davon, dass ihr hier die beste aller möglichen Behandlungen zuteilwerde. Seit fünfeinhalb Monaten lebe sie in diesem Raum der Klinik, fast schon fühle sie sich hier zu Hause; doch Hoffnung, dass sich an ihrem Zustand jetzt noch Entscheidendes ändere, habe sie nicht mehr; nicht einmal ihren kleinen Finger könne sie bewegen; nach wie vor sei sie vom Kiefer abwärts komplett gefühllos und von der Beatmungsmaschine werde sie wohl nie mehr loskommen.

Während sie spricht, hält sie plötzlich inne und schließt die Augen. Wellen der Erschütterung bewegen sich über ihren Körper, unhörbar hustet sie, ihre Stirn wird schweißig und ihr

Gesicht verfärbt sich bläulich. Erschreckt beuge ich mich über sie und will gerade ihren Kopf anheben, doch schon öffnet sie wieder die Augen: »Schon gut«, sagt sie mit einem gequälten Lächeln, »das passiert häufiger, irgendein Fremdkörper in dem verdammten Schlauch.«

Wir schweigen eine Weile, und während ich ihre Gesichtsfarbe zurückkehren sehe, versuche ich zu erahnen, welche Kämpfe sie tagtäglich durchstehen muss, um die Folter, die ihr diese Existenzweise aufzwingt, zu ertragen.

»Wissen Sie«, und dabei schaut sie mich unendlich traurig an, »dass ich nicht mehr wissenschaftlich werde arbeiten können, das werde ich auf Dauer vielleicht noch verkraften, aber dass es mir genommen ist, mich zu bewegen, das ist grausam. Das kann und will ich auf Dauer nicht ertragen. Nicht einmal mein Gesicht kann ich Ihnen zuwenden. Tanzen, Ski fahren, wandern...«, in ihrer Stimme liegt jetzt etwas ergreifend Sehnsüchtiges, »jemanden anfassen... einen Stein vom Boden aufheben... können Sie sich vorstellen, auf das alles verzichten zu müssen? Können Sie erahnen, was es heißt, als beatmeter Kopf zu leben – und das vielleicht noch 20, 30 oder 40 Jahre lang?«

Für einen Moment kann ich ihrem Blick nicht standhalten. »Möchten Sie etwas trinken?«, frage ich mehr aus Verlegenheit als aus der Vermutung heraus, dass sie wirklich Durst hat.

»Ja, bitte. Drüben auf dem Tisch steht Tee... in der Schnabeltasse. Und bitte legen Sie noch einen von diesen Knick-Strohhalmen in den Schnabel.«

Wie verächtlich sie das gesagt hat: »in der Schnabeltasse«. Und während sie, gierig fast, den Tee aus der Tasse saugt, erlebe ich für einen Augenblick intensiv wie niemals zuvor: Ich halte eine Tasse in der Hand und spüre die Kühle des Porzellans.

Nahezu drei Stunden verbringen wir in intensivem Gespräch miteinander. Eindringlich und leise spricht sie von ihrer ausweglosen Situation, die sie mit der eines zu lebenslanger Einzelhaft Verurteilten vergleicht, verdammt dazu, unstillbare Sehnsucht ertragen zu müssen. Sie spricht über ihr Leben, dem sie nichts mehr abgewinnen kann, und meint doch das Sterben. Dennoch, die Verzweiflung hat ihren Blick und ihr Urteilsvermögen nicht getrübt, sie reflektiert ihre Lage klar und nüchtern.

Ihre Verlassenheit und Hoffnungslosigkeit gehen mir nahe wie selten ein Patientenschicksal zuvor. Tief bewegt verabschiede ich mich von ihr. Als ich durch das gläserne Klinikportal ins Freie trete, weiß ich, dass ich sie nicht verlassen werde und mein nächster Besuch bei ihr nicht lange auf sich warten lassen wird.

Während der folgenden Wochen intensiviert sich unser Austausch und, wie nicht anders zu erwarten, sind Leben und Sterben unter den Bedingungen eines »beatmeten Kopfes« das Thema unserer stundenlangen Gespräche.

Katharina S. hat schnell herausgefunden, dass die Abteilung für Rückenmarksverletzte auch für Schwerstversehrte wie sie nur ein Ziel vorgibt: Durchhalten, niemals die Hoffnung aufgeben, weiterleben, jedem noch so reduzierten Leben Gewinn abtrotzen. Dafür wird alles getan und die zur Verfügung stehenden personellen wie materiellen Ressourcen sind, wie nicht zuletzt die Ausstattung ihres Raumes zeigt, beeindruckend. Keiner aus dem Team, das sie betreut, vom Abteilungsleiter Dr. N. über die Stationsärzte und begleitenden Psychologen, Krankengymnasten und Logopäden bis zur Schwesternschülerin lässt sich auf ihr immer wieder vorgebrachtes Ansinnen, ernsthaft über ihren Sterbewunsch und die Beendigung lebenserhaltender Maßnahmen zu sprechen, auch nur für eine Sekunde ein. Lebenswille wird ihr hier wie jedem anderen Patienten ununterbrochen eingeimpft. Leben zu wollen ist hier alternativlose Pflicht eines jeden Patienten, mag seine Lebensperspektive auch noch so eingeschränkt und deprimierend sein. Klinikleitung und Abteilungsleiter missachten Katharina S.s Recht, jede Behandlung, mag sie auch lebenserhaltend sein, abzulehnen.

Katharina S. ist aufgebracht über so viel Selbstherrlichkeit; über ein ärztliches Ethikverständnis, das seine Handlungsmaximen nicht am Patienten, seinem Leiden und seinem Willen ausrichtet, sondern allein an den möglichen Rehabilitationszielen und am Prinzip des Lebensschutzes. Ich stimme ihr zu. Besonders empört mich, dass der Abteilungsleiter sich weigert, und in diesem Sinne hat er auch seinen gesamten Mitarbeiterstab angewiesen, ein unvoreingenommenes Gespräch mit Katharina S. über eine von ihr in Aussicht genommene Beendigung der Beatmung unter sedierenden Maßnahmen auch nur in Erwägung zu ziehen.

Ich schlage ihr deshalb vor, einen Rechtsanwalt hinzuzuziehen, um ihren Überlegungen und ihren Interessen der Klinik gegenüber mehr Nachdruck zu verleihen. Katharina S. und ihr Lebensgefährte greifen diese Empfehlung sofort auf: Wenige Wochen später kommt es, ein knappes halbes Jahr ist seit ihrem Unfall nun vergangen, zu einer zweistündigen Aussprache an Katharinas Bett, an der neben ihr selbst ihr Lebensgefährte, ihre Schwester, der Abteilungsleiter Dr. N., der Klinikdirektor Prof. Dr. S., der die Aussprache leitende und protokollierende Rechtsanwalt und ich teilnehmen.

Katharina S. besteht den beiden Leitenden Klinikärzten gegenüber noch einmal darauf, ihr die Möglichkeit einzuräumen, die künstliche Beatmung abzubrechen, wann immer sie es wünsche. Außerdem behält sie sich vor, dass in Zukunft bei ihr auftretende Komplikationen wie Atemwegs- oder Harnwegsinfekte nur behandelt werden, wenn sie ihre ausdrückliche Zustimmung erteilt. Von ihrem Rechtsanwalt wird sie darin ohne Einschränkung unterstützt. Zugleich macht dieser den Ärzten deutlich, dass sie, falls sie Katharina S.s klar und wiederholt geäußertem Willen nicht folgten, Rechtsbruch begingen.

Die beiden Ärzte sehen sich in die Enge getrieben; ihnen ist sichtlich unwohl. Prof. Dr. S. entschuldigt sich und verlässt den Raum, Dr. N. geht in die Offensive und versucht einen Befreiungsschlag, indem er Katharina S. direkt anspricht: »Frau S., alle Patienten, die wir hier behandeln, mit viel Hingabe und nach neuestem Wissensstand, wie Sie wissen, wollen weiterleben, allein Sie wollen sterben! Das verstehen wir nicht! Warum wollen Sie sterben?«

Den Anwesenden stockt der Atem. Eine unglaubliche Frage. Indiskret, bevormundend, peinlich. Eine Frage, die Katharina S. nicht nur infam findet, wie sie mir später verrät, sondern auch als Nötigung empfindet. Eine Frage, die in ihrer Impertinenz nur der Bemerkung an die Seite zu stellen ist, die Dr. N. mir gegenüber zu einem späteren Zeitpunkt macht: »Frau S. hier in unserer Abteilung sterben zu lassen, ist mit mir nicht zu machen; dann muss sie uns verlassen. Das würde meine Abteilung nicht verkraften! Wenn ich ihren Sterbewunsch akzeptiere und umsetze, fliegt mir das gesamte Stationsteam um die Ohren, verstehen Sie?« Ich verstand, dass im Zweifel hier die Prinzipien der Abteilung im Zentrum des Geschehens standen und nicht der Patient. Ich verstand, dass hier ein wenig entwickeltes, ja unbedarftes Verständnis von Ethik den Ton angab. Mein Versuch, Dr. N. zu vermitteln, was seine Abteilung gewinnen könnte, würde sie sich auf Menschen wie Katharina S. überhaupt nur einlassen, erreichte ihn nicht.

Zwar findet Katharina S. in ihrem unerschütterlich zu ihr stehenden und zuverlässig sorgenden Lebensgefährten, ihrer immer wieder von weit her anreisenden Schwester und unter ihren zahlreichen Bekannten, Freunden und Studenten, die häufig an ihrem Bett sitzen – nur selten ist sie mit sich allein –, überaus verständnisvolle und ernsthafte Partner, denen ihr Sterbewunsch nachvollziehbar ist und die mit ihm mehr oder weniger sympathisieren. Hilfe jedoch, im tätigen

Sinne, kann und will sie weder von ihnen erwarten noch ihnen zumuten.

Mir hat sie mittlerweile zu verstehen gegeben, neben ihrem Lebensgefährten der einzige Mensch zu sein, dem sie ihre Gedanken und Erwartungen an ein nicht allzu fernes, friedliches Sterben anvertraue. Über alle Mittel und Wege erwartete sie Auskunft von mir, besonders fragte sie mich nach den Einzelheiten eines in tiefer Narkose sich ereignenden Todes; der Art und Dosis der infrage kommenden Medikamente; der Sicherheit, mit der sie den Tod herbeiführten; ihrer benötigten Wirkzeit; den zu ergreifenden Vorsichtsmaßnahmen, um Risiken und unerwünschte Wirkungen möglichst gering zu halten und damit einem eventuellen Scheitern ihres Wunsches vorzubeugen. So gut wie keine Frage, die im Zusammenhang ihres Vorhabens relevant werden konnte, ließ sie außer Acht. Und ich beantwortete sie alle, so gut ich konnte.

Zwar fühlte ich mich durch Katharina S. herausgefordert, jedoch keineswegs überfordert. Zwar war sie dabei, mich für ihren Wunsch zu gewinnen, doch überzeugt hatte sie mich noch nicht. Ich wollte ihr keine Bedingungen stellen, unter denen sie auf meine Hilfe zählen konnte. Vielmehr wollte ich einen Dialog unter Gleichen, und damit meinte ich einen Dialog unter zwei Menschen, die Verantwortung füreinander tragen: nicht alleine ich für sie. Nein, auch sie musste sich mir gegenüber verantwortlich zeigen, wenn auch sie von uns beiden die schwächere war und sich in einer ausweglosen Lage befand.

Sollte ich wirklich derjenige sein, so erklärte ich ihr, der dazu beitragen sollte, ihr zum Sterben zu verhelfen, war es unabdingbar für mich, mir von der Unverfälschtheit und Nachhaltigkeit ihres Willens ein Bild zu machen. Mein Handeln muss von der Gewissheit seiner Rechtmäßigkeit, besonders aber von der ethischen Überzeugung getragen sein, das Richtige zu tun und mich ihr nicht verweigern zu dürfen.

Dieser Prozess ist auch zu dem Zeitpunkt, da diese Sätze niedergeschrieben werden, aus mancherlei Gründen noch nicht abgeschlossen. Es hat nicht wenig Zeit und Mühe gekostet, mich mit ihr darüber zu verständigen, auch ihre Rehabilitation, das heißt die weitest mögliche Rückbildung ihrer durch die Rückenmarksverletzung bedingten Lähmungen, besonders die Lähmung ihres Atemzentrums, zunächst abzuwarten, ehe ihr Wille zu sterben vor ihr selbst und vor mir als reif, endgültig und nachhaltig gelten darf.

Noch scheint dies keineswegs der Fall zu sein: Als wir uns kennenlernten, wäre sie ohne Beatmungsmaschine in kürzester Zeit zu Tode gekommen. Jetzt, nach fünf Monaten Regenerationszeit und Atemtraining, kann sie bereits mehrere Stunden ohne Gerät atmen, was bedeutet, dass sich ihr Atemzentrum wenigstens teilweise erholt hat und – vielleicht noch weiter erholen wird? Unter Umständen sogar so weit, dass sie auf das Beatmungsgerät völlig verzichten kann? Wenn es so weit käme, könnte das ihren Sterbewunsch abschwächen, ja gegenstandslos werden lassen? Unglücklicherweise gilt diese positive Entwicklung nicht für die übrigen Lähmungserscheinungen: Vom Kinn an abwärts ist Katharina S.s Körper nach wie vor vollkommen gefühllos und bewegungsunfähig.

Die Entscheidung darüber, weiterleben zu wollen oder nicht, kann und sollte Katharina S. darüber hinaus aus meiner Sicht nicht treffen, ohne die »wirkliche« Welt neu erfahren zu haben: die Welt außerhalb ihres Zimmers und außerhalb der Klinik, die für sie zugleich Gefängnis und Zuhause geworden ist. Die Klinik fungierte gleichzeitig als eine Art komfortabler Kokon und war doch zu einem Ort geworden, der ihr das Leben und seine Vielfalt vorenthielt und den Horizont ihrer Wahrnehmung, ihres Erlebens und damit auch ihr Urteilsvermögen massiv einschränkte. Auch für Katharina S. wird die Behandlung und Versorgung in der Klinik irgendwann ihr Ende finden. Ausgestattet mit nicht geringen personellen und materiellen Hilfen, wird sie als Schwerstbehinderte in den Alltag zurückkehren und ihn bewältigen müssen. Diesem Alltag muss sie sich stellen und die Chance geben, auf sie einzuwirken, sei es im Sinne des Impulses, dennoch leben zu wollen, oder ganz im Gegenteil im Sinne einer Erfahrung, die ihr vor Augen führt, dass die Einschränkung ihrer Lebensqualität ein Ausmaß erreicht hat und einen Verlust bedeutet, den sie weder zu verdrängen noch durch einen neuen Lebensentwurf auszugleichen oder zu ersetzen vermag.

Erst dann hat sie in meinen Augen das getan, was sie sich selbst schuldig ist, um eine so folgenschwere, weil unumkehrbare Entscheidung wie die, sterben zu wollen, treffen zu können. Wenn sie also durch Prüfung ihrer selbst in diesen offenen Fragen Klarheit für sich gewinnt, wird meine Bereitschaft, ihr mit meiner ärztlichen Hilfe ein friedliches Sterben zu ermöglichen, zu einem Entschluss reifen können, den ich vor meinem Gewissen verantworten kann und, wenn nötig, immer verteidigen werde: vor jedem Gericht und jedem Ethikkomitee.

Zwischen Lebensbejahung und Sterbewunsch

Es gehört nicht viel dazu, in Katharina S.s Schicksal eines der aussichtslosesten und grausamsten zu erkennen, die einem Menschen, zumal einem jungen, widerfahren können. Gleichwohl gibt es nicht wenige Menschen, die ein solches Schicksal nicht nur auf sich nehmen, sondern unter seinen Bedingungen schier Unvorstellbares zu leisten imstande sind, wie beispielsweise der französische Journalist Jean-Dominique Bauby, der 1995 nach einem Gehirnschlag ein sogenanntes »Locked-in-Sydrom« entwickelte, einen Zustand vollständiger Lähmung bei ungebrochener geistiger Klarheit. Die einzig ihm verbliebene Möglichkeit, mit seiner Umwelt Kontakt aufzunehmen, war der Lidschlag seines linken Auges. Mit diesem »Kommunikationsinstrument« diktierte er einer ihm nahestehenden Person über 15 Monate ein Buch, das ergreifend aus der Zone zwischen Nicht-mehr-leben-Können und Noch-nicht-tot-Sein berichtet und 1997 kurz nach seinem natürlichen Tod erschien.[1]

Oder Olaf K., ein 26-jähriger Pädagogikstudent mit einer Tetraplegie (hohe Querschnittslähmung), Folge eines misslungenen Suizidversuch. Aus Liebeskummer hatte er sich durch einen Sprung aus dem Fenster das Leben nehmen wollen. Seit diesem Ereignis, vier Jahre liegt es nun zurück, ist er ein kompletter Pflegefall, der dennoch Lebenssinn und Lebensfreude zurückgewann. Daran haben neben seiner lebensbejahenden Natur vier junge Leute, die mit ihm eine Art Lebensgemeinschaft bilden, einen nicht geringen Anteil. Finanziert wird diese besondere WG durch die Gelder einer Versicherung und Olafs Eltern. Die jungen Leute versorgen ihn rund um die Uhr: Sie füttern ihn und lesen ihm vor, rasieren ihn, wechseln seinen Blasenkatheter und begleiten ihn ins Theater. Hin und wieder trinkt Olaf K. gerne Rotwein, was ihm seine Pfleger nicht versagen. Kürzlich jedoch bekamen sie es mit der Angst zu tun und brachten ihn aufgeregt und schuldbewusst zu uns in die Klinik. Alkoholbedingt hatte bei ihm die Koordination der am Schluckakt beteiligten Muskeln versagt, ein halbes Glas Wein hatte seinen Weg statt in den Magen in den Bronchialbaum gefunden. Er hustete anhaltend, lief blau an und litt kurzfristig unter heftigster Luftnot. Erst durch eine in der Klinik durchgeführte »Bronchialtoilette« (Absaugen von Flüssigkeit aus der Luftröhre und den Bronchien) fand er zu seiner normalen Atmung zurück. Ein Gläschen Rotwein brauche er nun mal hin und wieder, erklärte Olaf K., immer noch leicht berauscht, kleinlaut und sich entschuldigend den Schwestern und Pflegern in der Notaufnahme. Die zeigten schmunzelnd Verständnis und verabschiedeten ihn und seine beiden Pfleger,

nicht ohne ihnen einige gute Ratschläge mit auf den Weg zu
geben, wie sich ein solcher »Zwischenfall« künftig vermeiden
lässt.

Nicht alle Menschen, die, wie Jean-Dominique Bauby oder
Olaf K., solchermaßen in existenzielle Not geraten, vermögen
Quellen der Kraft und des Lebenssinns in sich zu erschließen
oder Energien zu mobilisieren, die sie Schicksalsschlägen der
beschriebenen Art standhalten lassen. Allererste Voraussetzung dafür, dass ihnen dies gelingt, ist die Zuwendung und
Solidarität der ihnen nächsten und vertrauten Mitmenschen
sowie angemessene professionelle, das heißt auf sie persönlich zugeschnittene personelle und materielle Assistenz, Hilfe-
stellung und Entlastung, wie sie im Falle Katharina S. bisher
durchaus gegeben ist. In nicht wenigen Fällen allerdings sind
diese Voraussetzungen infrage gestellt oder nicht erfüllt, sei
es, dass sich manche Angehörige und Nahestehende eines
Schwerstversehrten oder aussichtslos Erkrankten von ihm
zurückziehen, sei es, dass mancher Anwalt eines solchen
Patienten mit den Kostenträgern und vor den Gerichten einen
entwürdigenden Kampf dafür ausfechten muss, dass dem von
ihm vertretenen Patienten die nötigen und ihm zustehenden
Hilfen finanziert werden.

Aber selbst dann, wenn alle äußeren Voraussetzungen und
Bedingungen nichts zu wünschen übrig lassen, wenn alles
Menschenmögliche getan ist, dem betroffenen Patienten den
Verbleib im Leben möglich zu machen, so können doch auf
diese Weise niemals *alle* Einbußen an positiven Handlungs-
und Erlebnismöglichkeiten für *alle* betroffenen Patienten kom-
pensiert werden. Menschlicher Beistand und Palliativmedizin
vermögen vieles und gerade die Möglichkeiten Letzterer sind,
insbesondere in Deutschland, bei Weitem noch nicht ausgeschöpft. Dennoch – auch sie hat Grenzen, jenseits derer Menschen, wenn auch nur wenige, unerträgliches Leid erfahren,

für das die Palliativmedizin keine Angebote bereithält und nie wird bereithalten können, und sei es aus dem Grunde, dass aussichtslos Kranke allein von ihrem Recht Gebrauch machen, sie abzulehnen.

Eines muss für eine Befürwortung weitergehender Hilfen zum Sterben, die über die klassische Palliativmedizin hinausgehen und im folgenden erörtert werden, unabhängig vom Einzelfall strikte Geltung haben: Wenn ärztliche Verantwortung sich selbst beim Wort nimmt, können und dürfen aktive Formen der Sterbehilfe mit dem Patienten erst dann ernsthaft erwogen werden, wenn weniger »radikale« Vorgehensweisen sich als nicht angemessen oder gangbar erwiesen haben und der Patient eine »aktivere« Hilfe, wie zum Beispiel Beihilfe zum Suizid, ausdrücklich verlangt. Dieses Begehren ist auf seine Unverfälschtheit und Nachhaltigkeit hin ärztlich zu prüfen. Dann aber ist die Beihilfe zum Suizid nicht allein *ethisch gerechtfertigt*, sondern unter Umständen sogar *ethisch geboten*.

Schon hier sei deutlich gemacht: Das Bemühen um bestmögliche Palliativmedizin einerseits und die Wahrnehmung der Beihilfe zur Selbsttötung andererseits schließen sich wechselseitig ebenso wenig aus wie die medikamentöse und Katheter gestützte kardiologische Therapie einerseits und die Verfügbarkeit von Herztransplantationen andererseits.

Passive und aktive Sterbehilfe –
Tun und Unterlassen – Strafbarkeit

Der Begriff »Sterbehilfe« ist ein unscharfer Begriff, der immer wieder zu rechtlichen und medizinischen Missverständnissen führt: Den einen bedeutet er ausschließlich Sterbebegleitung, anderen wiederum die Beendigung einer lebenserhaltenden Behandlung, manchen die direkte Tötung eines aussichtslos

Kranken durch einen Arzt. »Sterbehilfe« sollte deshalb durch eindeutig festgelegte Begriffe wie »Änderung des Therapieziels« (Abbruch lebenserhaltender Maßnahmen), »Zulassen des Sterbens unter palliativer Begleitung« oder »Tötung auf Verlangen« ersetzt werden. Dennoch wird der Begriff hier beibehalten, weil er umgangssprachlich noch gebräuchlich ist.

Man unterscheidet *passive* von *aktiven* Formen der Sterbehilfe. Bei den passiven Formen der Sterbehilfe *ist für den Tod des Kranken seine Krankheit selbst oder das Schicksal ursächlich.* Anders ausgedrückt: Der Tod tritt ein durch »Zulassen des Sterbens«. Zu den passiven Formen der Sterbehilfe gehören die *Sterbebegleitung,* die menschlichen Beistand, Trost und Betreuung sowie das gesamte Spektrum palliativmedizinischer Versorgung umfasst, sowie der *Behandlungsabbruch,* unter dem die Nicht-Aufnahme oder die Beendigung lebenserhaltender Maßnahmen (Beatmung, künstliche Niere, künstliche Ernährung u. a.) nach dem Patientenwillen verstanden wird. Hier kann auch der *freiwillige Verzicht auf Nahrung und Flüssigkeit angesiedelt werden,* der jedoch kaum von einer Selbsttötung abgegrenzt werden kann.

Bei den aktiven Formen der Sterbehilfe ist immer eine (ärztliche) Handlung oder ein Eingriff ursächlich oder mit ursächlich für den nachfolgenden Tod. Zu ihnen zählt erstens die *indirekte aktive Sterbehilfe.* Sie bezeichnet die notwendige Gabe von Schmerzmitteln und anderen Medikamenten mit dem primären Ziel der Symptomlinderung (z. B. Schmerzen, Unruhe). Bei korrekt durchgeführter Symptomlinderung ist Lebensverkürzung hier eher die Ausnahme. Im Falle sehr ausgeprägter Symptome (z. B. schwerste Unruhezustände, unerträgliche Luftnot) aber, die mangels anderer therapeutischer Möglichkeiten hohe, ja höchste Medikamentendosierungen erfordern, wird eine auf diese Weise *gegebenenfalls herbeigeführte Lebensverkürzung* eventuell sogar unumgänglich und billigend in Kauf genommen.

Des Weiteren gehören zu den aktiven Formen der Sterbehilfe die *Beihilfe zur Selbsttötung,* die auf dem bewussten und gezielten ärztlichen Helfen gründet, dem Patienten die Selbsttötung zu ermöglichen. Die letzte Handlung aber, das Einnehmen des tödlich wirkenden Mittels, wird vom Patienten eigenhändig vollzogen.

Die einzig strafbare Form der aktiven Sterbehilfe ist die *direkte aktive Sterbehilfe* in Eigenregie oder als *Tötung auf Verlangen.* Letztere bezeichnet die direkte gezielte Tötung des Patienten auf seinen ausdrücklichen Wunsch hin durch aktives Tun eines anderen, in der Regel eines Arztes (z. B. durch eine tödliche Injektion).

Was unter aktivem oder passivem Handeln zu verstehen ist, ist seit einem Urteil des Landgerichts Ravensburg (1986), dem spätere Urteile des Bundesgerichtshofes folgten, juristisch eindeutig festgelegt. Hier war ein Mann wegen Tötung auf Verlangen angeklagt worden. Er hatte das Beatmungsgerät seiner an einer unheilbaren Krankheit leidenden Ehefrau gegen den Willen der Ärzte, aber auf Wunsch seiner Frau abgeschaltet. Das Gericht urteilte – dem Sinne nach –, dass ein aussichtslos kranker Mensch, der aus eigener Kraft nicht mehr weiterleben kann und dessen Tod nur noch mithilfe technischer Geräte hinausgezögert wird, verlangen kann, dass solche Maßnahmen unterbleiben oder abgebrochen werden. Jemand, der diesem Verlangen nachkommt, gleichgültig ob durch Unterlassen oder durch aktives Tun, tötet nicht (auf Verlangen), sondern leistet Beistand im Sterben.

Schon immer unterscheidet unsere Rechtsprechung zwischen Tun (Aktivität) und Unterlassen (Passivität). Bezogen werden aktives Tun und passives Unterlassen aber auf die *Ursächlichkeit für den Handlungsausgang* und nicht auf das tatsächliche *Verhalten des Handelnden.* Im Falle der verschiedenen Formen der Sterbehilfe geht es allein darum, ob Krankheit und Alter, also schicksalhafte Prozesse, in die von Ärzten oder Angehörigen nicht eingegriffen wird, den Tod ursächlich herbeiführen oder ob der Tod ursächlich durch einen (ärztlichen) Eingriff eintritt. Ersteres nennen Juristen Unterlassen, letzteres Tun. Wird beispielsweise bei einem Patienten, der aufgrund einer schweren Erkrankung zur Eigenatmung dauerhaft unfähig ist, das Beatmungsgerät abgeschaltet, dann ist dies, rein äußerlich betrachtet, eine bloße Handlung. Juristisch und ethisch gesehen ist das Vorgehen jedoch »normativ« zu betrachten. Ist die Handlung zwingend geboten, weil die Weiterbehandlung eine Missachtung des Patientenwillens und damit eine strafbare Körperverletzung wäre, kann diese Handlung nicht zugleich eine Tötungshandlung sein. So kommen Juristen und Medizinethiker zu dem Ergebnis, dass schon tatbestandlich keine Tötungshandlung gegeben ist. Vielmehr lässt man das Sterben zu, unabhängig davon, ob die Beatmung von Anfang an nicht aufgenommen wurde oder aber aufgenommen und wieder beendet wurde. Passivwerden ist aus normativer Sicht nicht anders zu bewerten als Passivbleiben, nämlich als Zulassen des natürlichen Sterbens.

Manche Ärzte hingegen können oder wollen dem nicht folgen. Sie machen ihre Bewertung allein am tatsächlichen Vorgang des Abschaltens fest.

Ging es bisher allein um die *Ursächlichkeit* einer Handlung, so war damit keineswegs schon etwas über ihre *Strafbarkeit* ausgesagt. Die *Strafbarkeit* nämlich hängt nicht davon ab, ob der Eintritt des Todes durch Handeln oder Unterlassen oder durch Aktivität oder Passivität des Handelnden eintritt, sondern ausschließlich von der Willensrichtung des Patienten. Angesichts eines Patienten, der sterben will, ist jedes Verhalten, sei es aktiv oder passiv, sei es Tun oder Unterlassen, legal, wenn es den Tod des Patienten zur Folge hat, *mit Ausnahme der Herbeiführung des Todes durch die direkte gezielte Herbeiführung des Todes (»aktive Sterbehilfe«), die durch die §§ 211, 212 und 216 StGB verboten ist.*

253

Ein ebenso zutreffendes wie einprägsames Beispiel des Münchener Rechtsanwaltes Wolfgang Putz soll noch einmal das, was strafbar und was nicht strafbar ist, verdeutlichen:

In Krankenzimmer A liegt ein beatmeter Patient. Jemand betritt den Raum und stellt die Beatmungsmaschine ab. Der Patient stirbt.

In Krankenzimmer B liegt ebenfalls ein beatmeter Patient. Auch hier betritt jemand den Raum, stellt die Beatmungsmaschine ab und der Patient stirbt.

In beiden Fällen unterscheiden sich die sichtbaren Handlungsabläufe und ihre Folgen nicht. Im ersten Fall aber war der Handelnde ein Erbschleicher, der mit einer Anklage wegen Mordes rechnen muss; im zweiten Fall war der Handelnde ein Arzt, der dem Willen des Patienten entsprach: Das Abstellen seines Beatmungsgeräts war deshalb nicht allein zu billigen, sondern sogar geboten.[2]

Sterben zulassen – Abbruch oder Nicht-Aufnahme einer lebenserhaltenden Behandlung

Einen Patienten gegen seinen Willen zu behandeln, ist unabhängig von der Art und dem Stadium seiner Erkrankung weder ethisch vertretbar noch rechtlich zulässig. Diese Entscheidung, die erstmals ein Urteil des Reichsgerichts 1894 formulierte[3], erneuerte ein Urteil des Bundesgerichtshofes 1956: Der Arzt hat das grundgesetzlich garantierte Recht auf körperliche Unversehrtheit auch einem Patienten gegenüber zu respektieren, der es ablehnt, zu einem lebensrettenden Eingriff seine Zustimmung zu geben. Nicht maßgebend ist, ob der Patientenwille im weitesten Sinn als vernünftig gelten und vom Arzt nachvollzogen werden kann oder nicht.

Dies gilt für den vorausverfügten Willen ebenso wie für den eines aktuell bewussten und klarsichtigen Menschen, der den

Abbruch oder die Nicht-Aufnahme einer Behandlung wünscht, obwohl er weiß, dass die Umsetzung seines Wunsches den Tod (unmittelbar) nach sich zöge. Der bei klarem Bewusstsein vollzogene Abbruch lebenserhaltender Maßnahmen ist es, der diese Weise der Lebensbeendigung auch als (passive) Selbsttötung erscheinen lässt.

So ist es auch im Fall der 88-jährigen Karoline F., die spätabends mit einer akuten schweren Darmblutung in Begleitung ihrer Tochter in die Erste-Hilfe-Stelle eines Krankenhauses aufgenommen wird. Ihrer beider Verhältnis ist von tiefer Zuneigung und großem Vertrauen getragen. Schon vor Jahren hat Frau F. eine Patientenverfügung verfasst und ihrer Tochter eine Vorsorgevollmacht für alle sie betreffenden gesundheitlichen Angelegenheiten ausgestellt; immer wieder hat sie ihr gegenüber betont, einem großen operativen Eingriff, auch wenn ihr Leben davon abhinge, nicht zuzustimmen. Nun ist dieser Fall eingetreten: Eine noch mit ihrem Einverständnis durchgeführte Dickdarmspiegelung zeigt eine Blutung aus einem großen und fraglich bösartigen Polypen. Zwar lassen sich die Auswirkungen des Blutverlustes zunächst durch Infusionen beherrschen, nur durch eine Operation aber wäre die Blutung dauerhaft zu stillen und der Polyp zu entfernen. Die Zeit drängt. Frau F., im Vollbesitz ihrer geistigen Kräfte, lehnt unmissverständlich und einvernehmlich mit ihrer Tochter einen operativen Eingriff ab. Sie erklärt, dass sie nach einem erfüllten Leben nun sterben möchte. Nach langen Erörterungen wird dies vom diensthabenden Arzt schließlich widerstrebend hingenommen. Frau F. verstirbt noch in der Nacht friedlich und schmerzfrei im Beisein ihrer Tochter.

Freiwilliger Verzicht auf Nahrung und Flüssigkeit

Der freiwillige Verzicht auf Nahrung und Flüssigkeit, von Gegnern einer solchen Patientenentscheidung häufig abwertend als »Nahrungsverweigerung« charakterisiert, bezeichnet eine Weise zu sterben, die häufiger ist als angenommen. Zumeist hochbetagte, im wohl verstandenen Wortsinn »lebensmüde« und gebrechliche alte Menschen, die das Weiterleben nur noch als Last erfahren, geben zu verstehen, auf diese Weise aus dem Leben scheiden zu wollen. So verliert zum Beispiel der nach jahrzehntelanger Ehe zurückbleibende Partner nach dem Tod des Lebensgefährten nicht selten jeden Lebensmut und Lebenswillen, weil er mit dem geliebten Verstorbenen wieder vereint sein möchte. Aber auch Menschen mit einer weit fortgeschrittenen Erkrankung und begrenzter Lebenserwartung äußern den Wunsch, auf diesem Weg ihre Leiden zu verkürzen. Durchaus nicht immer wird dies von der Umgebung akzeptiert; im Gegenteil, eher wird dieser Wunsch zum Anlass genommen, eine künstliche Ernährung über eine PEG-Sonde einzuleiten, wobei das Selbstbestimmungsrecht des alten oder kranken Menschen regelmäßig missachtet wird.

Dabei sind Menschen, die infolge der Schwere ihrer Erkrankung und der Nähe zum Tod weder in der Lage noch Willens sind, auf natürlichem Wege Nahrung und Flüssigkeit zu sich zu nehmen, von jenen zu unterscheiden, die dazu zwar noch in der Lage sind, doch diesen Entschluss gefasst haben, um ihr Sterben gezielt zu beschleunigen.

Die Entscheidung eines Patienten, auf Nahrung und Flüssigkeit zu verzichten, bedarf reiflicher Überlegung. Es kann nicht genug betont werden, dass der Wunsch, auf diese Weise sterben zu wollen, allein von ihm ausgehen muss! Seine Entscheidung sollte von allen Beteiligten, den Angehörigen ebenso wie Arzt und Pflegepersonen, mitgetragen werden.

Mögliche Komplikationen sollten zuvor besprochen und vorbereitet sein. Besonders Menschen, bei denen der eigentliche Sterbeprozess noch nicht eingesetzt hat, die aber ihr Sterben herbeiführen wollen, können im Laufe des Fastenprozesses unter Symptomen leiden, die von trockener Mund- und Rachenschleimhaut bis hin zu Unruhezuständen reichen. Sie sind in den weitaus meisten Fällen allerdings nur von kurzer Dauer und durch häufige und sorgfältige Mundpflege und geringe Dosen sedierender Medikamente zu beherrschen. Unter solchen Umständen gerät der Kranke schon nach wenigen Tagen, bedingt durch die Flüssigkeitsverarmung, in einen Dämmerzustand. Stoffwechselbedingte Veränderungen wie die allmähliche Übersäuerung des Körpers und die Bildung von Endorphinen tragen dazu bei, dass ein friedliches Sterben in den meisten Fällen die Folge ist und der Tod, je nach Grunderkrankung und Kräftezustand, im Zeitraum von Tagen bis wenigen Wochen eintritt.

Zweifel aufseiten der Familie oder des Arztes an diesem Sterbegeschehen stellen sich zuweilen vor allem dann ein, wenn der Sterbeprozess andauert, besonders, wenn sich die seltene Komplikation eines todesnahen Unruhe- und Verwirrtheitszustands (Delirium) einstellt. Wenn in einer solchen Lage der Patient, der sein Vorhaben zu jedem Zeitpunkt aufgeben kann, nach Speisen und Flüssigkeit verlangt, ist es vernünftig und geboten, sie ihm anzubieten und zu erwägen, das Vorhaben aufzugeben. Je nach den Umständen des Einzelfalles kann jedoch auch auf Wunsch des Patienten die Entscheidung zu einer palliativen Sedierung, die im nächsten Abschnitt erörtert wird, angemessen sein.

Der freiwillige Verzicht auf Nahrungs- und Flüssigkeitsaufnahme ist besonders für solche schwerst oder terminal kranken Menschen naheliegend, die ihr Selbstbestimmungsrecht allein als Freiheit ihres *Willens* erfahren, nicht aber zugleich auch als Freiheit selbstbestimmten *Handelns*. Dies trifft beispielsweise für Patienten mit amyotropher Lateralsklerose zu, aber auch für Katharina S., die aufgrund der vollständigen Lähmung ihres Körpers einen Abbruch lebenserhaltender Maßnahmen oder einen Suizid nicht selbst vollziehen könnte, sondern dabei immer auf andere angewiesen wäre.

Festzuhalten bleibt, dass es rechtlich unbedenklich ist, einem frei verantwortlich handelnden Menschen, der sterben will, zu helfen, ohne ihn zu töten. Dies gilt sowohl für die Beihilfe zur Selbsttötung wie auch für die Beihilfe zum Verzicht auf Nahrungs- und Flüssigkeitsaufnahme. Ist dagegen nach ärztlichem Urteil die Willensbildung des Patienten krankhaft gestört, gebietet es die Garantenpflicht des behandelnden Arztes, für psychiatrische Behandlung Sorge zu tragen.

Indirekte aktive Sterbehilfe und terminale Sedierung[4]

Legt ein Patient in einer Patientenverfügung fest oder äußert er aktuell den Willen, dass er einem möglichen Weiterleben unter Schmerzen oder anderen quälenden Symptomen ein weitestgehend schmerz- oder symptomfreies, jedoch – in seltenen Fällen – vorzeitiges Versterben vorzieht, ist der Arzt zur *indirekten Sterbehilfe* ermächtigt. Das unstrittige Recht des Patienten, seine Lebensqualität über seine Lebensquantität zu stellen, behandelte und formulierte der Bundesgerichtshof erstmals im sogenannten »Dolantin-Fall« im Jahr 1996:

»Eine ärztlich gebotene, schmerzlindernde Medikation entsprechend dem erklärten oder mutmaßlichen Patientenwillen wird bei einem Sterbenden nicht dadurch unzulässig, dass sie als unbeabsichtigte, aber in Kauf genommene unvermeidbare Nebenfolge den Todeseintritt beschleunigen kann.«

Rudolf T. war 49 Jahre alt, als bei ihm die Diagnose eines besonders aggressiven, bereits in die Wirbelsäule metastasierten Prostatakarzinoms gestellt wurde, das deshalb über Monate als »Ischias« verkannt worden war. Bestrahlung und Chemotherapie hatte er in dem Wissen, dass sie ihn nicht mehr heilen, sondern sein Sterben nur hinauszögern konnten, geduldig und gefasst ertragen. Sein Wunsch war es, zu Hause zu sterben. Liebevoll wurde er von seiner Frau versorgt, ein ambulanter Hospizdienst hatte die medizinische und pflegerische Betreuung übernommen. Über lange Zeit war er mithilfe eines Morphinpflasters und mehrerer Psychopharmaka weitgehend frei von Schmerzen und bei guter Stimmung, doch wenige Tage vor seinem Tod gerät er plötzlich in einen Unruhe- und Verwirrtheitszustand, der mit rasch zunehmender Atemnot einhergeht. Schließlich wissen sich sein behandelnder Arzt und seine Frau nicht anders zu helfen, als ihn notfallmäßig in die palliativ-onkologische Abteilung einer Klinik einzuweisen. Sein Befinden verschlechtert sich von Viertelstunde zu Viertelstunde. Ein sofort angefertigtes Röntgenbild der Brustorgane – während seiner Anfertigung musste Rudolf T. kurzfristig fixiert werden! – zeigt eine von Metastasen überschwemmte Lunge, den Endzustand einer Erkrankung, die selten so unvorhersehbar dramatisch verläuft. Rudolf T. droht qualvoll zu ersticken. Er ist nicht mehr in der Lage, mit seiner Umgebung Kontakt aufzunehmen. Wenig später versetzt ihn eine Infusion hoch dosierter Betäubungs- und Schmerzmittel in einen Zustand tiefer Bewusstlosigkeit, aus dem er nicht mehr erwacht. Drei Stunden später ist er tot.

»Terminale Sedierung« bezeichnet hier den ärztlich verordneten Einsatz hoher Dosen sedierender und schmerzstillender Medikamente, um einen vom Patienten als unerträglich erlebten Leidenszustand in aussichtsloser Krankheit oder in der Sterbephase – hier im wahrsten Wortsinn – den glücklicherweise selten gewordenen Todeskampf zu lindern. Die tiefe, einer Narkose gleichkommende Sedierung ist eine nicht auf das Lebensende begrenzte Behandlungsmaßnahme, sondern sie wird *befristet* auch im Rahmen der Behandlung schwerer Vielfachverletzungen (Polytrauma), von Verbrennungen und bei manchen Patienten mit beatmungspflichtigen Erkrankungen auf Intensivstationen eingesetzt. Einen Patienten am Lebensende im Zustand tiefer Sedierung zu halten, bedarf zwar einer außerordentlichen Rechtfertigung; sie ihm in bestimmten Krankheitssituationen vorzuenthalten, wie im Falle des Sterbens von Rudolf T., wäre jedoch inhuman und unethisch.

Ihrem Wesen nach bewirkt die terminale Sedierung im Sterbeprozess tiefe Bewusstlosigkeit. Zuvor oder währenddessen werden alle lebenserhaltenden Maßnahmen, wie künstliche Beatmung und Ernährung, die Gabe von Infusionen und Antibiotika eingestellt, um den Sterbeprozess durch sie nicht zu verlängern. Das heißt, Sterben und Tod werden als voraussehbares und unvermeidliches Ereignis zugelassen und sind insofern intendiert. Doch ursächlich für den Tod ist die bestehende Grunderkrankung und nicht ein Tötungsakt. Die »terminale Sedierung« – »terminal« bezieht sich allein auf den Zeitpunkt, das zu Ende gehende Leben nämlich – darf also keineswegs gleichgesetzt werden mit »terminierender Sedierung«, die den Tod herbeiführen würde, also ursächlich für ihn wäre.

Nicht allein aus rechtlicher, auch aus ethischer Sicht ist jeder Arzt nicht nur für das verantwortlich, was er *beabsichtigt,* sondern auch für das, was er vernünftigerweise *voraussehen* kann. Nicht nur ist bei terminaler Sedierung der Tod des Kranken voraussehbar, er ist faktisch und ausnahmslos immer der Endpunkt des Geschehens. Die Absicht geht also, jedenfalls was ihre voraussehbaren Folgen betrifft, immer über die Linderung der Symptome hinaus, weil eine Linderung nur zu erreichen ist, indem man den Patienten bis zu seinem Tod in tief bewusstlosem Zustand hält. Was umgekehrt bedeutet, dass es ein Kunstfehler wäre, einen zu Tode erkrankten Patienten aus dem Zustand tiefer Sedierung wieder aufwachen zu lassen! Des Patienten Tod ist also in allen Fällen in das Geschehen eingeschlossen und ist insofern auch eines der beabsichtigten ärztlichen Ziele.

Ärztliche Beihilfe zur Selbsttötung

Zwei Jahre ist es her, dass bei Konrad W. im Alter von 62 Jahren ein bösartiger Tumor im Mund- und Rachenbereich diagnostiziert wurde. Da die Ausdehnung des Tumors bereits zu weit fortgeschritten war, um ihn mit vertretbarem Risiko zu operieren, erhielt Herr W., der über seine Erkrankung in jeder Hinsicht aufgeklärt war, Bestrahlung und anschließend eine Chemotherapie. Über mehr als ein Jahr ließ sich so das Wachstum des Tumors in Schach halten und es ging ihm recht gut; er war in der Lage, seiner Arbeit als Buchhändler nachzugehen und am sozialen Leben teilzunehmen. Herr W. hatte die Vorstellung, so lange zu leben, wie seine Krankheit und ihre Symptome zu kontrollieren waren, dann wollte er so rasch und schmerzfrei wie möglich aus dem Leben scheiden. Den Leidensweg eines Freundes, der an einem Speiseröhrenkarzinom gelitten hatte und letztlich in seinem Beisein infolge einer Blutung des in die Luftröhre durchgebrochenen Krebses erstickt war, hatte er immer vor Augen und er fürchtete sich nun vor einem ähnlich grausamen Tod.

Dann jedoch brach das Wachstum seines Tumors wieder auf und er konnte kaum mehr feste Nahrung zu sich nehmen. Eine erneute Klinikbehandlung lehnte Konrad W. ab, da er um alles in der Welt bei seiner Familie bleiben und nicht im Krankenhaus sterben wollte. Ein niedergelassener Onkologe übernahm zusammen mit einer ambulanten Pflegeeinrichtung seine Versorgung, die zunehmend hohe Morphin- und

Psychopharmakadosen notwendig machte, um seine Angst und seine Schmerzen erträglich zu halten. Schließlich begann der Tumor unkontrolliert zu bluten; Todesangst und Erstickungspanik ließen sich weder medikamentös noch durch andere ärztliche Maßnahmen oder persönliche Zuwendung der Familie eindämmen. Eindringlich bat er darum, ja er flehte geradezu, sterben zu dürfen ohne Zeitverzug und auf schnellstmöglichem Weg. Eine von seinem Arzt angebotene terminale Sedierung lehnte er ab, weil er glaubte, dass dieses Vorgehen zu lange dauere und ihn vor dem so sehr gefürchteten Erstickungstod nicht sicher bewahren könne. Auch wollte er seiner Familie den Anblick seines Verblutungstodes nicht zumuten. Nach Beratung mit zwei vertrauten Kollegen und juristischer Rückversicherung stellte der Arzt schließlich widerstrebend eine tödlich wirkende Dosis verschiedener Medikamente bereit, verabschiedete sich von seinem Patienten und verließ die Wohnung, nicht ohne der Familie bedeutet zu haben, dass er zu erreichen sei, um notfalls eine terminale Sedierung einzuleiten. Noch am selben Tag verstarb Herr W. tief bewusstlos und friedlich im Kreise seiner Familie.

Nach deutschem Recht ist der Suizid eines Menschen nicht strafbar. Das heute vielmehr weithin anerkannte Recht auf Suizid beruht auf dem im Grundgesetz garantierten Recht auf Selbstbestimmung und freie Persönlichkeitsentfaltung. Auch die (ärztliche) Beihilfe zum Suizid muss nach deutschem Recht straflos bleiben, da entsprechend den Paragraphen 26 (Anstiftung) und 27 (Beihilfe) des Strafgesetzbuches nur die Teilnahme an strafbaren Handlungen strafbewehrt sein kann, was nicht ausschließt, dass der Gesetzgeber jederzeit einen eigenen Straftatbestand der Beihilfe zum Suizid schaffen könnte. Unter Beihilfe wird ein bewusstes und gewolltes Helfen verstanden. Dabei wird die entscheidende letzte Handlung vom Suizidenten selbst vorgenommen, der im Übrigen, weil sein Handeln weder von Heimtücke noch von anderen niederen Beweggründen getragen ist, niemals ein »Selbstmörder« ist, weshalb dieser unsägliche Begriff aus unserem Sprachschatz gestrichen werden sollte.

Die Münchener Rechtsanwälte Wolfgang Putz und Beate Steldinger gehören in Deutschland zu den wenigen Experten, die in mehreren Gutachten und Fachpublikationen die ärztliche Begleitung der Selbsttötung unter strafrechtlichen Gesichtspunkten einer Analyse und Bewertung unterzogen haben. Sie kommen zu der Schlussfolgerung, dass die geltende deutsche Rechtslage bei Beachtung bestimmter Voraussetzungen und Kriterien eine straflose Unterstützung und Begleitung einer Selbsttötung von ihrem Anfang bis zu ihrem Ende möglich macht.[5]

Zunächst muss sichergestellt sein, dass der Patient, der ärztliche Hilfe zur Selbsttötung sucht, in seiner Willensbildung und Entscheidungsfindung unter *medizinisch-psychiatrischen* Gesichtspunkten nachweislich frei ist, was gegebenenfalls durch ein zeitnah eingeholtes fachärztliches Gutachten zu bestätigen ist. Die Entscheidungsfreiheit muss über den Beginn der Suizidhandlung hinaus bis zum Bewusstseinsverlust gegeben sein. Die Freiverantwortlichkeit des Patienten ist aus *rechtlicher* Sicht unbedingte Voraussetzung, das heißt der einsichts- und selbstbestimmungsfähige Patient sollte über alle seine Rechte und Alternativen aufgeklärt sein, insbesondere über das gesamte Spektrum palliativmedizinischer Möglichkeiten. Das ärztliche Handeln der Beihilfe zu seiner Selbsttötung beziehungsweise sein Unterbleiben sollte dem Patienten in allen Einzelheiten dargestellt und von ihm verstanden worden sein.

Letztlich sollte der Patient den ihm bei der Selbsttötung beistehenden Arzt von seiner »Garantenpflicht« entbinden. Was ist damit gemeint?

Die deutsche Rechtsprechung betrachtet den Suizid grundsätzlich als Unglücksfall, der jeden Bürger zur Hilfeleistung verpflichtet, dem Arzt misst sie darüber hinaus eine Garantenstellung für das (Über)Leben des Suizidenten bei. Im Augenblick seiner Bewusstlosigkeit geht die sogenannte Tatherrschaft von ihm auf den Arzt über. (Mithin kann es grundsätzlich vom Verhalten des Arztes abhängen, ob der Suizident überlebt oder nicht.) Im Lichte der heutigen Rechtsprechung müssten frei verantwortliche Suizide hiervon ausgenommen sein. Die Rechtsprechung hat sich nämlich dahin entwickelt, im Garanten nicht mehr nur allein den *Garanten für das Weiterleben,* sondern den *Garanten für die Umsetzung des Patientenwillens* zu sehen. Der Arzt hat den in einer Patientenverfügung niedergelegten Willen eines nicht mehr entscheidungsfähigen Patienten unabhängig von Möglichkeiten, sein Leben zu erhalten, umzusetzen. In der Konsequenz bedeutet dies, dass die frei verantwortliche Entscheidung eines Suizidpatienten, eine lebensrettende Behandlung abzulehnen, vom Arzt in der gleichen Weise zu respektieren ist wie die eines Normalpatienten. Will also ein Arzt im Falle der Beihilfe zur Selbsttötung sicher straflos handeln, sollte er sich zuvor von seinem Patienten schriftlich von seiner Pflicht zur Hilfeleistung entbinden lassen (sogenannte »Modifizierung der Garantenpflicht«), weil er dann zur Hilfeleistung nicht verpflichtet ist. Er ist dann verpflichtet, die Sterbephase im Sinne des Patienten, also bis zu dessen Tod, palliativ zu begleiten.

Einen anderen Blick als das Recht hat die ärztliche Standesethik auf die ärztliche Beihilfe zum Suizid. Diese widerspricht dem ärztlichen Standesrecht, weil nach seinen Grundsätzen die ärztliche Verpflichtung, das Leben des Kranken zu schützen und zu erhalten, nicht mit der Beihilfe zu seiner Selbsttötung vereinbar ist. Dieses standesrechtliche Dogma, das dringend auf seine Verfassungskonformität zu überprüfen ist, entstammt, wie manch anderer ärztlicher Grundsatz, dem hippokratischen Eid, der heute nach Inhalt und Formulierun-

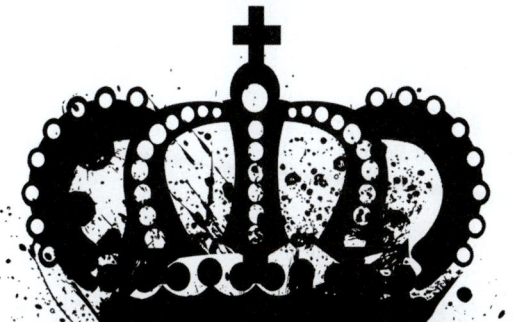

DVA

Literatur
Sachbuch

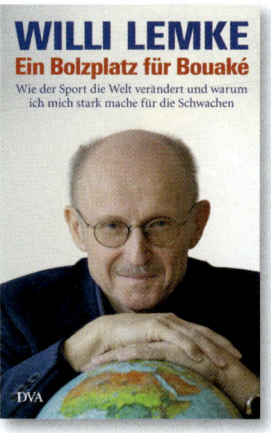

Willi Lemke

Ein Bolzplatz für Bouaké

Wie der Sport die Welt verändert und warum ich
mich stark mache für die Schwachen
ca. 220 Seiten mit Abb., gebunden
€ 19,95 D | ISBN 978-3-421-04453-2
Erscheint im März 2010

Willi Lemke, der bekannte Fußballmana-
ger und Politiker, erlebt als UN-Sonder-
beauftragter für Sport und Entwicklung
außergewöhnliche, emotionale Begegnungen
und Momente. Davon erzählt er in diesem
Buch und zeigt, welche völkerverbindende,
friedenstiftende und zukunftsweisende Kraft
der Sport haben kann.

Auch als E-Book erhältlich.

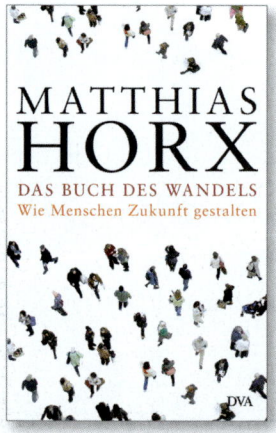

Matthias Horx

Das Buch des Wandels

Wie Menschen Zukunft gestalten
352 Seiten, gebunden
€ 22,95 D | ISBN 978-3-421-04433-4

Wie können wir Wandel bewusst gestalten,
statt ihn zu erleiden? Das ist die Schlüssel-
frage unserer Zeit. Matthias Horx zeigt, dass
wir viel besser darin sind mit Veränderungen
umzugehen, als wir denken.

www.buch-des-wandels.de

Auch als E-Book erhältlich.

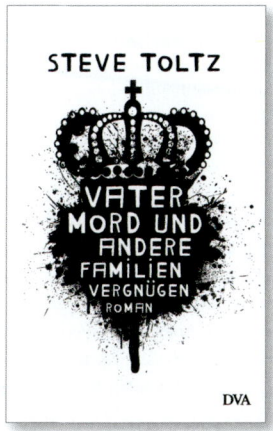

Steve Toltz

Vatermord und andere Familienvergnügen

Roman. Deutsch von Clara Drechsler und Harald Hellmann. ca. 784 Seiten, gebunden
€ 22,95 D | ISBN 978-3-421-04389-4
Erscheint im März 2010

Jasper Deans Onkel Terry, ein Polizisten- mörder, avancierte zum beliebtesten Volkshelden des Landes. Kein Wunder, dass Jaspers Vater alles daransetzte, als Aus- traliens größter Wohltäter gleichzuziehen. Jasper wurde Zeuge seines Scheiterns – und erzählt nun die ungeschminkte Geschichte der Deans.

Auch als E-Book erhältlich.

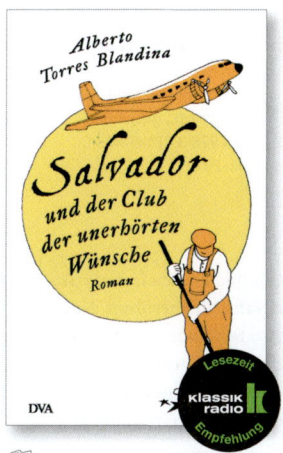

Alberto Torres Blandina

Salvador und der Club der unerhörten Wünsche

Roman. Deutsch von Petra Zickmann. Mit Illustra- tionen von Anja Filler. 224 Seiten, gebunden
€ 16,95 D | ISBN 978-3-421-04448-8
Erscheint im Mai 2010

Salvador plaudert mit den wartenden Flug- gästen, gibt Ratschläge und immer wieder erzählt er die unglaublichsten Geschichten. Wie die vom Club der unerhörten Wünsche, der den Mitgliedern als Willkommens- geschenk die große Liebe verspricht. Ein bezaubernder Roman, amüsant und voller Lebensweisheit.

Auch als E-Book erhältlich.

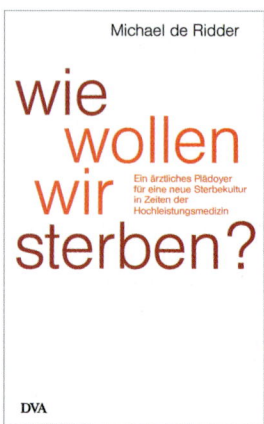

Michael de Ridder

Wie wollen wir sterben?

Ein ärztliches Plädoyer für eine neue Sterbekultur
in Zeiten der Hochleistungsmedizin
ca. 250 Seiten, gebunden
€ 19,95 D | ISBN 978-3-421-04419-8
Erscheint im März 2010

Viel zu oft setzen sich Ärzte über den Willen ihrer Patienten hinweg, tun alles, was medizinisch und technisch möglich ist, und machen so aus ihnen passive Objekte der Intensivmedizin. Aber Lebensverlängerung darf nie zum Selbstzweck werden. Ein leidenschaftliches Plädoyer für Selbstbestimmung und Fürsorge am Lebensende.

Auch als E-Book erhältlich.

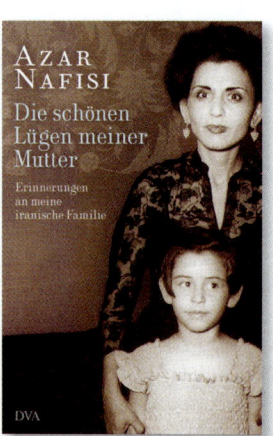

Azar Nafisi

Die schönen Lügen meiner Mutter

Erinnerungen an meine iranische Familie
Deutsch von Maja Ueberle-Pfaff
ca. 400 Seiten mit Abb., gebunden
€ 22,95 D | ISBN 978-3-421-04428-0
Erscheint im Mai 2010

Mit ihrem Buch *Lolita lesen in Teheran* wurde Azar Nafisi weltberühmt. Nun erzählt sie auf ebenso fesselnde Weise die Geschichte ihrer unglücklich zerrissenen Familie. Eine berührende Familiensaga vor dem Hintergrund der Unruhen im Iran der Schah-Zeit.

Auch als E-Book erhältlich.

Sachbuch

www.dva.de

gen völlig überholt ist und allein historisches Interesse beanspruchen kann. An seine Stelle ist für viele Ärzte heute die im Jahr 2002 von namhaften internationalen Ärzteorganisationen verfasste »Charta zur ärztlichen Berufsethik« getreten, die die Interessen des Patienten eindeutig über die des Arztes stellt und die ärztliche Beihilfe zur Selbsttötung zumindest nicht ausschließt.

Jüngste Untersuchungen zeigen, dass die deutsche Ärzteschaft, wie auch die Ärzteschaft anderer Länder, in der Frage der ethischen Rechtfertigung der ärztlichen Beihilfe zum Suizid tief gespalten ist: 40 % der deutschen Ärzte können sich vorstellen, Suizidbeihilfe zu leisten, 33 % wünschen eine diesbezügliche Regelung und 16 % aller Ärzte bejahen darüber hinaus sogar die freiwillige aktive Sterbehilfe von ärztlicher Hand, wenn ein schwerst kranker, handlungsunfähiger Patient, der nicht unter Depressionen leidet und zu frei verantwortlicher Willensbildung in der Lage ist, sie klar und nachhaltig verlangt.

In den Niederlanden sind seit dem Jahre 2002 die ärztliche Beihilfe zum Suizid sowie die Tötung auf Verlangen gesetzlich geregelt, in Belgien seit dem Jahre 2003 allein die Tötung auf Verlangen. Untersuchungen dieser beiden Formen der Sterbehilfe in den Niederlanden zeigen, dass die Häufigkeit der Tötung auf Verlangen und der ärztlichen Beihilfe zum Suizid seit 2003 rückläufig ist, zugunsten einer häufigeren Verordnung von Opiaten und des häufigeren Einsatzes der terminalen Sedierung bei Patienten im Sterbeprozess. Das bedeutet, dass holländische Ärzte palliativmedizinische Vorgehensweisen heute eher akzeptieren und Schwerstkranken anbieten als noch vor wenigen Jahren. Mehr als bedenklich muss allerdings stimmen, dass unter den Patienten, die aktive Sterbehilfe erhielten, sich ein erheblicher Anteil von Patienten (10 %) fand, die zwar aussichtslos krank gewesen sein mögen, jedoch kein Verlangen nach aktiver Sterbehilfe durch einen

Arzt geäußert hatten, weil sie dazu nicht mehr in der Lage waren. Vielmehr traf in diesen Fällen der Arzt in paternalistischer Manier die Entscheidung für den Patienten. Dies ist aus meiner Sicht ebenso inakzeptabel wie eine aufsehenerregende Entscheidung des obersten niederländischen Gerichtshofes im Juni 1995: Das Gericht hatte damals entschieden, die von einem holländischen Psychiater bei einer unter »Kummer und Depressionen« leidenden Patientin geleistete Beihilfe zum Suizid straflos zu lassen.

Vorbild Oregon?

Im amerikanischen Bundesstaat Oregon dagegen wurde 1997 auf Druck einer Bürgerinitiative hin ein Gesetz (»Death with Dignity Act«) beschlossen, das die ärztliche Beihilfe zur Selbsttötung zulässt und im Gegensatz zur niederländischen Situation als Orientierung und Vorbild einer Diskussion in Deutschland dienen kann. Das Gesetz legt ein differenziertes Verfahren fest, das Missbrauch weitestgehend ausschließt:

Der Patient muss volljährig sein, ständig in Oregon wohnen und an einer Erkrankung leiden, für die nach Einschätzung zweier Ärzte keine wirksame Therapie besteht und die aller Voraussicht nach in weniger als sechs Monaten zum Tode führt. Beide Ärzte müssen erklären, dass der Patient einsichts- und urteilsfähig ist. Er muss das Rezept für das tödlich wirkende Medikament bei seinem Arzt zweimal im Abstand von zwei Wochen (Bedenkzeit) mündlich beantragen und dann seinem Verlangen nach einem Rezept für ein tödlich wirkendes Medikament noch einmal schriftlich, in Gegenwart eines Zeugen, Ausdruck geben. Vor der Ausstellung des Rezeptes ist der Arzt verpflichtet, den Kranken ausführlich über alle verfügbaren Alternativen wie Palliativmedizin, Hospizdienste u. a. zu informieren.

Was lehren die nun mehr als zehnjährigen Erfahrungen aus Oregon? [6] Seit der Einführung des Sterbehilfegesetzes 1997 bis zum Jahre 2005 sind in Oregon insgesamt nur 246 Menschen, entsprechend einem von 1000 Verstorbenen, auf diese Weise aus dem Leben geschieden. Noch aufschlussreicher erscheint die Tatsache, dass mehr als ein Drittel derjenigen, die sich ein Rezept hatten ausstellen lassen, dieses letztlich nicht einlösten. Ihnen genügte offensichtlich die Sicherheit, jederzeit einem als unwürdig empfundenen Tod entgehen zu können.

Die Befürchtungen von Kritikern und Gegnern des Gesetzes konnten allesamt entkräftet werden: Nicht, wie zuvor vermutet, die ungebildeten, unversicherten und einkommensschwachen Bürger, sondern gerade die gebildeten (41 % mit akademischem Titel), begüterten und gut versicherten Patienten machten den Hauptteil derer aus, die um Beihilfe zur Selbsttötung nachsuchten.

Auch die Warnungen davor, dass aussichtslos Kranke, die sich selbst als »Zumutung für ihre Umgebung« oder als »sozialen Ballast« empfinden würden, den Großteil der Antragsteller bilden könnten, erwiesen sich als unbegründet. Für 85 % der Patienten waren der Verlust der Selbstbestimmung und der Lebensqualität sowie der Wunsch, nach eigenen Vorstellungen sterben zu dürfen, das ausschlaggebende Motiv. Die Sorge, für Familie und Freunde zur Last zu werden, nannten zwar 37 % der Kranken, aber dieses Motiv war nahezu immer ein nachrangiges unter mehreren anderen.

Die Selbsttötungen verliefen bei nahezu allen Patienten ohne wesentliche Komplikationen. Wenige erbrachen das Mittel. Der Tod trat in den meisten Fällen innerhalb einer halben Stunde ein. Ein Patient überlebte noch 48 Stunden, jedoch in tiefer Bewusstlosigkeit. Ein einziger Patient erwachte nach der Einnahme eines hoch dosierten Schlafmittels, vermutlich weil es mit Mitteln gemischt war, die die Wirkung des Schlafmittels abschwächten. Er erlag 14 Tage später auf natürlichem Wege den Folgen seines Tumorleidens.

Auch Missbrauch blieb, wenn es ihn denn überhaupt gab – einige Kritiker hatten dies behauptet –, eine Ausnahme: Eine 80-jährige Frau soll ein Rezept für ein tödliches Mittel erhalten haben, obwohl sie unter einer Depression litt; der andere Fall betrifft eine Frau, die sich angeblich der Tragweite ihres Entschlusses nicht ausreichend bewusst war. Beide Fälle ließen sich nicht abschließend klären.

Gänzlich unerwartet erfuhr die palliative Versorgung von Schwerstkranken und Sterbenden in Oregon durch das neue Gesetz nicht eine Schwächung, sondern eine Stärkung, wie das breite Echo in Öffentlichkeit und Ärzteschaft belegt! Es hat die Notwendigkeit einer guten palliativen Behandlung und Pflege besonders den Ärzten noch deutlicher vor Augen geführt. Im Jahr 2001 ergab eine Befragung unter Ärzten, dass sich seit der Geltung des neuen Gesetzes zwei Drittel der Befragten intensiver als zuvor über die Möglichkeiten der Palliativmedizin informiert hatten.

Nicht zuletzt wurde in Oregon auch deutlich, dass sich Beihilfe zur Selbsttötung und palliative Versorgung nicht ausschließen: Von den 246 Patienten, die von eigener Hand starben, nutzten 213 gleichzeitig die Betreuung durch ein in ihrer Nähe liegendes Hospiz.

Direkte aktive Sterbehilfe

Direkte aktive Sterbehilfe ist immer das vorsätzliche aktive Töten eines anderen Menschen. Dies kann in »Eigenregie« geschehen. Hierzu zählen die nicht seltenen Fälle von Mitleidstötungen durch Pflegekräfte, wie zum Beispiel der Fall des Sonthofener Pflegers oder der des »Wuppertaler Todesengels«. Sie kann aber auch auf Wunsch des Patienten stattfinden. Dann handelt es sich nach § 216 StGB um strafbare Tötung auf Verlangen. Häufig wird diese Form auch als Euthanasie oder umgangssprachlich schlicht als aktive Sterbehilfe bezeichnet.

Alle diese Tötungshandlungen stellen eine Verletzung des Rechtsguts Leben dar, die nach heutiger Rechtslage in Deutschland im Gegensatz zu anderen Ländern wie beispielsweise Holland und Belgien auch durch die Einwilligung des Patienten nicht zu rechtfertigen und strafrechtlich untersagt ist. Allerdings wäre es dem deutschen Gesetzgeber, dem beim Schutz des Lebens ein weiter Gestaltungsspielraum zukommt, durchaus möglich, die Strafbewehrtheit der einvernehmlichen aktiven Sterbehilfe für gewisse Fälle und unter bestimmten Umständen aufzuheben, wenn sie frei verantwortlich, ohne äußeren Druck und bei klarem Bewusstsein verlangt wird.

Unzutreffend sind die immer wieder sowohl im klinischen Alltag wie in der allgemeinen und Fachpresse angestellten Gleichsetzungen der von den Nationalsozialisten beschönigend Euthanasie genannten Ermordung von Behinderten und chronisch Kranken mit einem nicht allein ethisch gerechtfertigten, sondern sogar gebotenen, weil vom Patienten gewollten ärztlichen Abbruch lebensverlängernder Maßnahmen. Auch eine Gleichsetzung mit Fällen von freiwilliger aktiver Sterbehilfe ist vollkommen abwegig.

Ein Beispiel aus einer deutschen Universitätsklinik: 84-jährig wurde bei Gerlinde G. im Rahmen der Abklärung von Appetitlosigkeit und Gewichtsabnahme in der Frauenklinik eines Universitätskrankenhauses ein Tumor der Eierstöcke diagnostiziert, der bereits im Bauchfell und in der Leber zu Tochtergeschwülsten geführt hatte und damit nicht mehr operabel und auch nicht mehr heilbar war. Die Ärzte verhandelten nun mit der alten Dame über den kaum zu rechtfertigenden Beginn einer Chemotherapie, zu der es aber nicht mehr kam, weil sie zuvor einen Darmverschluss erlitt, der eine entlastende (palliative) Operation unumgänglich machte. Aus unklaren Gründen erwachte sie aus der Narkose nicht mehr, vielmehr blieb Frau G. anhaltend bewusstlos und musste beatmet werden. Für diesen Fall hatte sie eine Patientenverfügung verfasst, die vorsah, auf jede weitere Behandlung zu verzichten, um dann sterben zu können. Ihre Tochter brachte den Ärzten der Intensivstation gegenüber nun im Namen ihrer Mutter eben dieses Verlangen vor. Gleich zu Beginn des Gesprächs teilte man ihr aber, wie sie mir später berichtete, unmissverständlich mit, man *»betreibe hier in dieser Klinik keine Nazi-Medizin und die hier tätigen Ärzten seien keine Euthanasieärzte«.* (Der weitere Verlauf ist in diesem Fall von untergeordneter Bedeutung: Schließlich durfte Frau G. sterben, nachdem mit anwaltlicher Hilfe und nach wochenlangen Verhandlungen mit den Ärzten der Intensivstation und Verlegung der Patientin in ein anderes Krankenhaus der Abbruch der Beatmung vollzogen worden war.)

Hier ist ein Missverständnis aufzuklären, das die Debatte um die Sterbehilfe in Deutschland seit Jahrzehnten durchzieht und auf einer vollkommen falschen Ebene ansiedelt. Es betrifft die Frage, ob und inwieweit die menschenverachtende Euthanasiepraxis der Nationalsozialisten die derzeitige Diskussion und Rechtsprechung um ein selbstbestimmtes Lebensende immer noch beeinflusst.

Worin bestand das Wesen der Nazi-Medizin? Welche Ziele verfolgte sie? Die Medizin und die Mediziner ließen sich während des »Dritten Reichs« vielfach von einer Ideologie in Dienst nehmen, deren Ziel in der Reinhaltung der »germanischen Rasse« und ihrer genetischen Optimierung bestand. Zu diesem Zweck wurden Millionen Menschen ermordet und letztlich sollten alle, die diesem Ziel im Wege standen, vernichtet werden. Auch sogenannte »Ballastexistenzen« und »leere Menschenhülsen«, Menschen mit angeborenen Behinderungen (z. B. Taubheit, Blindheit) und anderen körperlichen, besonders auch geistigen Behinderungen oder psychiatrischen Erkrankungen wurden ermordet, weil sie den »Qualitätsvorstellungen« des Regimes nicht entsprachen und als ökonomische Last und Gefahr für den gesunden »Volkskörper« betrachtet wurden. Wesentlich charakterisiert war die Nazi-Medizin also durch eine übergeordnete Programmatik, durch der Medizin fremde und inhumane Motivationen und durch die Außerkraftsetzung der Autonomie des Individuums.

Lassen sich in der bundesdeutschen Medizin Analogien zu den unmenschlichen und beschämenden Praktiken der Medizin im Nationalsozialismus aufdecken, wie sie fundamentalistische Lebensschützer und manche Behindertenorganisationen oder deren Sprecher immer wieder vorbringen?

Keine ethische Anklage ist vernichtender als die Beschuldigung, jemand betreibe Nazi-Praktiken. Denn ihre Qualität und ihr Ausmaß sind in der Geschichte ohne Beispiel. Gerade deswegen aber sind äußerste Vorsicht und Zurückhaltung geboten, ehe ein solches Urteil fallen darf, und deswegen müssen die Argumente, die ein solches Urteil rechtfertigen, stichhaltig und überzeugend sein. Andernfalls macht man die Opfer der nationalsozialistischen Euthanasieprogramme ein zweites Mal zu Opfern, weil sie der Verhöhnung anheimfallen, und die angesprochenen Ärzte beschuldigt man der Komplizenschaft mit einer unmenschlichen Medizin.

Ich meine, dass auf die obige Frage mit einem klaren Nein geantwortet werden muss. Ärztliches Handeln mag zwar ethisch bedenklich oder gar unvertretbar sein, wie vielfach in diesem Buch belegt; es aber mit dem Etikett »Nazi-Medizin« zu belegen und Ärzte als Euthanasieärzte zu verunglimpfen, muss unmissverständlich zurückgewiesen werden, weil hinter der Euthanasiepraxis der Nationalsozialisten ein *Mord-*

programm stand, mit dem weder ein kurativer Behandlungsabbruch noch die ärztliche Beihilfe zur Selbsttötung, ja selbst
die freiwillige aktive Sterbehilfe auch nur das Geringste zu
tun haben.

Im Gegenteil: Die Verweigerung letzter Hilfen, die vom Sterbenden oder Schwerstversehrten klaren Sinnes und nachhaltig verlangt werden, steht, wenn man denn den Bezug zur
nationalsozialistischen Euthanasie überhaupt zulässt, dieser
näher als die ärztliche Beihilfe zur Selbsttötung oder die freiwillige aktive Sterbehilfe. Die Ärzte von Frau G. traten ihr
Selbstbestimmungsrecht mit Füßen, eine Menschenrechts-
verletzung, die auch die Nazi-Medizin und ihre Euthanasiepraxis kennzeichnete! Wenn überhaupt, dann war nicht das
Ansinnen der Tochter (die die Patientenverfügung ihrer Mutter
umzusetzen hatte) an die Ärzte in die Nähe von Euthana-
siepraktiken zu rücken, sondern das Verhalten der Ärzte der
Mutter gegenüber! Der nicht genannte Arzt, der Konrad W.
Beihilfe zur Selbsttötung leistete, handelte menschlich und
ethisch richtig, wenn auch nicht im Sinne des ethischen
Kodex der verfassten deutschen Ärzteschaft.

Gerade weil sich die nationalsozialistischen Euthanasieprogramme unter der verantwortlichen und tragenden
Mitwirkung deutscher Ärzte anmaßten, menschliche Exis-
tenzen zu bewerten, zu entmündigen und zu vernichten,
trägt die deutsche Ärzteschaft seit Jahrzehnten schon eine
ganz besondere Verantwortung dafür, Selbstbestimmung
und Würde der ihr anvertrauten Patienten zu achten und zu
wahren und ihnen bei einem friedlichen Sterben zur Seite
zu stehen. Die Wahrnehmung dieser Verantwortung beginnt
mit einem offenen innerärztlichen wie zwischen Ärzten
und Öffentlichkeit zu führenden Dialog: Es ist die Pflicht
der Organe der verfassten Ärzteschaft, besonders der Bundesärztekammer, diese Diskussion zu fördern, worauf man
bis heute vergeblich wartet. Verlautbarungen des Präsidenten

der Bundesärztekammer wie »Wir brauchen diese Debatte nicht« oder »Beihilfe zum Suizid? Die Bundesärztekammer bleibt bei ihrer strikten Ablehnung« sind keine Beiträge zur Diskussion, sondern der Versuch, sie von vorneherein zu hintertreiben und zu blockieren.[7]

Nicht wenige Stimmen und Argumente stellen auch das Verbot der frei verantwortlich verlangten *direkten* aktiven Sterbehilfe infrage.

Wenn es richtig ist, wie kürzlich in einer rechtswissenschaftlichen Untersuchung dargestellt, dass Artikel 2 Absatz 2 unseres Grundgesetzes »das Leben nicht um seiner selbst willen, sondern um der Selbstbestimmung des Grundrechtsträgers schützt, ist das Grundrecht auf Leben als ein allgemeines Persönlichkeitsrecht der Selbstbestimmung über die eigene Körperlichkeit aufzufassen«. Das heißt, dass auch die Aufgabe des eigenen Lebens, wie auch immer sie vollzogen wird, in den Schutzbereich des Grundrechts auf Leben fällt. Ist es wirklich eine grundsätzliche Frage, ob ein terminal Kranker sich ohne jede fremde Hilfe tötet, die Selbsttötung mit Beihilfe vollzieht oder sie gänzlich in die Hand eines anderen legt oder aus Gründen eigener krankheitsbedingter Handlungsunfähigkeit legen muss? Ist diese Frage nicht vielmehr eine des Vollzugs, dem jedenfalls nicht nachgesagt werden kann, nicht mehr der Sterbewillige selbst verfüge über sein Leben, sondern ein Fremder?[8]

Handeln am Lebensende – Absichten und Folgen

Dass das Verbot der aktiven Sterbehilfe nicht uneingeschränkt gilt, zeigt schon die Zulässigkeit der bereits dargestellten Form der indirekten aktiven Sterbehilfe. Allein mit der juristischen Konstruktion des bedingten Vorsatzes kann diese erlaubte Form der Sterbehilfe dem Wirkungsbereich der Tötungsdelikte

»entkommen«. Hier wird die Lebensverkürzung entweder als unausweichliche oder aber als mögliche Nebenwirkung einer ärztlich indizierten palliativen Behandlung am Lebensende in Kauf genommen. Wie so oft im Strafrecht, entscheidet auch hier allein die Absicht darüber, ob ein Handeln legal oder illegal ist.

Kehren wir deshalb zurück zu Katharina S., um unter den zugespitzten Bedingungen ihres Schicksals das ethische Dickicht erlaubten und unerlaubten, »falschen« und »richtigen« Handelns zu lichten.

Zunächst: Wird Katharina S. leben wollen? Wird sie dem Sterben den Vorzug geben? Irgendwann wird sie es vielleicht wissen und gefasst zu einem reifen Entschluss kommen. Bedeutsam an diesem Entschluss wird weniger sein, ob er für das Weiterleben oder für das Sterben ausfällt. Bedeutsam ist, dass sie auf die Verbundenheit mit ihrer Familie und ihren Freunden sowie professionelle Kompetenz muss zählen können, wie auch immer sie für sich selbst entscheidet: Will sie weiterleben, ist sie wie kaum ein Mensch sonst angewiesen auf Lebenshilfe schlechthin; auf Ermutigung und Mitmenschlichkeit ihrer Nächsten ebenso wie auf bestmögliche medizinische und technische Hilfen, die von dem sie betreuenden medizinischen Personal sowie ihrem Kostenträger bereitzustellen sind. Könnte auch das feste Vertrauen darauf, dass ihr jemand zur Seite steht, ihr Leben beenden zu können, »wenn es denn gänzlich unerträglich geworden ist«, wie sie mir sagte, den paradoxen Effekt haben, ihren Überlebenswillen zu stärken?

Entscheidet sie sich dazu, sterben zu wollen, ist Aufgehobenheit im Kreis ihrer Nächsten und Freunde als ein letzter Akt menschlicher Verbundenheit so unverzichtbar wie professioneller Sachverstand, der gewährleisten muss, dass ihr Leben im physischen Sinne friedlich, sicher und ohne Komplikation zu Ende geht.

Bedeutsam ist ferner, dass ihr Entschluss weder einem äußeren zeitlichen Druck unterliegen noch ihre Umgebung sie zu einem der beiden möglichen Wege auch nur im Geringsten drängen darf: Es gibt keine Pflicht, und schon gar keinen Zwang, zu leben. Ihre eigene freie Entscheidung vielmehr so stark und unabhängig wie möglich zu machen und sie dann, wie auch immer sie ausfällt, gemeinsam mit ihr zu tragen, ist die Aufgabe aller, die sich ihr Schicksal angelegen sein lassen. Bis heute hat Katharina S. sich Bedenkzeit ausgebeten, um sich zu prüfen und eine wirklich reife Entscheidung wachsen zu lassen.

Nehmen wir an, Katharina S. würde sich klar entscheiden, sterben zu wollen.

Bei *weiterhin lebensnotwendiger künstlicher Beatmung* wäre es für die behandelnden Ärzte aus *rechtlicher* Sicht vollkommen unproblematisch, ihrem Verlangen, die lebensnotwendige Beatmung abzubrechen, nachzukommen. Zu beachten ist allein, dass ihr Wille bei klarem Verstand und frei verantwortlich zustande kommt und sie ihn nachhaltig äußert. Dass Katharina S. uneingeschränkt einsichtsfähig und zu frei verantwortlicher Willensbildung imstande ist, wurde weder von medizinisch-psychiatrischer noch betreuungsrechtlicher Seite in Zweifel gezogen. Wie zu Anfang dieses Kapitels schon dargestellt, haben die bisher behandelnden Ärzte es jedoch abgelehnt, die Beatmung abzubrechen, weil sie diese Form des Behandlungsabbruchs, dessen Rechtmäßigkeit auch von ihnen nicht bestritten wird, als *passiven Suizid* erleben. Als passiven Suizid könnte man das frei verantwortliche Verhalten eines Patienten bezeichnen, sein krankheitsbedingtes und unausweichlich herannahendes Sterben nicht aufhalten zu wollen, obwohl dies möglich wäre, im Falle Katharina S.s durch weitere künstliche Beatmung. Diese einzustellen und damit eine passive Selbsttötung bei ihr zu unterstützen, liefe jedoch dem

Ethikverständnis der behandelnden Ärzte zuwider. Dennoch sind sie verpflicht, Katharina S.s Sterbeverlangen zu erfüllen, mögen sie es auch persönlich ablehnen, die Beatmung (unter palliativer Sedierung) zu beenden. Sie sind dann verpflichtet, dafür Sorge zu tragen, dass Katharina S. ihr Sterbeverlangen mit Unterstützung von Ärzten verwirklichen kann, denen ein mehr patientenorientiertes Ethikverständnis eigen ist und die ihrem Verlangen zu folgen bereit sind. Zweifellos zähle auch ich mich zu diesen Ärzten.

Sollte dagegen der Fall eintreten, dass bei Katharina S. die Fähigkeit zu durchgehender *Eigenatmung* doch noch zurückkehrte und sie von künstlicher Beatmung vollkommen unabhängig wäre, läge bei einer rein formalrechtlichen Betrachtungsweise ihrem Sterbeverlangen kein Behandlungsabbruch oder passiver Suizid zugrunde. Vielmehr müsste ihr Sterben »aktiv in Gang gesetzt werden«. Dies könnte sie selbst tun, indem sie auf Nahrungs- und Flüssigkeitsaufnahme verzichtet, was rechtlich zulässig ist. Dies könnte auch durch ärztliche Beihilfe zu ihrer Selbsttötung geschehen, was rechtlich ebenfalls zulässig ist, oder durch Tötung auf Verlangen – direkte aktive Sterbehilfe also –, was rechtlich unzulässig und strafbewehrt ist.

Unabhängig davon, ob sie eine lebenserhaltende Behandlung verbietet oder ihr Leben aktiv beendet oder beenden lässt, entspräche es ihrem Wunsch, unmerklich und friedlich einzuschlafen und aus tiefer Bewusstlosigkeit nicht mehr zu erwachen. Entscheidend ist, dass sie selbst bis zuletzt die Handlungshoheit über den Vollzug ihres Sterbens innehaben müsste.

Welche Absichten nun darf oder muss ich als Arzt haben, wenn ich mich dazu bereit erkläre, sie bei ihrer Selbsttötung zu unterstützen?

Katharina S. lebt unter den Bedingungen schwerster Behinderung. Ihr Erleben und ihre Gestaltungsmöglichkeiten sind, auch auf dem Hintergrund ihres bisherigen Forscherlebens, nach ihrer eigenen Wertung so hochgradig eingeschränkt und mit einem solch außerordentlichen Leidensdruck verbunden, dass allererste ärztliche Absicht sein darf und sein muss, sie von dieser existenziellen Qual zu entlasten. Diese Entlastung ist für sie gleichbedeutend mit ihrem Nicht-mehr-in-der-Welt-sein-Wollen. Für mich als Arzt ist es absolutes Gebot, mich ihrer Einschätzung zu unterwerfen – ich darf sie nicht korrigieren. Meine Absicht darf und muss deswegen auch sein, ihr das Sterben so unbeschwert wie nur möglich zu machen, nicht notwendigerweise im Sinne des Leichtmachens – als unterläge dies jemals ärztlichem Vermögen! –, sondern vielmehr im Sinne einer Minderung der Gewalttätigkeit und Unerbittlichkeit ihres Schicksals. Und in meine Absicht darf auch einfließen, dass ihr Wunsch zu sterben gelingt, weil sie mich davon überzeugt hätte, dass die Umstände, unter denen sie weiterzuleben hätte, unerträglicher wären als der Tod.

Der Bedeutung des Wortes »töten« muss hier aus meiner Sicht ganz besondere Aufmerksamkeit zukommen. Gegner der ärztlichen Beihilfe zur Selbsttötung mögen auf diesem Wort beharren, weil es den in dieser Weise vollzogenen Vorgang der Lebensbeendigung »technisch korrekt« wiedergibt. Aber das Wort »töten« signalisiert, ohne dass es benannt wird, anderes, nämlich Unmenschliches. Es bezeichnet die *Zerstörung einer Persönlichkeit*. Und nichts läge mir ferner, als, in welcher Form auch immer, an der Zerstörung der Persönlichkeit Katharina S.s mitzuwirken. Im Gegenteil: Sich selbst zu töten, ist die ihr einzig noch verbliebene Möglichkeit, die *Integrität ihrer Persönlichkeit zu wahren!* Sie hat, nachvollziehbar auch für andere, entschieden, dass ihr Lebenssinn und die Entfaltung ihrer Persönlichkeit an ein Ende gelangt sind, und ihr Vorhaben, mit fremder Hilfe sterben zu wollen, kommt keineswegs einem zerstörerischen, sondern einem *Akt letzter Selbstbehauptung* gleich. Allein in diesem Sinne würde ich freimütig erklären, dass auch ihr Tod zu meinen Absichten zählt, von denen mich während ihres Sterbeprozesses zu distanzieren mir nicht vorstellbar erscheint. Ihr selbst gewähltes und mit meiner Hilfe selbst vollzogenes Sterben folglich zu hüten und ihm bis an sein Ende beizuwohnen, wäre mir nicht bloße ärztliche Pflicht, sondern ein mitmenschliches Anliegen.

Sterben annehmen, Sterben gestalten? –
Ein Ausblick

Im abschließenden Kapitel dieses Buches möchte ich meine Erfahrungen und Überlegungen zusammenfassen und einige Thesen formulieren. Sie umzusetzen, ist aus meiner Sicht unumgänglich, wenn die Sterbekultur in unserem Land den Bedürfnissen und Wünschen aussichtslos Erkrankter mehr als bisher gerecht werden will.

Sterblichkeit – Eine Krankheit?

»Sterben und Tod gehören zu den unabänderlichen Attributen unseres Lebens. Sie sind Teil unseres Menschseins und unser Leben besteht in der fortwährenden Herausforderung, unser Sterben zu gestalten.«[1]

Eine Erkenntnis – hier in Formulierungen des mittelalterlichen Philosophen Michel Montaigne –, die eine zu allen Zeiten und vielfach zum Ausdruck gebrachte menschliche Grunderfahrung benennt. Ihre Gültigkeit jedoch hat mit dem Aufkommen der wissenschaftlichen Medizin und ihrem seit der Mitte des 20. Jahrhunderts dramatischen Fortschreiten eine nie dagewesene Erschütterung erfahren: Die Sterblichkeit selbst, in jüngster Zeit zum wichtigsten Teil des Projekts menschlicher Selbstoptimierung geworden, ist ins Visier der Medizin geraten. Sie liegt auf dem Seziertisch in der Erwartung, sie ihrer Natürlichkeit zu entkleiden und ihr Geheimnis zu entschlüsseln, letztlich mit dem noch unausgesprochenen Ziel, auch das Sterben selbst medizinischen Eingriffen zugänglich zu machen. Ein Unterfangen, das manchem Zeitgenossen erwägenswert und vielversprechend, anderen dagegen absurd oder gar frevelhaft erscheint.

Auch und gerade dieser Aussichten wegen nehmen wir heute das Sterben im Sinne der Maxime Montaignes immer weniger als zu unserem Menschsein gehörig und als natürlichen Teil unserer Lebensgestaltung an, vielmehr ist der Prozess der Ausgrenzung, ja Vertreibung des Sterbens und seiner Vorhut, des Alterns, aus dem Leben auf vielen Ebenen seit Jahrzehnten auf dem Vormarsch. Damit geht einher, dass der klassische, von der Gesellschaft der Medizin übertragene Auftrag, Leiden zu lindern, Krankheiten zu heilen, einen vorzeitigen Tod zu verhindern und das Sterben zu erleichtern, zusehends verblasst angesichts der Sirenengesänge einer Zukunftsmedizin, deren ebenso betörende wie machtvolle Verheißungen das Wissen um unsere Sterblichkeit in noch größere Entfernung zu uns selbst zu bringen drohen, ohne dass wir auch nur ahnen, wie dies unser Wesen und Dasein verändern könnte.

Zahllos sind allein die in dem kurzen Zeitabschnitt meines ärztlichen Berufslebens schwindelerregenden Neuerungen in der Medizin: Dank immer höher auflösender Verfahren der Bildgewinnung aus dem Körperinneren, immer raffinierteren und zielgenaueren Eingriffsmöglichkeiten an den Organen etwa durch Kathetertechniken (Stent-Implantation am Herzen), der Steuerung von Bewegung und Organfunktionen über elektronische Impulsgeber (»Hirnschrittmacher« bei Parkinson'scher Krankheit) sowie einer künftig individuell zugeschnittenen Pharmakotherapie, um nur wenige der zahlreichen Innovationen anzuführen, verfügt die Medizin über zunehmend wirkungsvollere, zum Teil gar beängstigende Mittel und Techniken, den Angriff von Krankheit und Verfall auf den Körper abzuwehren und Gebrechlichkeit, Siechtum und Tod hinauszuzögern.

Doch damit nicht genug: Genwissenschaftler erforschen den Alterungsprozess auf der Ebene unseres Erbguts nicht zuletzt in der Hoffnung, die bisher als natürlich geltende Lebensspanne auszudehnen und damit auch den Sterbeprozess manipulieren zu können. 2009 erhielten die amerikanische Wissenschaftlerin Elizabeth Blackburn und zwei weitere Kollegen den Medizin-Nobelpreis für ihre Forschungen zur Telomerase, einem Enzym, das die Alterung reguliert und das Krebswachstum beeinflusst. Fieberhaft arbeitet die Stammzellforschung daran, künftig beliebige Zellen des Menschen so zu programmieren, dass maßgeschneiderte und immunidentische Ersatzorgane erkrankte menschliche Organe werden ersetzen können.

Kaum fällt hingegen auf, dass dieser Fortschritt eine erhebliche Ungleichverteilung der Mittel sowie ärztlicher Zuwendungsbereitschaft und ärztlichen Interesses nach sich zieht. Aufgrund der Bevölkerungsentwicklung besonders in den westlichen Gesellschaften sinkt zwar die Anzahl der Menschen, die von der Entwicklung und Bereitstellung moderner, vor allem der Akutmedizin zugutekommender Medizintechnologie einen Gewinn davontragen. Doch fließt *ihr* der Löwenanteil der Ressourcen zu. Dagegen leidet das wachsende Heer derer, die bereits von Pflegebedürftigkeit, schwerer chronischer Krankheit und Tod gezeichnet sind, an unübersehbarer Knappheit der für sie nötigen »Mittel«, nämlich *Menschen*, und hier nicht zuletzt Ärzten, die ihnen Zuwendung, Pflege und Begleitung im Sterben angedeihen zu lassen bereit sind. Doch auch das kostet Geld, viel Geld, das im erforderlichen Ausmaß zur Verfügung zu stellen, einen Umdenkungsprozess erfordert, der, wenn überhaupt, erst in Ansätzen erkennbar ist. Derzeit noch wird ein anderer Weg beschritten: Der Verkultung der Alterslosigkeit entsprechend, sind Gebrechliche, Pflegebedürftige und Sterbende durchweg den Blicken der Öffentlichkeit entzogen, sich mehr oder weniger selbst überlassen und gezwungen, oftmals unter Bedingungen zu leben, die eine sich zivil nennende Gesellschaft beschämen müssen, weil sie, wie beschrieben, selbst Menschenrechtsverletzungen ihrer schwächsten und abhängigsten Mitglieder zulässt.

Hiermit sind bedeutsame widrige Rahmenbedingungen und Spielräume abgesteckt, innerhalb derer Ärzte und Patienten nicht allein Krankheit, sondern auch den Sterbeprozess und das Lebensende zu bewältigen haben. Vieles ist zweifellos gut an unserer Medizin und auch manches Sterben trägt dieses Attribut zu Recht, doch allzu vieles liegt, gerade in der letzten Lebensphase, im Argen! Manche Ebene der medizinischen Versorgung und ärztlichen Handelns wird von keiner Reform erreicht, weil sie die grundsätzliche charakterliche und moralische Grundausstattung von Menschen, eben auch die des Arztes, überhaupt betrifft. Die Rede ist von Gewissenhaftigkeit und Weitsicht, von Unabhängigkeit und Wahrhaftigkeit, von Mut und Empathie. Eigenschaften, die das professionelle Selbstverständnis des Arztes mehr noch als das anderer Berufe prägen und seinem Handeln erst Glaubwürdigkeit verleihen.

Gleichrangigkeit von ärztlichem Heilungsauftrag und ärztlichem Auftrag zur Hilfe im Sterben

Der ärztliche Auftrag erstreckt sich indes nicht allein darauf, Leben zu erhalten und Krankheit zu behandeln. Es ist aus meiner Sicht ein in unserer Ärzteschaft weit verbreiteter Irrtum, ihre berufliche Befriedigung allein darin finden zu wollen und ihr berufliches Ethos allein darin zu sehen, Krankheit zu heilen, die Qualität des Lebens zu verbessern und es zu verlängern. Diesem heute so überaus offensiv verstandenen Auftrag steht, dem ethischen Range nach, die Pflicht, für einen »guten Tod« zu sorgen, in nichts nach! Dann nämlich, wenn sich die auf Lebenserhaltung zielende ärztliche Behandlung erschöpft hat und als Behandlungsziel ein friedliches Sterben ganz in den Vordergrund rückt.

Wo mögen die Gründe dafür zu suchen sein, dass der ärztliche Auftrag durch die Ärzteschaft selbst eine so einseitige Auslegung erfährt?

Kein Zweifel, ein junger Mensch studiert Medizin und ergreift den Arztberuf, weil Zuwendung zum Mitmenschen und seiner Krankheit, Gesundheit-Erhalten oder »Wiederschenken« ein tiefes Gefühl der Befriedigung verleihen und in der Wertschätzung der Gesellschaft hoch angesiedelt sind. Doch es ist die Herzkatheterdiagnostik und Stent-Implantation, es sind die Einpflanzung künstlicher Kniegelenke und Bandscheiben, die Endoskopie und Fertilitätsmedizin, kurz gesagt, eine Medizin, die auf der Beherrschung technischer Fertigkeiten und Methoden beruht und auf Gesunderhaltung und Heilung zielt, die immer noch und immer aufs Neue das Leitbild angehender Ärzte abgibt. Keinesfalls speist sich das immer noch attraktive Berufsbild des Arztes in unserer Gesellschaft aus seinem Wirken als kundiger und empathischer Palliativmediziner oder zuwendungsbereiter Sterbebegleiter. Heimärzte werden eher belächelt als wirklich geachtet. Große Medizinerkarrieren gründen nicht etwa auf der Erforschung der Versorgungsbedingungen aussichtslos Kranker, und kaum vorstellbar ist die Verleihung des Nobelpreises an einen Arzt, der für ein Lebenswerk ausgezeichnet wird, das uns das Phänomen der Gebrechlichkeit Hochbetagter besser verstehen ließe. Und doch: Wäre nicht beispielsweise Ciceley Saunders, die 1989 geadelte und 2005 verstorbene britische Krankenschwester und spätere Ärztin, Schöpferin der Palliativmedizin und der Hospizbewegung, eine hochverdiente und würdige Nobelpreisträgerin gewesen?

Gibt es andere Antworten auf die oben gestellte Frage? »Ich hasse den Tod«, äußert unmissverständlich ein in diesem Buch schon einmal erwähnter führender deutscher Herzchirurg. Und mit dieser Haltung steht er in der Ärzteschaft mitnichten allein. Aber warum hassen Ärzte den Tod? Erleben sie ihn als narzisstische Kränkung? Als Niederlage, weil der Kampf mit der Krankheit des Patienten verloren ging? Tatsächlich lassen Ärzte ihre Patienten oftmals buchstäblich »fallen«. Diese sind unter ihrer Behandlung weder gestorben noch genesen. Sie wurden zu Pflegefällen, vielleicht sogar zu Sterbenden, für die jetzt in erster Linie nicht ärztliche Berufsgruppen wie Pflege- und Hospizdienste, eben weniger qualifizierte Berufe, zuständig sind, weil, wie es im Klinikjargon heißt, der Patient nunmehr »therapeutisch ausgereizt« ist. Und dass ein Stationsarzt den Angehörigen eines Patienten mit einem metastasierten Tumorleiden auf dem Krankenhausflur resigniert und selbstmitleidig das fast schon geflügelte Wort zuwirft: »Wir können nichts mehr tun!«, ist keineswegs eine Seltenheit. Doch welch ein bestürzendes und zugleich trauriges Missverständnis, dass allzu viele Ärzte glauben, ihr Arztsein bewähre sich allein im Niederringen der Krankheit und erfolgreicher Heilbehandlung!

»Wir können nichts mehr tun.« Ein niederschmetternder Satz. Mehr Trostlosigkeit angesichts einer nicht (mehr) heilbaren Erkrankung ist nicht denkbar. Ein Satz, der den größten anzunehmenden Kunstfehler darstellt, den die Medizin in meinen Augen kennt und der ärztlicherseits deshalb *niemals* Angehörigen und schon gar nicht Kranken oder Sterbenden gegenüber fallen darf. Er signalisiert nicht allein den Verlust jeglicher Hoffnung, sondern er ist auch unzutreffend. Denn Hoffnung gibt es in der Medizin *immer*, wenn auch nicht mehr die auf Genesung oder Gesundung, so doch die auf Leidens-, Schmerz- und Symptomfreiheit. Hoffnung auf ein friedliches Sterben.

»Hope for the best, and prepare for the worst.«[2] (Hoffe das Beste, doch bereite dich auf das Schlimmste vor.) Diese beherzigenswerten Worte des amerikanischen Arztes Timothy Quill, die gleichermaßen dem schwerst kranken Patienten wie seinem Arzt gelten, scheinen mir das ganze Geheimnis einer Medizin am Lebensende zu bergen, die einen zu Tode erkrankten Patienten vor dem Absturz in Qual und Verzweiflung bewahrt.

Diese Losung lässt, wenn sie denn mit Leben erfüllt wird, auch keinen Platz mehr für die »barmherzige Lüge« des Arztes, der glaubt, seinem Patienten die Wahrheit über seine aussichtslose Erkrankung nicht zumuten zu können, und damit das ihm vom Patienten entgegengebrachte Vertrauen riskiert. Der Arzt bleibt, auch angesichts des Sterbens seines Patienten, wahrhaftig *und* handlungsfähig.

Wie das Sterben eines Menschen verläuft, hängt von der Natur seiner Erkrankung, von seiner eigenen Gelassenheit dem Sterben gegenüber, seiner Aufgehobenheit in der Gemeinschaft, der er sich zugehörig fühlt, und manchen anderen Umständen ab. Zu ihnen rechnen nicht zuletzt, gerade am Lebensende, die Güte der Beratungs- und Entscheidungskompetenz sowie das Einfühlungsvermögen des Arztes, dessen Selbstverständnis hinsichtlich seines Auftrags am Lebensende nach meinem Dafürhalten, wie nicht zuletzt die auf den zurückliegenden Seiten dargelegten Patientenschicksale illustrieren, sich grundlegend ändern muss. Soll nicht künftig für immer mehr Menschen das Sterben unheilvoll verlaufen oder gar in einem Desaster enden, so muss sich ärztliches Denken und Handeln einem radikalen Wandel stellen.

Sterben annehmen

Die erste Erwartung an einen Wandel des ärztlichen Selbstverständnisses betrifft das Verhältnis des Arztes selbst zu Sterben und Tod. Sterben muss als kreatürlicher Vorgang angenommen werden, muss dem Arzt wie jedem Menschen zur zweiten Natur werden! Der Tod an sich ist kein biologischer Unfall und kein medizinischer Fehlschlag, und Sterben ist das, was es immer war, das unausweichliche Erlöschen des Lebens selbst unter den Bedingungen überragender medizinischer Behandlung. Es sind allein das vorzeitige Sterben, der Tod unter vermeidbaren Umständen, aber auch der auf schrecklichem, weil schmerzhaftem Weg oder der unendlich langwierig sich nähernde Tod, deren sich die Medizin mit allen ihr zur Verfügung stehenden Mitteln zu erwehren hat. Ein Fehlschlag am Lebensende ist es allerdings, wenn die Medizin es zulässt, dass ein Patient in ihrer Obhut qualvoll und elend stirbt!

Um eben dies zu vermeiden, muss ein Arzt auch manchen Angehörigen von Schwerstkranken und Sterbenden, die sich mit dem Sterben eines nahestehenden entscheidungsunfähigen Menschen nicht abfinden wollen, Orientierung geben können, zumal dann, wenn eine Patientenverfügung nicht existiert. Ein Arzt sollte – einem Sohn gegenüber etwa, der für seine aussichtslos kranke Mutter noch diesen oder jenen Eingriff fordert – zu dem greifen, was man »direktive Beratung« nennt: Mit Sensibilität, aber auch Nüchternheit und Entschiedenheit muss fehlgeleiteten Ansinnen überzeugend und »beherzt« entgegengetreten werden. Vorrangig ist immer das Wohl des Patienten, nachrangig das der Angehörigen.

Gemeint ist hier die Änderung des Therapieziels *(Abbruch* oder Nicht-Aufnahme einer Behandlung), die bei Weitem häufigste Entscheidungssituation am Lebensende, mit der Ärzte konfrontiert sind. Dabei hängt die Möglichkeit, von einer Beendigung lebenserhaltender Maßnahmen bei aussichtsloser Erkrankung zum richtigen Zeitpunkt Gebrauch zu machen, nicht allein vom Patientenwillen ab, sondern zunächst einmal von der Beantwortung der Frage, ob denn der Beginn oder die Aufrechterhaltung einer gegebenen Behandlung von einer ärztlichen Indikation überhaupt gedeckt war oder noch gedeckt ist: Ist vielleicht die Behandlung nur noch dazu angetan, *Effekte in Teilsystemen des Körpers zu erzeugen,* wie etwa die pure Aufrechterhaltung der Kreislauf- und Lungenfunktion bei einem anhaltend bewusstlosen Schlaganfallpatienten, oder dient sie dem *Wohl des ganzen Patienten* im Sinne der Wiederherstellung oder Verbesserung seiner Lebensqualität und der Ermöglichung von Teilhabe? Die Frage, die ärztliches Handeln zum Beispiel bei der Tumorbehandlung und in den Intensivstationen unserer Krankenhäuser leiten sollte, darf nicht lauten: *Dürfen wir eine Behandlung abbrechen?* Sie muss vielmehr, jeden Tag aufs Neue gestellt, lauten: *Dürfen wir noch weitermachen? Ist unsere Behandlung immer noch vom Willen des Patienten und dem Ziel, sein Wohl zu wahren, gedeckt?* Sich um die gewissenhafte Beantwortung dieser Frage zu bemühen, muss zur Selbstverständlichkeit werden wie die Händedesinfektion vor einer Operation! Sie sollte künftig ärztliches Handeln *von innen heraus leiten* – nach meinem Dafürhalten eine unverzichtbare Voraussetzung für eine wirklich menschliche Sterbekultur. In einem wunderbaren Bild hat der Philosoph Hans Jonas den Auftrag der (kurativen) Medizin und gleichzeitig ihre Grenzen beschrieben: »Die Flamme des Lebens am Brennen, nicht seine Asche am Glimmen zu halten, ist der eigentliche Auftrag der Medizin, so sehr sie auch das Glimmen noch zu hüten hat.«[3]

Dabei mehren sich die Erkenntnisse, die die Beantwortung der Frage, wann eine Behandlung in kritischen Krankheitssituationen aus Gründen ihrer Aussichtslosigkeit abgebrochen werden sollte, auch wissenschaftlich stützen und erleichtern. So existieren, um nur zwei Beispiele zu erwähnen, seit Jahren schon Kriterien für einen sinnvollen Abbruch lebenserhaltender Maßnahmen bei wiederbelebten Patienten, die keine Anzeichen von Bewusstseinsrückkehr zeigen,[4] oder für die Nicht-Aufnahme einer Beatmung bei Patienten mit Lungenkomplikationen nach Knochenmarkstransplantation.[5]

Palliativmedizin – Die überlegene Option

Rechtzeitig zu erkennen, wann der *Übergang von einer kurativen zu einer palliativen Behandlung* nicht allein gerechtfertigt, sondern zum Besten des Patienten ist, ist folglich eine weitere bedeutsame Erwartung an die Medizin. Sie muss weit mehr noch als bisher verstehen, dass nicht das Arsenal ihrer *Möglichkeiten* die Aufnahme oder Fortführung einer Behandlung diktiert, sondern dass es sich gerade umgekehrt verhält: Die Behandlung hat sich nach den *Zielen* zu richten, die zum Besten des Patienten sind.

Einen solchen Übergang zu gestalten, ohne den Patienten zu brüskieren, ihm gar die Hoffnung zu nehmen, gehört zu den größten Herausforderungen, die sich einem Arzt stellen können. In kaum einer anderen Situation sind die Erwartungen an sein Einfühlungsvermögen und an die Güte seiner Gesprächsführung höher.

Obwohl es den Königsweg im Sterben nicht gibt, kommt ihm die Palliativmedizin vielleicht am nächsten. Dies mag daran liegen, dass es dem Kranken auf diese Weise oftmals vergönnt ist, sich auf sein Sterben »vorbereiten« und seinen Tod ohne Hader annehmen zu können. Sterben unter palliativmedizinischen Bedingungen vollzieht sich zumeist allmählich, als Übergang. Es erscheint sanfter und erleichtert es nicht nur dem Sterbenden, sondern auch Angehörigen und Freunden, das Leben zu lassen und Abschied zu nehmen.

Gemessen am Unheil, das sie zu verhindern vermag, und dem Frieden, den sie Schwerstkranken und Sterbenden geben kann, stellt die Palliativmedizin aus meiner Sicht den größten Behandlungsfortschritt dar, den die Medizin nach dem Zweiten Weltkrieg aufzuweisen hat. Angesichts einer Gesellschaft, deren Mitglieder immer langlebiger und von schwerer Krankheit immer später, dafür aber über eine längere Zeitspanne getroffen werden, kann ihre Bedeutung nur zunehmen.

Heute schon ist hierzulande der Bedarf an Palliativmedizin um ein Vielfaches höher als das Angebot und auch im internationalen Vergleich ist der palliativmedizinische Nachholbedarf in Deutschland immens: Hinsichtlich der Quantität und Qualität palliativmedizinischer Versorgungsangebote findet sich unser Land im letzten Viertel vergleichbarer westlicher Nationen; und das bei jährlichen Gesundheitsausgaben von mehr als 250 Milliarden Euro, den zweithöchsten Pro-Kopf-Ausgaben eines Landes für die Gesundheit weltweit.

Auf zwei Feldern kann und muss die Ärzteschaft massiven und nachhaltigen Druck ausüben, um diesem Missstand, unter dem mehrere Hunderttausend Patienten zwischen Flensburg und Konstanz leiden, und täglich wachsen ihre Zahl und ihr Unglück, mittel- und langfristig abzuhelfen.

Das erste Feld betrifft die Ausbildung des ärztlichen Nachwuchses sowie die ärztliche Fort- und Weiterbildung, die von palliativmedizinischen Lehr- und Lerninhalten immer noch weitgehend unberührt sind. Diesen ist bei der Ausgestaltung der universitären Lehrpläne (Curriculum), der Festlegung der Weiterbildungsinhalte, besonders der Weiterbildung zum Allgemeinarzt und zum Internisten, und der seit wenigen Jahren erst verpflichtenden ärztlichen Fortbildung ein ihrer Bedeutung entsprechender Stellenwert einzuräumen. Es ist unfassbar, dass im Jahr 2009 dem überwiegenden Anteil der Medizinstudenten, die am Ende ihres Studiums ihr Praktisches Jahr (»PJ«) in einer Klinik ableisten, der Begriff »Palliativmedizin« erläutert werden muss. Während des Deutschen Ärztekongresses 2009 in Berlin spannte sich der Bogen der Vorträge und praktischen Fortbildungsveranstaltungen von Chinesischer Pflanzenmedizin über Sonografie-Refresher-Kurse bis zu »IGEL-Angeboten«. Nicht eine einzige Veranstaltung griff ein palliativmedizinisches Thema auf.[6]

Eine zentrale Rolle fällt der Ärzteschaft auch dabei zu, in Politik, Gesellschaft und bei den Kostenträgern ein Umdenken in Gang zu setzen, das letztlich auch zu einer Bereitstellung von mehr finanziellen Mitteln und von mehr qualifiziertem Personal führen muss. Auch wenn anzuerkennen ist, dass es während der letzten Jahre erste zaghafte Fortschritte gegeben hat, die palliativmedizinische Versorgung der Bevölkerung zu verbessern, müssen palliativmedizinische Behandlungsangebote weit umfangreicheren Ausmaßes und höherer Qualität als bisher in die Praxis medizinischer und pflegerischer Versorgung Schwerstkranker und Sterbender Eingang finden. Vorzugsweise sind ambulante palliativmedizinische Projekte einzurichten, da die Betroffenen nahezu immer in der ihnen vertrauten Umgebung bleiben möchten und palliativmedizinisch betreute Patienten außerdem nur selten und unter besonderen Umständen auf die erweiterten Behandlungsmöglichkeiten einer Klinik angewiesen sind.

Wunsch und Wille des Patienten – Sterben im Dialog

Zu einem Sterben frei von Angst und Qualen kann auch der vorausverfügte Patientenwille Wesentliches beitragen. Denn ein Sterben, das vom Willen des Patienten getragen ist, ist eine wichtige Voraussetzung dafür, dass es friedlich verlaufen kann. Und doch scheint mir die eigentliche Bedeutung und der hohe Wert des im Juni 2009 im Bundestag verabschiedeten Dritten Gesetzes zur Änderung des Betreuungsrechts (»Patientenverfügungsgesetz«), das Verbindlichkeit und Reichweite des Patientenwillens erstmals festschreibt und damit erhebliche Rechtsunsicherheiten beseitigt, weniger in den gesetzlichen Regelungen selbst zu liegen.

Allein schon die mehr als sechsjährige öffentliche Debatte, die keine gesellschaftliche Gruppierung kommentarlos an sich vorüberziehen ließ und in der sich zahllose Bürger zu Wort meldeten, hatte eine ungeahnte Wirkung: Der so oft gescholtenen gesellschaftlichen »Verdrängung« und »Tabuisierung« des Sterbens und des Todes wurde so endlich offensiv entgegengetreten. Schon dies ist ein großer Gewinn, denn eine neue Sterbekultur kann nur entstehen, wenn ihre Inhalte gesellschaftlich nicht zur »Verschlusssache« erklärt sind.

Der eigentliche Wert des neuen Gesetzes, und insofern muss es sich erst noch bewähren, liegt in meinen Augen darin, dass der einzelne Mensch und Bürger herausgefordert ist, die ihm in Übereinstimmung mit unserer Verfassung zugebilligte Selbstbestimmung *verantwortlich* wahrzunehmen, andernfalls bleibt sie eine Hülse. Die Freiheit, auch über sein Lebensende selbst und in letzter Instanz entscheiden zu können, ist eben auch eine Aufgabe: Der Mensch ist aufgefordert, sich über »sein Sterben« Gedanken zu machen, das heißt in einen Dialog mit sich selbst, ihm nahestehenden Menschen und seinem Arzt einzutreten. Nur wenn der Einzelne diesen Dialog über das Sterben sucht und ihn zustande bringt; nur wenn er getragen ist von dem Mut, vor dem eigenen Sterben nicht zu fliehen; nur wenn er die Chance, das, was das Sterben zu gestalten zulässt, auch tatsächlich wahrnimmt; nur wenn ihm die Weitsicht, bereits bestehende oder sich andeutende Krankheit in eine Vorausverfügung einfließen zu lassen, auch willkommen ist, wird das neue Gesetz zu einem Gewinn für die Menschen unseres Landes.

Der Ärzteschaft signalisiert das neue Gesetz nur bei oberflächlicher Betrachtung, dass dem ärztlichen Paternalismus nun endgültig der Garaus gemacht worden ist. Dem ist keineswegs so. Denn die Grundzüge dessen, was vom Parlament im Juni 2009 nun in einem Gesetz niedergelegt worden ist, hat das Landgericht Essen schon vor mehr als 50 Jahren in einem Urteil festgelegt. Es wurde in mehren Folgeurteilen des Bundesgerichtshofes fortgeschrieben und ist insofern nicht neu: Es kann nach unserer Verfassung ohne die ausdrückliche oder mutmaßliche Zustimmung des Patienten keine ärztliche Behandlung geben, auch am Lebensende nicht und selbst dann nicht, wenn der Patient sich wider alle medizinische Vernunft verhält und seinen vorzeitigen Tod heraufbeschwört. Der Gedanke, den manche Gegner des nun geltenden Gesetzes anführten, dass nämlich der Patient vor seiner eigenen Entscheidung geschützt werden müsse, da ihm Kompetenz und Weitsicht fehlten, ist ja im klinischen Alltag nicht völlig von der Hand zu weisen. Doch tödliche Unvernunft ist, und das mag man als Arzt kopfschüttelnd bedauern, eine Möglichkeit menschlichen Verhaltens und Handelns, die unsere Verfassung nicht ausschließt. Nicht durch ein Gesetz lässt sich Unvernunft verhindern, sondern allein durch (ärztliche) Beratung auf der Basis der Freiwilligkeit. Auch suchtkranken Ehepaaren beispielsweise, die eine Elternschaft anstreben, kann in unserem säkularen und liberalen Staat vor der Zeugung des Kindes keine Zwangsberatung verordnet werden, so sehr man dies auch für notwendig und sinnvoll hielte.

Sich deshalb als Arzt nun zurückzuziehen, zeugte von gekränkter Eitelkeit und geringer Veränderungsbereitschaft in einer Zeit, in der sich individuelle Freiheitsspielräume auch auf anderen gesellschaftlichen Handlungsfeldern auftun und der Mensch mehr und mehr auch die Erfahrung macht, dass die Entscheidungen, die von ihm als »mündigem Bürger« erwartet werden, ihn nicht selten überfordern und seinem Glück keineswegs immer dienlich sind. Aufgabe des Arztes ist es hier deswegen, als kundiger und durchaus »väterlicher« Ratgeber und Partner dem kalten Wind der Selbstbestimmung, dem er manchen seiner Patienten nun ausgesetzt sieht, seine Schärfe zu nehmen und ihn positiv zu wenden.

Jenseits der Palliativmedizin – Ärztliche Beihilfe zur Selbsttötung und direkte aktive Sterbehilfe

Neben all ihren Errungenschaften und Leistungen hat die moderne Medizin beängstigende und grausame Existenzweisen hervorgebracht, in die Menschen ohne sie nie geraten wären, weil sie zuvor eines natürlichen Todes gestorben wären. Hierzu zählen beispielsweise beatmete Patienten mit hoher Querschnittslähmung wie Katharina S. oder »Lockedin«-Patienten wie Jean-Dominique Bauby.

Sich angesichts dieser janusköpfigen Entwicklungen der Medizin darauf zu berufen, als Arzt allein »Anwalt des Lebens« zu sein, ist wohlfeil und zeugt meines Erachtens von einem allzu eng ausgelegten, weil wenig differenzierenden Verantwortungsbewusstsein: Es wird der Not und Verzweiflung mancher Patienten nicht gerecht. Und hier liegt eine weitere entscheidende Erwartung an die deutsche Ärzteschaft: Sie darf sich der Verantwortung für Patienten, die begründet und in schwerster Not um ärztliche Beihilfe zur Selbsttötung oder um direkte aktive Sterbehilfe bitten, nicht entziehen.

Viele Ärztinnen und Ärzte in der Bundesrepublik, ob sie nun zu den »Legalisierungsbefürwortern« gehören oder nicht, wissen, dass selbst bestmögliche Palliativmedizin und menschliche Zuwendung niemals alle Verluste einstmals möglicher Glückserfahrung und Lebenszufriedenheit für alle aussichtslos Kranken und Schwerstversehrten ausgleichen können. Diese Ärztinnen und Ärzte vermögen den Vorgaben der Bundesärztekammer und ihres Präsidenten und dem, was Standesethik und Berufsordnung am Lebensende gutheißen und was sie ablehnen, nicht mehr zu folgen. Ihr Unbehagen, wie auch das meinige, ist beträchtlich und begründet: Sind doch die Patienten nicht dazu da, der ärztlichen Standesethik gerecht zu werden, sondern umgekehrt: Die Standesethik hat den (veränderten) Bedürfnissen der Patienten zu folgen. Um Missverständnissen vorzubeugen: *Unverrückbarer Maßstab ärztlichen Handelns ist und bleibt das Wohl des Patienten.* Es hat primär *seinem* Willen zu folgen. Sich von der Authentizität dieses Willens zu überzeugen, ist Pflicht des Arztes; aber es steht ihm nicht zu, diesen Willen abschließend zu bewerten! Sich der ganzen Tragweite dieses arztethischen Grundsatzes zu stellen, hat die *verfasste* Ärzteschaft bisher versäumt. Sie beharrt auf einer gesinnungsethischen Position, die faktisch in Kauf nimmt, manche Patienten in ihrer Not sich selbst zu überlassen. Sie darf sich dieser Not nicht verschließen; vielmehr muss sie auch für Patienten, die das nachvollziehbare Verlangen haben, ihr Sterben in schwerster Krankheit zu beschleunigen oder in die eigene Hand nehmen zu wollen, ihre Arme öffnen. Dies kann nur über den Weg einer offenen innerärztlichen Diskussion sowie einer Diskussion mit der Öffentlichkeit geschehen. Die Ärzteschaft darf diesen Diskussionen nicht ausweichen, will sie nicht das Feld jenseits der Palliativmedizin Geschäftemachern und Dilettanten überlassen.

Sollte also die ärztliche Beihilfe zur Selbsttötung ethisch toleriert und akzeptiert, die freiwillige aktive Sterbehilfe darüber hinaus entkriminalisiert oder gar legalisiert werden?

Oftmals schon haben Gegner wie Befürworter dieser beiden so sehr umstrittenen Arten der Sterbehilfe unter bemerkenswerter Zurückhaltung der Ärzteschaft ihre Positionen ausgetauscht und beide Seiten unterlegen ihre jeweilige Haltung mit schwerwiegenden und ernst zu nehmenden Argumenten.

Zusammengefasst lauten die wesentlichen Argumente der *Gegner* einer Legalisierung, dass die Freiwilligkeit eines Todesverlangens prinzipiell niemals sicherzustellen sei, dass sie besonders im Falle Hochbetagter und Schwerstkranker subtiler Manipulation unterliege und nicht auszuschließen sei, dass die Barrieren zur unfreiwilligen Sterbehilfe brächen, zumal bei bewusstlosen, schwerstbehinderten und marginalisierten Menschen. Gesetze mögen in lauterster Absicht geschaffen worden sein, ihr Missbrauch in den Niederungen menschlichen Handelns sei vorprogrammiert. Auch könnte der wachsende »Kostenstress« im Gesundheitswesen dazu führen, dass einer Triage-Mentalität Vorschub geleistet wird und schwerst kranken Menschen kostspielige Therapien vorenthalten werden. Unzureichende Symptomkontrolle von Schmerz und Angst könne keinen Grund für eine Legalisierung abgeben, da effektive Symptomkontrolle heute möglich ist, und wenn viele Ärzte sie nicht beherrschten, sei deren Aus- und Weiterbildung eben zu verbessern. Für unerträglich existenziell Leidende seien nicht ärztliche Beihilfe zur Selbsttötung oder aktive Sterbehilfe das Mittel der Wahl, sondern menschliche Zuwendung und Aufgehobenheit.

Die *Befürworter* argumentieren, dass das in unserer Verfassung so hochrangig angesiedelte Recht auf Selbstbestimmung auch das Recht auf den Zeitpunkt und die Gestaltung des eigenen Lebensendes gewährleisten muss. Niemand kann im Übrigen zur Annahme einer palliativen Behandlung genötigt werden, abgesehen davon, dass auch der Palliativmedizin Grenzen gesetzt sind. Im Falle der ärztlichen Beihilfe zur Selbsttötung wird von ihren Befürwortern sogar ein *Recht* auf Beihilfe zur Selbsttötung ins Spiel gebracht, weil ihrer Auffassung nach jenseits der Frage, ob das »Recht auf Suizid« ein Freiheits- oder ein Anspruchsrecht ist, der Staat die Voraussetzung für die Entfaltung auch dieses Rechts bereitzustellen hat. Im Falle der freiwilligen aktiven Sterbehilfe könne, auch wenn der »faktisch« Handelnde ein Fremder ist, von *Fremd*verfügung keine Rede sein, weil dieser Fremde (Arzt), zum Beispiel im Falle eines motorisch handlungsunfähigen Schwerstkranken (ALS-Patient), lediglich instrumentalisiert werde und die eigentliche Tatherrschaft beim Patienten verbleibe.

Außerdem sind die Befürworter der Auffassung, dass alles menschliche Handeln missbrauchsanfällig und riskant und deswegen ein Verbot ärztlicher Beihilfe zur Selbsttötung und freiwilliger aktiver Sterbehilfe mit diesem Argument nicht zu rechtfertigen sei. Im Gegenteil: Da es, ob ein Verbot existiere oder nicht, immer Beihilfe zur Selbsttötung und direkter aktiver Sterbehilfe geben werde, sei in der Bilanz einer gesetzlichen Regelung und Erlaubnis der Vorzug zu geben, weil sie Eindeutigkeit schaffe und Kontrolle ermögliche. Andernfalls werde unkontrollierter Wildwuchs ärztlicher Suizidbeihilfe und aktiver Sterbehilfe, wie er sich heute schon andeutet, nur zunehmen.

Ein aus meiner Sicht starkes Argument der Befürworter ist darin zu sehen, dass die Befürchtungen der Gegner eben Befürchtungen sind und bleiben, solange sie nicht zeigen können, dass sie auch tatsächlich eintreten (müssen). Und dafür spricht, wenn man die langjährigen Erfahrungen des amerikanischen Bundesstaates Oregon mit der ärztlichen Beihilfe zur Selbsttötung zugrunde legt, gegenwärtig nichts. Ganz im Gegenteil: Die Palliativmedizin in Oregon erfuhr eine Stärkung und manchen Patienten reichte die Sicherheit des »Rezeptes in der Schublade«, ohne von seiner Einlösung Gebrauch zu machen und ihre Selbsttötung zu vollziehen.

Wie kann man einen Ausweg aus dem Dilemma dieser beiden Auffassungen finden? Wie könnte ein *rechtlicher Rahmen* aussehen, der einerseits dem einzelnen Patienten mit begründetem Sterbeverlangen entgegenkommt und andererseits mögliche negative gesellschaftliche Auswirkungen weitestgehend verhindert? Diese Fragen bedürfen dringend der öffentlichen Diskussion und Entscheidungsfindung, zumal der Gesetzgeber frei darin ist, das gegenwärtige Verbot der freiwilligen aktiven Sterbehilfe aufzuheben.

Von der *rechtlichen* Bewertung ist die *ethische* Bewertung der ärztlichen Beihilfe zur Selbsttötung und der freiwilligen aktiven Sterbehilfe grundsätzlich zu trennen. Nach meinem Dafürhalten sind beide Arten der Sterbehilfe in begründeten Fällen *ethisch* vertretbar, unter Umständen sogar geboten. Dem ärztlichen Ethos widersprechen sie aus meiner Sicht, wie ich versucht habe zu zeigen, nicht grundsätzlich. Daher sollte ein Arzt, der die strengen Kriterien – schwerste und nicht heilbare Erkrankung, Freiverantwortlichkeit und Nachhaltigkeit des Sterbeverlangens, Einsichtsfähigkeit, Aufklärung über alle Alternativen – ohne Zweifel bei seinem Patienten als erfüllt ansieht und sich deshalb zur Beihilfe zum Suizid entschlossen hat, weder berufsrechtliche Sanktionen noch Strafverfolgung zu fürchten haben. Gleiches gilt für einen Arzt, der einem handlungsunfähigen Patienten nach den gleichen Kriterien direkte aktive Sterbehilfe leistet. Wie dem auf der Ebene des Rechts Rechnung getragen werden kann, muss vom Gesetzgeber entschieden werden.

Die alles entscheidende Frage, die unsere Gesellschaft zu beantworten hat, lautet: Sind wir als ein Gemeinwesen mitfühlend genug, einem einsichtsfähigen Menschen, der trotz bestmöglicher medizinischer Versorgung und menschlicher Zuwendung weiter leidet, zu gestatten, sein Sterben zu beschleunigen?

Vielleicht beschreibt das folgende Statement führender britischer Palliativmediziner einen Minimalkonsens, der seinerseits eine Grundlage für eine fruchtbare weiterführende Debatte abgeben kann:

»Die ethische Rechtfertigung einer individuellen Handlung, hier eines Aktes freiwilliger direkter aktiver Sterbehilfe, bedeutet nicht notwendigerweise, dass Gesellschaft und Politik sie grundsätzlich billigen; und umgekehrt machen sich Politik und Gesellschaft nicht unglaubwürdig, wenn sie einen solchen Akt als Ausnahme tolerieren.«[7]

Klare Indikation und wahrhaftige Absichten – Voraussetzungen guten ärztlichen Handelns

Einige letzte Gedanken, die Voraussetzung allen ärztlichen Handelns, jedoch am Lebensende von überragender Bedeutung sind, sollen dieses Buch abschließen.

Gerade am Lebensende fließt nicht allein das Handeln des Arztes, sondern auch die mit ihm einhergehenden Absichten in seine rechtliche und ethische Bewertung ein, wie ja auch im Strafrecht Gut und Böse sich oftmals allein im Kopf des Täters unterscheiden. Auf eines kann daher – neben einer präzisen ärztlichen Indikationsstellung – unter keinen Umständen verzichtet werden: ärztliche Redlichkeit und Wahrhaftigkeit. Sie bilden seit jeher die Grundlage ärztlicher Handlungsorientierung, ganz besonders jedoch dann, wenn ein Arzt terminal Kranke behandelt und betreut. Mancher Arzt kommt der Verpflichtung, sich Klarheit über sein Vorhaben zu verschaffen und sich selbst hierüber Rechenschaft abzulegen, nicht in ausreichendem Maße nach. Mutlosigkeit und eine falsche Zurückhaltung ergreifen ihn. Weil er fürchtet, dass die palliative Behandlung eines terminal Kranken sein Leben unzulässig verkürzt oder er die klare Grenze zwischen Zulassen des Sterbens und Todesverursachung übersehen könnte, schreckt er oftmals zulasten des Kranken vor einer offensiven, das heißt wirksamen palliativen Behandlung zurück.

Noch einmal seien deswegen hier die Grundpfeiler rechtlich korrekten und ethisch unangreifbaren palliativmedizinischen Handelns zusammenfassend genannt:

– Wer eine nicht indizierte Behandlung nicht beginnt oder eine bereits begonnene, nicht mehr indizierte Behandlung abbricht, begeht niemals Rechtsbruch.
– Bei frei verantwortlichem Willen des Patienten ist ein gewollter Abbruch oder die Nicht-Aufnahme lebenserhal-

tender Maßnahmen nicht allein gerechtfertigt, sondern geboten.

– Den Tod, den der Arzt gemäß dem Patientenwillen nur zulassen muss, darf er nicht aktiv herbeiführen.

– Notwendige Schmerzbehandlung kann, ob sie nun den Todeszeitpunkt sicher oder nur vermutet vorverlegt, niemals rechtswidrig oder unethisch sein.

Würden diese Leitsätze umfassend beachtet und terminal Kranke auf ihrer Grundlage behandelt, bliebe für das Zögern mancher Ärzte, Schwerstkranke angemessen zu behandeln, und für zwielichtiges oder verdecktes ärztliches Handeln am Lebensende kaum mehr Raum. Unsägliches Leid könnte vermieden werden.

Und dennoch: Überwindung des medizinischen Machbarkeitsimperativs, kundigste ärztliche Beratung in schwerer Krankheit, allseitiger Respekt vor Wunsch und Willen des Patienten, vertrauensvollste Kommunikation zwischen Arzt und Krankem, höchste palliativmedizinische Versorgungsqualität, lauterste ärztliche Absichten am Lebensende, gesellschaftlicher Konsens in der Frage des beschleunigten Sterbens in aussichtloser Krankheit – selbst wenn all das Wirklichkeit wäre, Leben und Sterben miteinander zu versöhnen, wird ein Traum bleiben. Doch ihm so nahe wie möglich zu kommen – nie waren die Möglichkeiten weitreichender und die Mittel wirksamer –, ist heute mehr denn je ärztlicher Auftrag, wenn Heilung nicht mehr möglich ist.

Dank

Mein tief empfundener Dank und meine Hochachtung gelten allen, die mir als Angehörige der in diesem Buch genannten (verstorbenen) Patienten die Zustimmung gaben, ihre jeweilige Kranken- und Leidensgeschichte hier, wenn auch anonym, veröffentlichen zu dürfen: der Mutter von Alexander N., die das Sterben ihres Sohnes geradezu heroisch erkämpfte; der Ehefrau des tumorkranken Herrn S., die unbeirrbar und mit Hingabe das Sterben ihres Mannes im Krankenhaus begleitete; dem Ehemann meiner verstorbenen Kollegin Monika R., der mich ermutigte, ihr Sterben im Sinne der Stärkung der Palliativmedizin in Deutschland in dieses Buch aufzunehmen. Ganz besonders danke ich Katharina S., die mir gestattete, von ihrem kaum zu ermessenden, schweren Schicksal und ihrer Ambivalenz, es künftig ertragen zu wollen, zu sprechen.

Wir alle stehen auf den Schultern von Riesen. Dank gebührt daher meinem verstorbenen Lehrer, Mentor und Freund Professor Wolfgang Dißmann, der, ein glänzender Kliniker und empathischer Intensivmediziner, frühzeitig mein Interesse für ethische Fragestellungen, insbesondere am Lebensende, weckte und lenkte, wie auch meinem amerikanischen Kollegen und Freund Professor Lawrence J. Schneiderman, emeritierter Professor für Medizinische Ethik und Präventive Medizin an der University of California, San Diego, mit dem über ethische Fragen fruchtbar zu diskutieren ich oftmals Gelegenheit hatte und dessen zahlreiche Publikationen zur Medizin am Lebensende einen tiefen Eindruck in mir hinterließen.

Mich und diejenigen Ärzte und Ärztinnen, die das Glück hatten, mit ihnen zusammenarbeiten zu dürfen, lehrten sie nicht allein ärztliche Empathie, sie lebten sie darüber hinaus überzeugend vor.

Den auf medizinrechtliche Fragen spezialisierten Rechtsanwälten Herrn Wolfgang Putz und Frau Beate Steldinger gebührt Dank dafür, dass sie das Manuskript mit dem scharfen Auge des Juristen unter die Lupe nahmen und mich vor manchem Fehler und mancher Ungenauigkeit bewahrten. Zudem sind sie mir beide schon seit langer Zeit hochkompetente Ratgeber und Gesprächspartner in allen Fragen, die Patientenrechte und Selbstbestimmung am Lebensende betreffen.

Sehr herzlich danken möchte ich auch meiner Lektorin, Frau Dr. Heike Specht, die es mit großer Sachkenntnis, Übersicht und Einfühlungsvermögen vermocht hat, sachliche Klarheit und sprachliche Gestaltung des Buches spürbar zu vervollkommnen.

Nicht zuletzt danke ich meiner Agentin Frau Barbara Wenner, die mir immer eine gesprächsbereite Zuhörerin und Beraterin war, die mir mit Klugheit und Instinkt im Dschungel der Verlagslandschaft Orientierung gab und mich schließlich in der Deutschen Verlags-Anstalt den bestmöglichen Verlag für mein Buch finden ließ. Auch allen Mitarbeitern und Mitarbeiterinnen des Verlags, die am Zustandekommen des Buches Anteil haben, sei herzlich gedankt.

Glossar

Alkaloide: Sammelbezeichnung für vorwiegend aus Pflanzen isolierte stickstoffhaltige organische Verbindungen, die auf den tierischen und menschlichen Organismus in charakteristischer, oftmals giftiger Weise einwirken. Die wichtigste Gruppe bilden die schmerzstillenden, krampflösenden und hustenstillenden Opiumalkaloide (Morphin, Papaverin, Codein). Weitere Alkaloide z. B.: Strychnin, Chinin, Ergotamin, Coffein, Atropin u. v. a.

Amyotrophe Lateralsklerose (ALS): Bis heute unbehandelbare Krankheit des motorischen Nervensystems unbekannter Ursache mit nicht aufzuhaltender Lähmung der Muskulatur einschließlich der Atemmuskulatur. Die Überlebenszeit bei Erkrankung liegt zwischen Monaten und mehreren Jahren; der Tod tritt durch Atemlähmung ein.

Angina pectoris: Schmerzhafte Brustenge; Symptom arteriosklerotisch verengter Herzkranzgefäße; unbehandelt folgt häufig ein Herzinfarkt.

Betablocker: Arzneimittel, das den Blutdruck senkt, den Herzschlag verlangsamt und bei Angina pectoris und Bluthochdruck verordnet wird.

Body-Mass-Index (BMI) Maß für Über- oder Untergewicht, ermittelt aus der Körpermasse m (in kg) und dem Quadrat der Körpergröße h (in m) nach der Formel $BMI = m / h^2$.

Case-Mix-Index (CMI) = »Fallschwere-Index«. Beschreibt die durchschnittliche Schwere der Erkrankungsfälle der Patienten eines Krankenhauses, gemessen an einer Skala, die dem Gesamt-Ressourcenaufwand entspricht. Bedeutung hat der CMI besonders in medizinisch-ökonomischen Patientenklassifikationssystemen im Rahmen der Abrechnung nach Fallpauschalen.

Computertomografie (CT): Bildgebendes röntgendiagnostisches Verfahren, bei dem Teile des menschlichen Körpers Schicht für Schicht durchstrahlt werden.

Cornealreflex: Durch Reizung der Hornhaut des Auges ausgelöster »Blinzelreflex«.

Defibrillation: Elektroschockbehandlung des stillstehenden (flimmernden) Herzens zur Wiederherstellung des normalen Herzrhythmus.

Dehydratation: Flüssigkeitsverarmung des Körpers.

Dekubitus: Druckgeschwür; eine häufige, jedoch durch entsprechende Vorsorge vermeidbare Komplikation bei bettlägrigen Kranken.

Dialyse: Künstliche »Blutwäsche«, die bei ausgefallener Nierenfunktion giftige Stoffwechselprodukte aus dem Blut entfernt.

Delir(ium): Akuter Verwirrtheitszustand, der mit schwerster Unruhe, Angst und Wahnvorstellungen einhergeht und verschiedene organische Ursachen haben kann (z. B. Drogen- oder Alkoholentzug, Unterzuckerung, Sauerstoffmangel, Fieber).

Ergotherapie: Gr. *Ergon* = Werk / Arbeit. Therapie, die Menschen dazu verhilft, ihre Handlungsfähigkeit wiederzugewinnen.

»Extra muros«: Wörtl. »außerhalb der Mauern«, bedeutet hier: außerhalb des Krankenzimmers, also in Abwesenheit des Kranken.

Foudroyanter Verlauf: Blitzartiger, stürmischer Verlauf (einer Krankheit).

Gastroenterologie: Teilgebiet der Inneren Medizin, das sich mit den Krankheiten des Verdauungstraktes befasst.

Geriatrie: Teilgebiet der Medizin, das sich mit den Krankheiten des Alters befasst.

Güdel-Tubus: Kurzer gebogener Gummischlauch, der zwecks Freihalten der oberen Atemwege bei Bewusstlosen in den Mund-/Rachenraum eingebracht wird.

Herzkatheteruntersuchung: Diagnostisches Verfahren, bei dem eine über die Blutbahn eingeführte dünne Sonde unter Röntgen-Durchleuchtungskontrolle an die Herzhöhlen und die Herzkranzgefäße herangeführt werden kann, um mithilfe von Kontrastmittel die Binnenräume des Herzens sichtbar zu machen, Engstellen an den Herzkranzgefäßen zu erkennen, eventuell aufzudehnen und mit einem eingebrachten Stent (Gefäßnetz) dauerhaft offen zu halten.

Hypoxie: Sauerstoffmangel

IGEL-Leistungen: Individuelle Gesundheitsleistungen; nicht von der Gesetzlichen Krankenversicherung bezahlte ärztliche Leistungen, deren Kosten der Patient selbst tragen muss. Es handelt sich um ein intransparentes Gemisch entbehrlicher, zum Teil medizinisch fragwürdiger Leistungen.

Infauste Prognose: Vorhersage eines aussichtslosen, ungünstigen Krankheitsverlaufs.

Intubation: Einführen eines Schlauchs durch den Mund- oder Nasen-Rachenraum in die Luftröhre zwecks Beatmung eines narkotisierten oder aus anderen Gründen bewusstlosen Patienten.

Kardiogener Schock: Lebensbedrohlicher Zustand mit folgendem Kreislaufversagen, verursacht durch eine akute schwere Störung der Herzfunktion z. B. bei ausgedehntem Herzinfarkt.

Kurative Therapie: Lat. *Cura* = Sorge, Behandlung. Heilende Behandlung im wörtlichen Sinne, d. h. die Krankheit heilt folgenlos aus.

Logotherapie: Medizinisch-therapeutische Fachdisziplin, die krankhafte Sprach-, Stimm- und Hörbeeinträchtigung zu beheben sucht.

Magnetresonanztomografie (Kernspintomografie): Nicht in den Körper eindringendes bildgebendes Diagnoseverfahren, das unter Nutzung des Magnetfeldes hoher Feldstärke sowie eingestrahlter Radiowellen Schnittbilder vom Körperinneren liefert.

Minimal Conscious State (MCS): Zustand minimalen Bewusstseins, der vom vegetativen Status streng zu trennen ist.

Palliative Therapie: Lat. *Pallium* = Mantel. Nicht mehr auf Heilung und Lebensverlängerung, sondern auf umfassendes Wohlbefinden (eines Schwerstkranken oder Sterbenden) zielende Behandlung.

Perkutane Endoskopische Gastrostomie (PEG): Verfahren der künstlichen Ernährung bei Schluckstörungen oder mangelhafter oraler Nahrungsaufnahme. Die dabei verwendete PEG-Sonde ist ein elastischer Kunststoffschlauch, der durch die Bauchwand (perkutan) des Patienten mittels einer Magenspiegelung (endoskopisch) im Magen unter dessen Eröffnung von außen (Gastrostomie) platziert wird.

Permanenter vegetativer Status (PVS): Von einem solchen darf (erst) gesprochen werden, wenn ein vegetativer Status nach Hirnverletzung länger als ein Jahr, nach Schädigung des Hirns durch Sauerstoffmangel länger als ein halbes Jahr besteht. Vorher spricht man von einem persistierenden vegetativen Status.

Pupillenreflex: Durch Lichteinstrahlung geprüfte reaktive Größen- und Formveränderungen der Pupille, die Rückschlüsse auf die Funktion bestimmter Hirnnerven zulassen.

Reanimation: Lat. wörtl. »Wiederbeseelung«; gemeint: Wiederbelebung.

Sedierung: Beruhigung oder Dämpfung des Bewusstseins, herbeigeführt durch Arzneimittel oder Drogen.

Sepsis: »Blutvergiftung«; schwerstes Krankheitsbild infolge dauernden oder periodischen Eindringens von Krankheitserregern aus einem Krankheitsherd in den Blutkreislauf.

Stent: Gittergerüst in Röhrchenform aus Metall oder Kunststoff, das dazu dient, Engstellen in Hohlorganen oder Blutgefäßen, z. B. in Herzkranzgefäßen, dauerhaft offen zu halten.

Szintigrafie: Bildgebendes Verfahren mittels radioaktiver Isotope zur Lokalisation von Entzündungs- oder Tumorherden im Knochen oder anderen Organen.

Terminalstadium: Endstadium (einer Krankheit).

Thalamo-corticales System: Dreidimensionales Nervenzellnetzwerk, lokalisiert in der Hirnrinde und im Sehhügel (Thalamus), in dem das menschliche Bewusstsein entsteht.

Anmerkungen

Vorwort

1 Dissmann, W., de Ridder, M., The Soft Science of German Cardio-
logy, Lancet 359 (2002), S. 2027–2029

2 Just how tainted has Medicine become? (Ed.), Lancet 359 (2002),
S. 1167

»Wir tun, was wir können« –
Vom Auftrag der Medizin am Lebensende

1 Schuster, H.-P., Geschichtliche Entwicklung der Intensivmedizin
in Deutschland. Intensivmedizin 36 (1999), S. 337–348

2 Konecny, E., Roelcke, V., Weiss, B., Medizintechnik im 20. Jahrhundert. VDE-Verlag (2003)

3 Schwartz, W. B., Life without Disease. Univ. of California Press
(1998), S. 10–13

4 Thömke, F., Weilemann, S. L., Prognose kadiopulmonal reanimier-
ter Patienten – ein Diskussionsbeitrag. Dtsch. Ärztebl. 2007; 104
(42): A 2879–85

5 Eine vertiefte Darstellung der Problematik aussichtsloser Medizin (»Futile Medicine«) ist nachzulesen bei: Schneiderman, L. J.,
Jecker, N. S., Wrong Medicine. Doctors, Patients and Futile Treat-
ment. John Hopkins Univ. Press; Baltimore and London (1995)
Eine der wenigen wissenschaftlichen Arbeiten, die der Aussichtslosigkeit medizinischer Behandlung in Deutschland nachgehen,
verfassten die Autoren Albisser-Schleger H., Pargger, H., Reiter-Theil,
S., »Futility« – Übertherapie am Lebensende? Gründe für ausblei-
bende Therapiebegrenzung in Geriatrie und Intensivmedizin.
Zeitschr. f. Palliativmedizin 9 (2008), S. 67–75

6   Zitiert nach: Schneiderman L.J., Embracing our Mortality. Oxford
    2008, S. 118
7   Zucker, M.B., Zucker, H.D., Medical Futility. Cambridge Univ.
    Press 1997, S. 5–6

Zwischen Herztod und Hirntod –
Wann endet das menschliche Leben?

1   Birnbacher, D., Angstwurm, H., Eigler, F.-W., Wuermeling,
    H.-B., Der vollständige und endgültige Ausfall der Hirntätigkeit
    als Todeszeichen des Menschen – Anthropologischer Hintergrund.
    Deutsches Ärzteblatt vom 5. November 1993, S. 2170–2173
2   Laureys, S., Death, Unconsciousness and the Brain. Nature
    Reviews 6 (2005), S. 899–909

Künstliche Ernährung am Lebensende –
Die Legende vom Verhungern und Verdursten

1   McCann, R.M., Hall W.J., Groth-Juncker, A., Comfort Care for
    Terminally Ill Patients. JAMA 1994 (272), S. 1263–1266
2   Bozetti, F., Nutritional Support in Patients with Cancer of the
    Esophagus. Tumori 1998 (85), S. 681–686 Ferrini, M.T., Effects of
    Nutritional Support on Survival in AIDS-IV-C Patients. Revista do
    Hospital das Clinicas 1993 (48), S. 161–166
3   Mitchell, S.L., Kiely, D.K., Lipsitz, L.A., The Risk Factors and
    Impact on Survival of Feeding Tube Placement in Nursing Home
    Residents with Severe Cognitive Impairment. Arch. Int. Med. 1997
    (157), S. 327–332
4   Ciocon, J.O., Silverstone, F.A., Graver, L.M., The Feeding in
    Elderly Patients. Arch. Int. Med. 1988 (148), S. 429–433
5   Kaw, M., Sekas, G., Long Term Follow-up of Consequences of
    Percutaneous Endoscopic Gastrostomy (PEG) Tubes in Nursing
    Home Patients. Dig. Dis. Sci. 1994 (39), S. 738–743

6 Finucane, T. E., Christmas, C., Travis, K., Tube Feeding in Patients
with Advanced Dementia. JAMA 1999 (282), S. 1365–1369

7 O'Brien, L. A., Grisso, J. A., Maislin, G., Nursing Home Residents'
Preferences for Life Sustaining Treatments. JAMA 1995 (274),
S. 1775–1779

8 Eibach, U., Zwirner, K., Künstliche Ernährung: Um welchen Preis?
Medizinische Klinik 2002 (97), S. 558–563

9 z. B. die sog. Kemptener Entscheidung des Bundesgerichtshofes.
Nachzulesen bei: Putz, W. u. Steldinger, B.: Patientenrechte am
Ende des Lebens. München 2007, S. 195

Gepflegt und doch verendet –
Vom Sterben der Alten und Gebrechlichen

1 Unveröffentlichte Ergebnisse der Prüfung stationärer Pflegeeinrichtungen in Berlin durch den MDK zwischen 1998 und 2001

2 Tagesspiegel Berlin vom 5.1.2006

3 Prüfbericht des Medizinischen Dienstes der Spitzenverbände der
Krankenkassen (MDS) 2007 (zitiert nach: Spiegel Online vom
31.8.2007)

4 Aichele, V., Schneider, J. (Deutsches Institut für Menschenrechte),
Soziale Menschenrechte älterer Personen in Pflege (2006),
S. 38

5 »Ein gelingendes Leben bedarf auch der Last«. Die Zeit vom
6.3.2003

6 Bedarfsgerechtigkeit und Wirtschaftlichkeit. Sachverständigenrat
für die konzertierte Aktion im Gesundheitswesen. Gutachten
2000/2001

7 Umfrage der Gesellschaft für Konsumforschung (GFK) Nürnberg
im Auftrag der »Apotheken Umschau« im Januar 2007

Verordnetes Leid – Das Fiasko der Schmerztherapie

1   Jungck, D., Die Lage der Schmerztherapie in Deutschland (2005).
    Internet: www.schmerztherapeuten.de
2   DocCheck Newsletter (Ausgabe Newsletter Schweiz 07.09). Das
    Leid mit dem Schmerz. Internet: www.newsletter.doccheck.com/
    generator/626/3163/xhtml
3   de Ridder, M., Heroin – Vom Arzneimittel zur Droge. Campus
    2000, S. 78 ff.
4   Porter, J., Jick, H., Addiction Rare in Patients Treated with Nar-
    cotics. New England Journal of Medicine 1980, S. 302, 123
5   Zitiert nach: Schmerztherapie kennt keine Altersgrenze. Zeitschrift
    für angewandte Schmerztherapie, Heft 2 (2001)
6   de Ridder, M., Heroin – Vom Arzneimittel zur Droge. S. 119 ff.,
    148 ff.
7   Sykes, N., Thorns, A., The Use of Opioids and Sedatives at the
    End of Life. The Lancet Oncology 2003, 4, S. 312–318
8   Ethik-Charta der Deutschen Gesellschaft zum Studium des
    Schmerzes e. V. (DGSS) Internet: www.dgss.org

»Wir rufen Sie an, wenn es so weit ist« –
Von der Kälte des Krankenhausbetriebs

1   »17 000 Todesfälle durch vermeidbare Fehler im Krankenhaus«.
    Aktionsbündnis Patientensicherheit e. V. veröffentlicht die Agenda
    Patientensicherheit 2007. www.worldinaction.de/gesundheit/all-
    gemeines

»Ich liebe meinen Sohn, aber er gehört mir nicht« –
Das lange Sterben des Alexander N.

1   Exakte Angaben zur Anzahl der Wachkomapatienten in Deutsch-
    land existieren nicht. Schätzungen sprechen von 8–10 000
    Patienten (z. B. Bienstein, Chr., Die Versorgung von Menschen

im Wachkoma. In: Höfling, W., Das sog. Wachkoma. Münster
2005)

2 Borasio, G.D. u.a., Einstellungen zur Patientenbetreuung in der
letzten Lebensphase: Eine Umfrage bei neurologischen Chef-
ärzten. Nervenarzt 2004 (75), S.1187–93. Höfling, W., Schäfer, A.,
Leben und Sterben in Richterhand? Ergebnisse einer bundeswei-
ten Befragung zu Patientenverfügung und Sterbehilfe. Zitiert nach:
Medizinrecht (2007), 25, S. 166

3 Schneiderman, L.J., Exile and PVS. Hastings Center Report. May/
June 1990, S. 5

Mensch ohne Selbst – das sogenannte »Wachkoma«

1 »Die Tür zum Bewußtsein öffnen«. Neue Zürcher Zeitung vom
27./28.8.2005, S. 9

2 Jennett, B., Thirty Years of Vegetative State: Clinical, Ethical
and Legal Problems. Progress in Brain Research 150 (2005),
S.537–543

3 The Vegetative State. Report of a Working Party of The Royal College of Physicians. London 2003

4 Laureys, S., Death, Unconsciousness and the Brain. Nature
Reviews 6 (2005), S. 899–909

5 Laureys, S., Adrian, O., Schiff, N.D., Brain Function in Coma,
Vegetative State, and Related Disorders. The Lancet Neurology
3 (2004), S. 537–546

6 Childs, N.L., Walt, N.M., Childs, H.W. Accuracy of Persistent
Vegetative State. Neurology 43 (1993), S. 1465–67
Misdiagnosing the Persistent Vegetative State. British Medical
Journal 313 (1996) July 6TH, S. 5

7 Fins, J.J., Neurological Diagnosis is More Than a State of Mind:
Diagnostic Clarity and Impaired Consciousness. Archives of Neurology 61 (2004), S. 1354–55

8 Hufen, F., In dubio pro dignitate. Neue Juristische Wochenschrift
12 (2001), S. 851

9 Dörner, K., Hält der BGH die »Freigabe der Vernichtung lebens-

unwerten Lebens« wieder für diskutabel? Zeitschrift für Rechts-
politik 3 (1996), S. 93, 94

10 Zieger, A., Beziehungsmedizinisches Wissen im Umgang mit sog.
   Wachkomapatienten. In: Höfling, W., Das sog. Wachkoma. Münster, 2005, S. 54

11 Cassell, E. J., Clinical Incoherence about Persons: The Problem
   of the Persistent Vegetative State. Annales of Internal Medicine
   15 (1996), S. 146–147

Des Menschen Wille – Selbstbestimmung am Lebensende

1 Drittes Gesetz zur Änderung des Betreuungsrechts (»Patientenverfügungsgesetz«), Bundesrat Drucksache 593/09

2 Die Zeit Nr. 24 vom 7.6.2007. »Ich hasse den Tod.«

3 Zitiert nach: Dreier, H., Die Freiheit des Andershandelnden. Frankfurter Allgemeine Zeitung vom 30.8.2008, S. 8

4 Ansprache von Johannes Paul II. an die Teilnehmer des Internationalen Fachkongresses zum Thema »Lebenserhaltende Behandlung
   und vegetativer Zustand« am 20.3.2004 (Augustinianum, Rom).
   Zitiert nach: Frankfurter Allgemeine Zeitung vom 18.9.2007,
   S. 6

5 Zitiert nach: Nordmann, Y., Leben als Leihgabe. Deutsches Ärzteblatt vom 19.1.2001

6 Hufen, F., Schriftliche Stellungnahme zur Expertenanhörung des
   Rechtsausschusses des Deutschen Bundestages am 4.3.2009: Patientenverfügung und mutmaßlicher Wille aus verfassungsrechtli-
   cher Sicht

7 Feyerabend, E., Patientenverfügungen zwingen das medizinische
   Personal zur tödlichen Unterlassungshandlung. Der Freitag vom
   25.6.2004

Die Hoffnung stirbt zuletzt – Vom Wert der Palliativmedizin

1   Osler, W., Principles and Practice of Medicine. New York 1892
2   Zitiert nach: Zeit zu leben, Zeit zu sterben. Brand eins Heft 8, 2008, S. 107
3   Jaeger, H., Bovelet, J., Krankenhaus ohne Angst. Medizinisch Wissenschaftliche Verlagsgesellschaft. Berlin 2007
4   Zitiert nach: Tolmein, O., E-Petition braucht noch ca. 48.800 Unterschriften. Akademie für Ethik in der Medizin (AEM), AEM-Aktuell: 284

An den Grenzen der Palliativmedizin – Wann endet der ärztliche Auftrag?

1   Bauby, J.-D., Schmetterling und Taucherglocke. München 1998
2   Persönliche Mitteilung von RA Wolfgang Putz (München)
3   Persönliche Mitteilung von Klaus Kutzer (ehemaliger Vorsitzender Richter des 3. Strafsenats des BGH; Vorsitzender der von der damaligen Justizministerin Frau Zypries eingesetzten Kommission »Patientenautonomie am Lebensende«.)
4   Oxford Textbook of Palliative Medicine. 4th edition. Oxford 2010, S. 312; Putz, W., Rechtliche Grundlagen der palliativen Sedierung. München 2006 (unveröffentlicht)
5   Putz, W., Strafrechtliche Aspekte der Suizid-Begleitung im Lichte der Entwicklung von Rechtsprechung und Lehre zur Patientenverfügung (Festschrift für Gunter Widmaier). Köln 2008
6   Dahl, E., Dem Tod zur Hand gehen. Spektrum der Wissenschaft, Juli 2006, S. 116–120
7   Ärzte-Zeitung vom 25.11.2008, S. 2
8   Antoine, J., Aktive Sterbehilfe in der Grundrechtsordnung. Berlin 2004

Sterben annehmen, sterben gestalten? – Ein Ausblick

1 Montaigne, M., Die Essais. Philosophieren heißt sterben lernen. Leipzig 1953

2 Back, A. L., Arnold, R. M., Quill, T. E., »Hope for the Best, and Prepare for the Worst«, Annals of Internal Medicine 18 (2003), S. 439–443

3 Jonas, H., Technik, Medizin und Ethik. Frankfurt 1987, S. 266

4 Young, B., Prognosis after Cardiac Arrest. New England Journal of Medicine 361 (2009), S. 605–611

5 Rubenfeld, G., Crawford, S. W., Withdrawing Life Support from Mechanically Ventilated Recipients of Bone Marrow Transplants: A Case fo Evidence-Based Guidelines, Annales of Internal Medicine 125 (1996), S. 625–633

6 57. Ärztekongress Berlin /Charité-Fortbildungsprogramm, Berlin 2009

7 Oxford Textbook of Palliative Medicine, 2nd edition. Oxford 1999, S. 132

Einige Namen wurden aus persönlichkeitsrechtlichen
Gründen geändert.

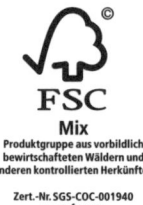

FSC
Mix
Produktgruppe aus vorbildlich
bewirtschafteten Wäldern und
anderen kontrollierten Herkünften

Zert.-Nr. SGS-COC-001940
www.fsc.org
© 1996 Forest Stewardship Council

Verlagsgruppe Random House FSC-DEU-0100
Das für dieses Buch verwendete FSC-zertifizierte
Papier *Munken Premium*
liefert Arctic Paper Munkedals AB, Schweden.

1. Auflage
Copyright © der deutschsprachigen Ausgabe
2010 Deutsche Verlags-Anstalt, München,
in der Verlagsgruppe Random House GmbH
Alle Rechte vorbehalten
Typografie und Satz: DVA/Brigitte Müller
Gesetzt aus der Stone
Druck und Bindearbeit: GGP Media GmbH, Pößneck
Printed in Germany
ISBN 978-3-421-04419-8

www.dva.de